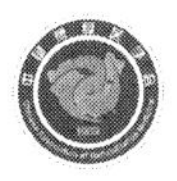

中国康复医学会“康复医学指南”丛书

创伤康复指南

主　　编　王　彤　张　俊

副 主 编　潘化平　王　骏　熊　伟　张　帆

　　　　　张　芳　周　云

主　　审　郭钢花　张继荣　刘宏亮

顾　　问　张志强　恽晓平

人民卫生出版社

·北　京·

图书在版编目（CIP）数据

创伤康复指南 / 王彤，张俊主编 . —北京：人民卫生出版社，2022. 3
ISBN 978-7-117-32309-3

Ⅰ. ①创… Ⅱ. ①王… ②张… Ⅲ. ①创伤 – 康复医学 – 指南 Ⅳ. ①R641-62

中国版本图书馆 CIP 数据核字（2021）第 220771 号

人卫智网	www.ipmph.com	医学教育、学术、考试、健康，购书智慧智能综合服务平台
人卫官网	www.pmph.com	人卫官方资讯发布平台

创伤康复指南
Chuangshang Kangfu Zhinan

主　　编：王　彤　张　俊
出版发行：人民卫生出版社（中继线 010-59780011）
地　　址：北京市朝阳区潘家园南里 19 号
邮　　编：100021
E - mail：pmph @ pmph.com
购书热线：010-59787592　010-59787584　010-65264830
印　　刷：北京汇林印务有限公司
经　　销：新华书店
开　　本：787 × 1092　1/16　　印张：16
字　　数：399 千字
版　　次：2022 年 3 月第 1 版
印　　次：2022 年 3 月第 1 次印刷
标准书号：ISBN 978-7-117-32309-3
定　　价：78.00 元
打击盗版举报电话：010-59787491　E-mail：WQ @ pmph.com
质量问题联系电话：010-59787234　E-mail：zhiliang @ pmph.com

编者（按姓氏笔画排序）

王　军（大庆市中医医院）
王　彤（江苏省人民医院）
王　骏（无锡市第九人民医院）
王文春（西部战区总医院）
王诗尧（中国医科大学附属盛京医院）
王雪峰（大庆油田总医院）
叶伟胜（天津市天津医院）
田大胜（安徽医科大学第二附属医院）
白玉龙（复旦大学附属华山医院）
冯　珍（南昌大学第一附属医院）
冯　慧（南京市江宁医院）
乔鸿飞（西安交通大学第二附属医院）
任彩丽（无锡市同仁康复医院）
刘宏亮（陆军军医大学西南医院）
许　涛（华中科技大学同济医学院附属同济医院）
孙丽清（福州市第一医院）
严章勇（福州市第一医院）
李飞舟（首钢水钢医院）
李贞兰（吉林大学白求恩第一医院）
杨永凯（福州市第一医院）
杨志杰（哈尔滨医科大学附属第一医院）
宋振华（海口市人民医院）
张　一（常州市第一人民医院）
张　帆（福州市第一医院）
张　芳（兰州大学第二医院）
张　俊（北大荒集团总医院）
张巧俊（西安交通大学第二附属医院）

张志强（中国医科大学附属盛京医院）
张继荣（贵州医科大学附属医院）
陈 静（浙江中医药大学附属第三医院）
陈占彪（福州市第一医院）
范永春（黑龙江省第二医院）
周 云（安徽医科大学第二附属医院）
周大勇（哈尔滨医科大学附属第四医院）
项 洁（徐州医科大学附属医院）
胡晓华（武警浙江省总队医院）
恽晓平（中国康复研究中心北京博爱医院）
党宝齐（张家港市中医医院）
钱苏荣（苏州市立医院北区）
郭钢花（郑州大学第五附属医院）
谈雪梅（常州市德安医院）
曹书杰（齐齐哈尔市眼科医院）
戚 艳（兴安盟人民医院）
眭承志（厦门大学附属第一医院）
崔 芳（上海同济大学附属东方医院）
寄 婧（甘肃省中医院）
彭慧平（中国人民解放军联勤保障部队第九〇〇医院）
熊 伟（遵义医科大学附属医院）
潘化平（南京市江宁医院）

编写秘书

范永春（黑龙江省第二医院）
钱苏荣（苏州市立医院北区）

中国康复医学会“康复医学指南”丛书

序言

受国家卫生健康委员会委托，中国康复医学会组织编写了“康复医学指南”丛书（以下简称“指南”）。

康复医学是卫生健康工作的重要组成部分，在维护人民群众健康工作中发挥着重要作用。康复医学以改善患者功能、提高生活质量、重塑生命尊严、覆盖生命全周期健康服务、体现社会公平为核心宗旨，康复医学水平直接体现了一个国家的民生事业发展水平和社会文明发达程度。国家高度重视康复医学工作，近年来相继制定出台了一系列政策文件，大大推动了我国康复医学工作发展，目前我国康复医学工作呈现出一派欣欣向荣的局面。康复医学快速发展迫切需要出台一套与工作相适应的“指南”，为康复行业发展提供工作规范，为专业人员提供技术指导，为人民群众提供健康康复参考。

“指南”编写原则为，遵循大健康大康复理念，以服务人民群众健康为目的，以满足广大康复医学工作者需求为指向，以康复医学科技创新为主线，以康复医学技术方法为重点，以康复医学服务规范为准则，以康复循证医学为依据，坚持中西结合并重，既体现当今现代康复医学发展水平，又体现中国传统技术特色，是一套适合中国康复医学工作国情的“康复医学指南”丛书。

“指南”具有如下特点：一是科学性，以循证医学为依据，推荐内容均为公认的国内外最权威发展成果；二是先进性，全面系统检索文献，书中内容力求展现国内外最新研究进展；三是指导性，书中内容既有基础理论，又有技术方法，更有各位作者多年的实践经验和辩证思考；四是中西结合，推荐国外先进成果的同时，大量介绍国内开展且证明有效的治疗技术和方案，并吸纳中医传统康复技术和方法；五是涵盖全面，丛书内容涵盖康复医学各专科、各领域，首批计划推出66部指南，后续将继续推出，全面覆盖康复医学各方面工作。

“指南”丛书编写工作举学会全体之力。中国康复医学会设总编写委员会负总责，各专业委员会设专科编写委员会，各专业委员会主任委员为各专科指南主编，全面负责本专科指南编写工作。参与编写的作者均为我国当今康复医学领域的高水平专家、学者，作者数量达千余人之多。“指南”是全体参与编写的各位同仁辛勤劳动的成果。

“指南”的编写和出版是中国康复医学会各位同仁为广大康复界同道、

为人民群众健康奉献出的一份厚礼，我们真诚希望本书能够为大家提供工作中的实用指导和有益参考。由于“指南”涉及面广，信息量大，加之编撰时间较紧，书中的疏漏和不当之处在所难免，期望各位同仁积极参与探讨，敬请广大读者批评指正，以便再版时修正完善。

衷心感谢国家卫生健康委员会对中国康复医学会的高度信任并赋予如此重要任务，衷心感谢参与编写工作的各位专家、同仁的辛勤劳动和无私奉献，衷心感谢人民卫生出版社对于“指南”出版的高度重视和大力支持，衷心感谢广大读者对于“指南”的关心和厚爱！

百舸争流，奋楫者先。我们将与各位同道一起继续奋楫前行！

中国康复医学会会长

方国恩

2020年8月28日

中国康复医学会“康复医学指南”丛书

编写委员会

中国康复医学会“康复医学指南”丛书

目录

30. 精神疾病康复指南	主编	贾福军		
31. 生殖健康指南	主编	匡延平		
32. 产后康复指南	主编	邹　燕		
33. 疼痛康复指南	主编	毕　胜		
34. 手功能康复指南	主编	贾　杰		
35. 视觉康复指南	主编	卢　奕		
36. 眩晕康复指南	主编	刘　博		
37. 听力康复指南	主编	周慧芳		
38. 言语康复指南	主编	陈仁吉		
39. 吞咽障碍康复指南	主编	窦祖林		
40. 康复评定技术指南	主编	恽晓萍		
41. 康复电诊断指南	主编	郭铁成		
42. 康复影像学指南	主编	王振常		
43. 康复治疗指南	主编	燕铁斌	陈文华	
44. 物理治疗指南	主编	王于领	王雪强	
45. 运动疗法指南	主编	许光旭		
46. 作业治疗指南	主编	闫彦宁	李奎成	
47. 水治疗康复指南	主编	王　俊		
48. 神经调控康复指南	主编	单春雷		
49. 高压氧康复指南	主编	潘树义		
50. 浓缩血小板再生康复应用指南	主编	程　飚	袁　霆	
51. 推拿技术康复指南	主编	赵　焰		
52. 针灸康复技术指南	主编	高希言		
53. 康复器械临床应用指南	主编	喻洪流		
54. 假肢与矫形器临床应用指南	主编	武继祥		
55. 社区康复指南	主编	余　茜		
56. 居家康复指南	主编	黄东锋		
57. 心理康复指南	主编	朱　霞		
58. 体育保健康复指南	主编	赵　斌		
59. 疗养康复指南	主编	单守勤	于善良	
60. 医养结合康复指南	主编	陈作兵		
61. 营养食疗康复指南	主编	蔡美琴		
62. 中西医结合康复指南	主编	陈立典	陶　静	
63. 康复护理指南	主编	郑彩娥	李秀云	
64. 康复机构管理指南	主编	席家宁	周明成	
65. 康复医学教育指南	主编	敖丽娟	陈健尔	黄国志
66. 康复质量控制工作指南	主编	周谋望		

前言

2018 年是中国康复医学会不断发展壮大的一年，在中国康复医学会领导的关心与推动下，“康复医学指南”丛书开始筹备。我们在总会的直接部署和要求下，根据中国康复医学会创伤康复专业委员会的学术范畴与特点，召集了专委会的主任委员、副主任委员和常务委员在哈尔滨成立了《创伤康复指南》筹备组，通过筹备组专家的讨论与酝酿，我们最终确定了该书的定位：①以常见创伤临床与康复为主线，共九个章节，包括：头面部创伤康复、胸腹部创伤康复、脊柱脊髓创伤康复、上肢创伤康复、骨盆骨折康复、下肢创伤康复、多发性损伤康复、截肢创伤康复，基本囊括了各种创伤类型；②重点介绍各类创伤的临床康复基础、康复问题、康复评定和康复治疗，立足于指导和规范临床和康复医学工作者从事创伤临床康复应用与实践；③要求各章节涵盖的内容尽量全面，深度适中，涉及脑和脊髓创伤、肢体创伤、外周神经创伤，以创伤问题为主题展开，兼顾各专科疾病康复指南，相互充实完善；涉及创伤康复评定时，可以参考丛书中的《康复评定技术指南》，涉及创伤康复治疗时，可以参考丛书中的《康复治疗指南》。该书凝聚了国内创伤医疗与康复医务工作者的心血与汗水，创伤康复专委会多位委员参加了编写，他们有来自临床一线的外科、ICU、康复医学科医师，把自己的专长和积累的临床康复经验倾囊奉献！该书不是一般的临床经验介绍，也非以循证医学等级为证据的指南，而是有文献依据支持的临床康复手册，具有一定的临床规范性和实用价值，可以帮助和指导从事创伤医疗与康复的医务工作者进一步了解和应用创伤康复的理论与技术，解决创伤康复中遇到的诸多问题，更好地为创伤患者的康复服务，为中国康复医学的发展尽绵薄之力。

由于时间仓促，我们在编写过程中难以做到完美无缺，不到之处请多包涵，期待得到广大读者的认可。在此，我谨代表中国康复医学会创伤康复专业委员会，感谢总会领导的大力支持！感谢编书过程中诸位编者的积极参与与奉献！

王　彤

2021 年 11 月 15 日

目录

购书请扫二维码

临床医生洞察人体疾病的“第三只眼”

——数百位“观千剑而识器”的影像专家帮你
练就识破人体病理变化的火眼金睛

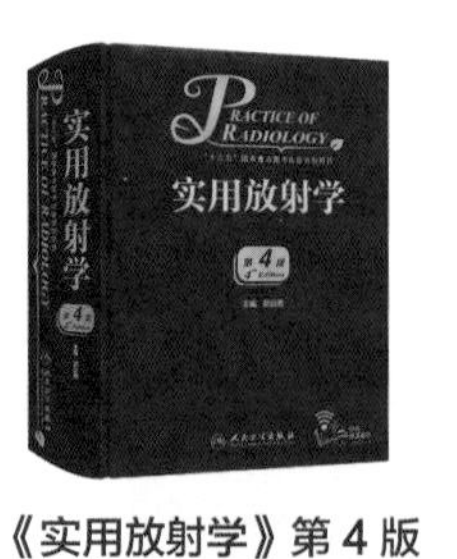

《实用放射学》第 4 版
——放射医师的案头书，内容丰富、翔实，侧重于实用，临床价值高

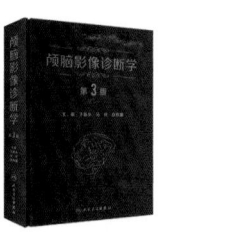

《颅脑影像诊断学》第 3 版
——续写大师经典，聚焦颅脑影像，疾病覆盖全，知识结构新

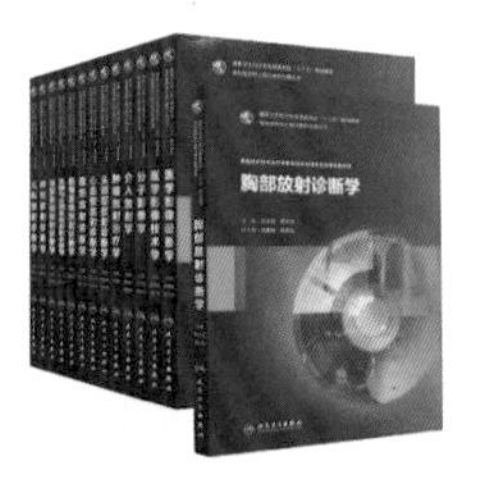

放射诊断与治疗学专业临床型研究生规划教材
专科医师核心能力提升导引丛书

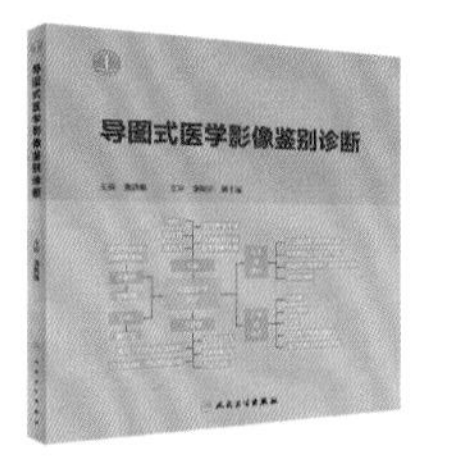

《导图式医学影像鉴别诊断》
——以常见病和多发病为主，采用导图、流程图、示意图及表格式、条目式编写，以影像征象入手，着重传授看片技巧和征象、分析思路

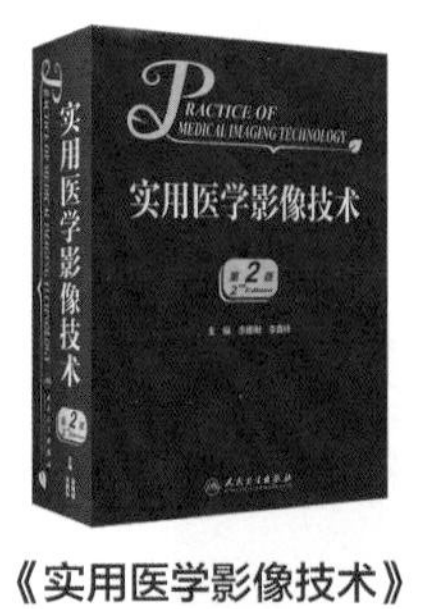

《实用医学影像技术》（第 2 版）
——影像技师临床操作的案头必备

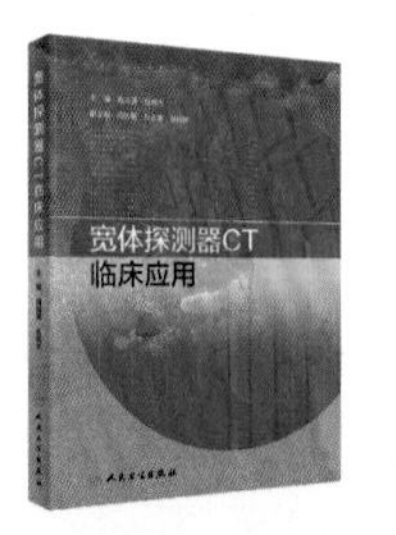

《宽体探测器 CT 临床应用》
——从讲解技术理论到展示临床病例，详细剖析宽体探测器 CT 临床应用

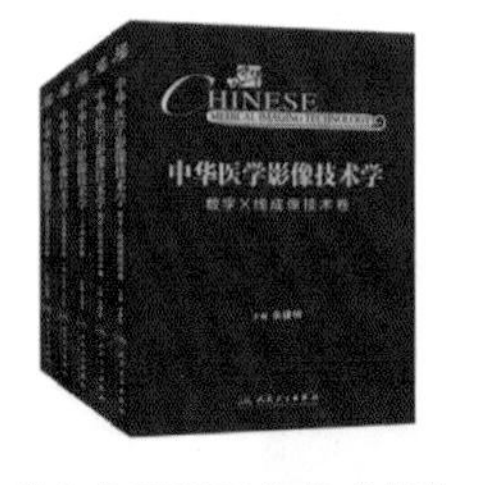

《中华医学影像技术学》
——国内该领域专家理论与实践的全面展现，为中华医学会影像技术分会的倾心之作

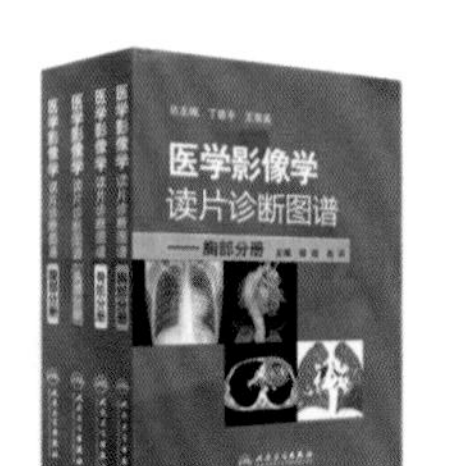

《医学影像学读片诊断图谱丛书》
——内容简洁、实用性强，影像学诊断的入门之选

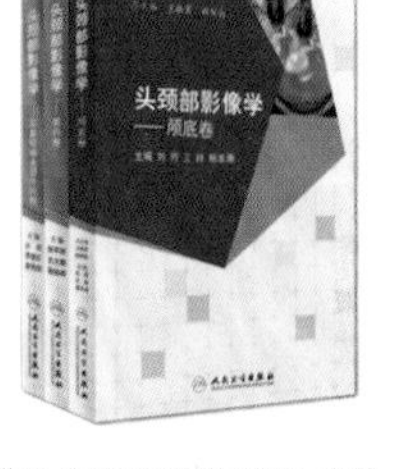

《头颈部影像学丛书》
——头颈部影像诊断的权威之作、代表之作

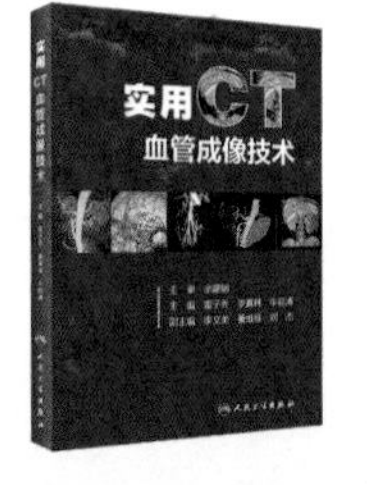

《实用 CT 血管成像技术》
——全面介绍多层螺旋 CT 血管成像技术，病例丰富，图片精美

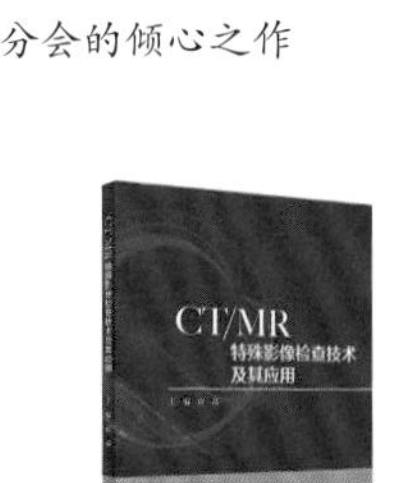

《CT/MR 特殊影像检查技术及其应用》
——图片丰富，使用方便，服务临床。

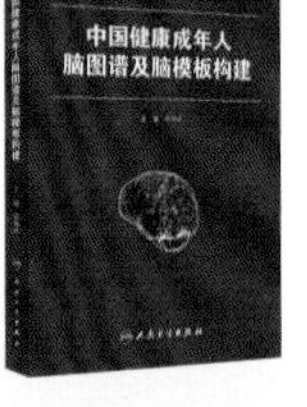

《中国健康成年人脑图谱及脑模板构建》
——建立中国人“标准脑模版”，填补“人类脑计划”空白！

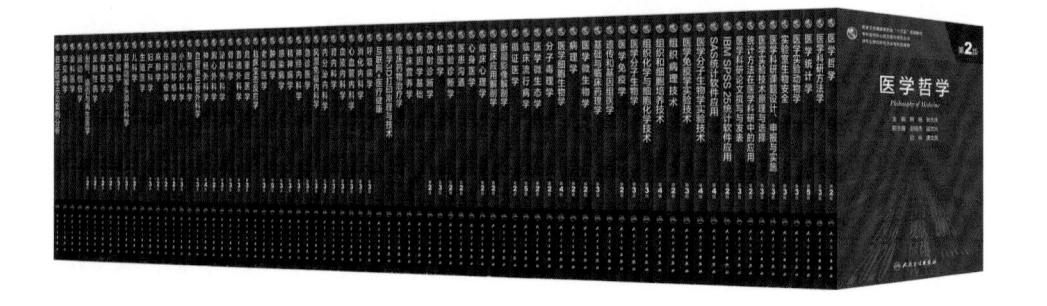

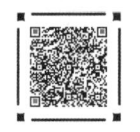

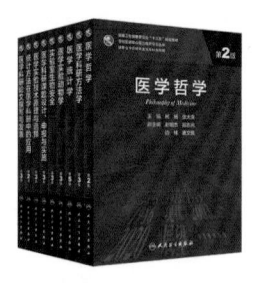

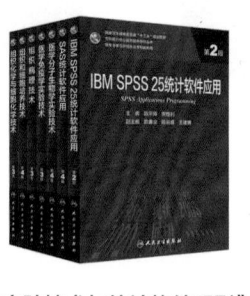

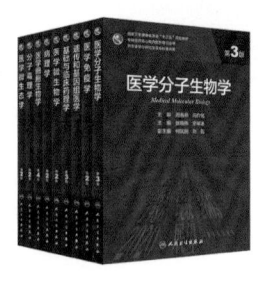

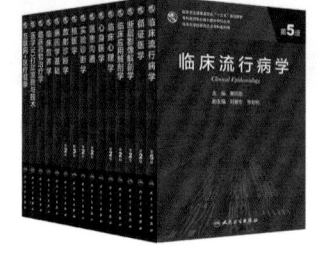

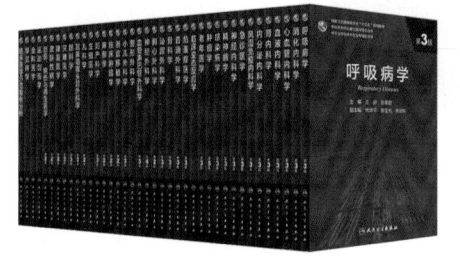

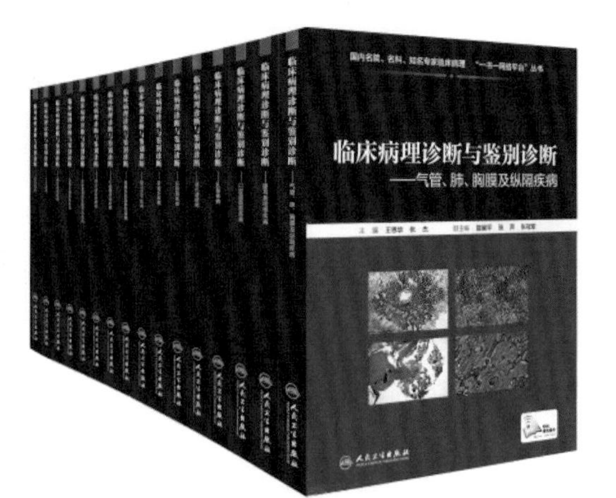
临床病理诊断与鉴别诊断
——气管、肺、胸膜及纵隔疾病

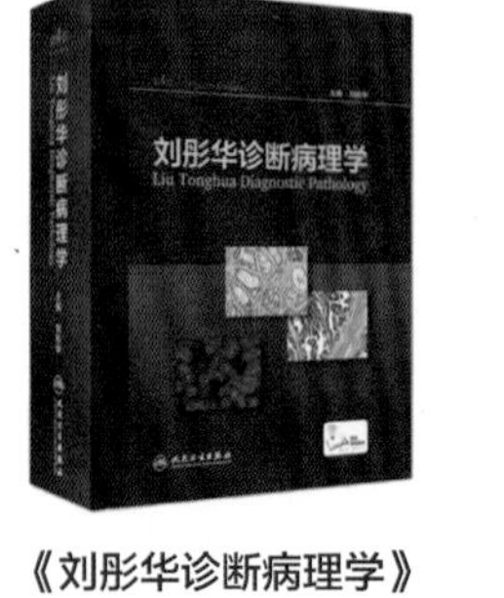
刘彤华诊断病理学
Liu Tonghua Diagnostic Pathology

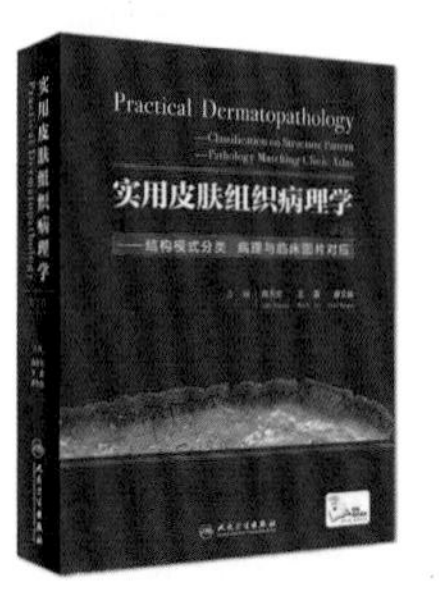
Practical Dermatopathology
实用皮肤组织病理学

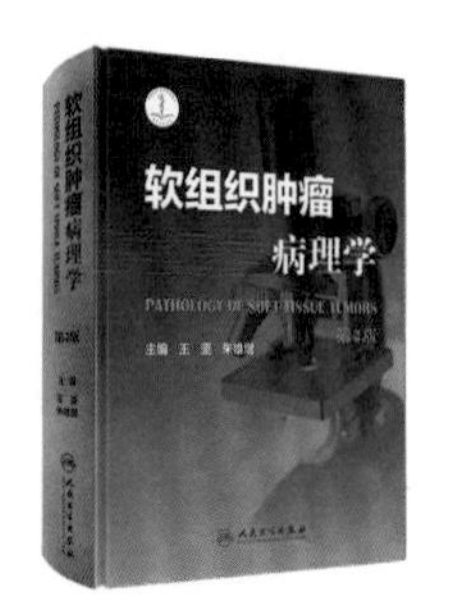
软组织肿瘤
病理学

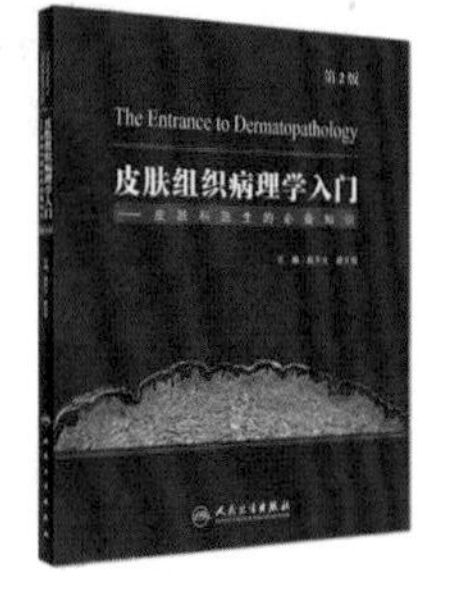
第2版
The Entrance to Dermatopathology
皮肤组织病理学入门

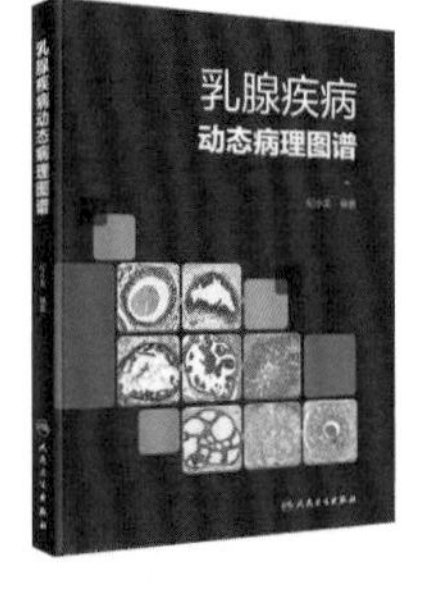
乳腺疾病
动态病理图谱

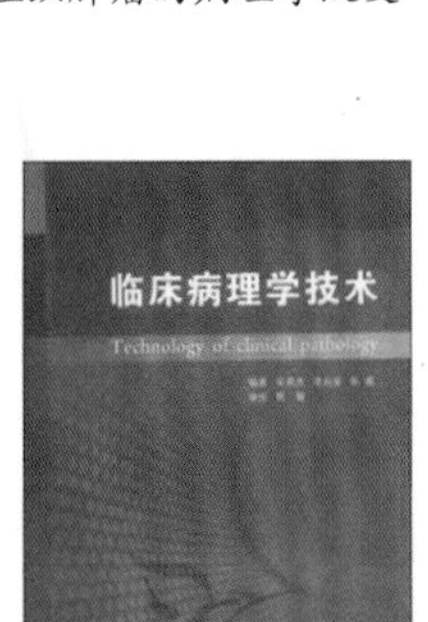
临床病理学技术
Technology of clinical pathology

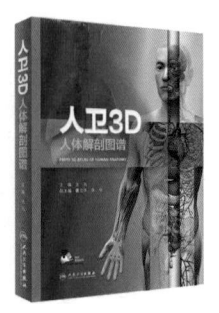

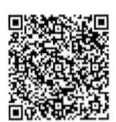

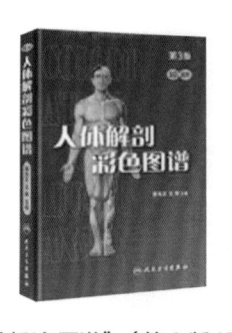

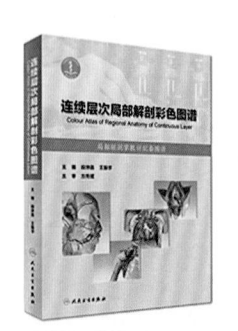

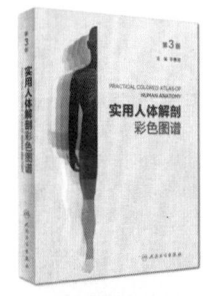

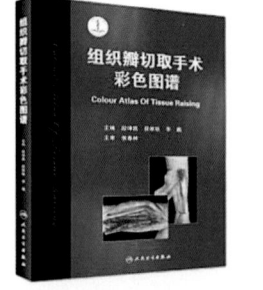

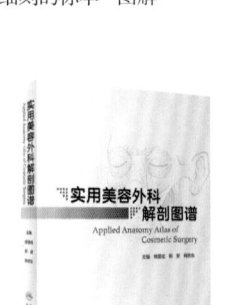

第一章 绪 论

一、创伤康复定义与内涵

广义的创伤是指人体受到某些物理性（如机械力、电击、高热）、化学性（如强酸、强碱）或生物性（如毒蛇、狂犬咬伤）致伤因素伤害后所引起的组织结构的破坏和 / 或功能障碍。狭义的创伤是指机械力能量传给人体后所造成的机体结构完整性的破坏和 / 或功能障碍。创伤医学（trauma medicine）又称创伤学（traumatology），是研究创伤预防、急救、治疗与康复，并与其他学科相交叉的一门综合性学科。创伤医学不仅是军事医学的重要组成部分，也是急救医学的主要内容之一。创伤医学的内容既包括各部位创伤及其并发症的诊断、治疗和防护，还包括创伤的基础理论，如创伤感染学、创伤免疫学、创伤病理生理学、创伤病理解剖学、创伤分子生物学、创伤生物化学和创伤营养代谢学、创伤的救护组织和急救器材、创伤流行病学、创伤分类和严重度评分、创伤急救、创伤麻醉、创伤生物力学、创伤康复和创伤弹道学，也都是创伤学的重要内容。

创伤康复学（trauma rehabilitation）是研究有关创伤残疾预防、康复评定与治疗的一门学科，是康复医学的独特分支。创伤康复学的内涵是利用现代康复的技术和手段，最大限度地恢复或改善伤残者的身心、社会功能，提高伤残者的生活质量，使之重返社会，最终成为对社会有用的人。创伤康复学的内容包含各种创伤后功能障碍的残疾预防、创伤康复基础、创伤康复评定和康复治疗技术，以及各部位、各类型创伤的康复等。

二、创伤医疗与康复的发展与现状

创伤是当今世界各国普遍面临和亟待解决的重大公共卫生问题，是导致人类死亡的第 4 位原因。其导致的死亡和残疾给社会、家庭带来了沉重负担。按潜在工作年龄损失计算，创伤对社会的危害和劳动力的损失远大于任何一类疾病而居第 1 位。在发达国家，创伤已成为 1~44 岁人群第 1 位的致死原因，被称为“发达社会疾病”。

（一）创伤康复学的基础研究发展与现状

1. 骨关节创伤康复　复位、固定、功能锻炼是骨折治疗的三大原则。生物学固定（biological osteosynthesis，BO）近年来在我国创伤骨科界得到认可，其核心内容包括：①不强求骨折的解剖复位；②关节内骨折仍要求解剖复位；③使用低弹性模量的内固定材料；④减少内固定材料与骨皮质之间的接触面积。在生物学固定理念的影响下，间接复位技术相应问世，间接复位技术也被称为韧带整复术（igamentluaxis），尤其适合于粉碎性骨折患者。

组织工程是近 20 年来发展起来的一项新的医疗技术，其基本原理是从机体获取少量活组织，将其中的功能细胞分离出来进行体外培养扩增，然后与可降解吸收的三维支架材料按一定比例混合植入人体内缺损部位，最后形成所需要的组织或器官，以达到创伤修复和功能重建的目的。

2. 中枢神经创伤康复　中枢神经系统创伤康复的理论基础是中枢神经系统的可塑性。

近年研究显示：中枢神经系统损伤后，其残留部分有巨大代偿能力；通过运动训练，可以学会补偿的运动方式；通过训练可使一个系统承担与本身功能毫不相关的功能；通过训练，不仅可以恢复功能，在脑的相应部位也会发生相应的形态结构改变。

3. 周围神经创伤康复 周围神经创伤康复的理论基础是周围神经再生。一些物理、化学方法可促进周围神经再生。如：①神经营养因子既有神经营养因子特性，又有促进轴突再生的作用；②神经生长因子能刺激交感神经及背根神经节未成熟神经元蛋白合成，可使神经元体积增大，增殖加强；③神经节生长因子能增强神经出芽，促进肌肉神经再支配；④脉冲电刺激疗法能使损伤神经缝合区以下或导管内再生轴突量增加。轴突再生速度加快，运动轴突数目增加，神经传导速度加快，从而促进神经功能恢复。

（二）创伤康复学的临床研究发展与现状

1. 循证医学在创伤康复学的应用 创伤康复学有很多治疗手段，这些治疗技术大多是在实践经验的基础上发展起来的，缺乏随机对照试验（randomized control trial，RCT）。循证医学（evidence-based medicine，EBM）是"以证据为基础的医学"，强调临床医学的实践和诊疗、医护决策必须建立在医师个人的优良临床知识经验、技能与从系统研究中获取的最佳临床证据完美结合的基础之上。近年来，循证医学的理念与方法在创伤康复学中也获得推广应用，如创伤修复的基础研究为创伤康复学的临床医疗奠定了扎实、科学的理论基础，在创伤康复学量表的选用上，完善了信度效度，实用性的检测等。

2. 信息技术在创伤康复学的应用 近年来，人工视觉已可以使盲人看到物体，人工耳蜗已可以使聋人听到声音，计算机语音系统已可以"替代"失语的患者"讲话"，计算机控制的功能性电刺激正被用来使截瘫患者"行走"，这些成果的取得都离不开信息技术的支持与帮助。随着纳米技术、克隆技术、机器人技术、生物芯片技术等的不断应用，创伤康复学必将朝着信息康复（information-based rehabilitation，IBR）的方向发展。

3. 早期康复将成为创伤康复的标准模式 创伤康复的目的是使伤残者最大限度地恢复生活和工作能力，并重返社会。大量研究表明，创伤康复介入时间越早，对患者生理功能的恢复越有利。因此提倡积极的创伤修复理念，重视康复的早期介入，是我国创伤康复发展的必然趋势。

三、创伤康复的主要内容

创伤康复涉及全身各处的创伤带来的各种功能障碍及康复，其中主要有：

（一）颅脑损伤

颅脑损伤（traumatic brain injury，TBI）是指由创伤性损伤引起的对大脑的损害。颅脑损伤患者的死亡风险高于因其他创伤原因的住院患者，其致残率也较高。康复科医生的职业角色是领导和协调跨学科团队工作，目的是全面整体地分析和制订每一个TBI患者（重度、中度和轻度）在每一个阶段（重症监护、急性住院治疗、长期护理）的康复计划。TBI后尽早开始康复过程，最好是在重症监护病房，或者在临床状况允许的情况下尽快开始急性康复，建议康复过程持续到患者达到其功能状态的上限。由于TBI可能是一种慢性和终生的疾病，需要在医院治疗结束后继续干预，因此为TBI患者推荐的医学模式基于生物-心理-社会模型。康复团队的最终目标是让TBI患者参与到家庭或机构活动中，以期获得最佳的社会参与和生活质量。制订目标的过程应参照患者和家属自己的生活目标。

康复科医生对TBI患者在急性期的并发症应进行彻底且密切的观察、发现、预防和治疗，因为并发症对康复有强烈的负面影响，并延长了急性期的治疗。TBI 最常见的并发症包括阵发性交感神经活动、呼吸系统并发症、创伤后行为 - 情绪障碍、外伤后脑积水、压疮和胃肠道并发症。颅脑损伤的功能障碍表现在认知、行为、言语、运动等方面。颅脑损伤的康复包括了认知障碍的康复、行为障碍的康复、吞咽和言语障碍的康复、运动障碍的康复和返回社区后的延续性康复。

（二）脊柱脊髓创伤康复

创伤性脊髓损伤（traumatic spinal cord injury，TSCI）是一种创伤性事件，可导致正常的感觉、运动等自主功能紊乱，并最终影响患者的身体、心理健康。康复主要致力于预防并发症，促进神经恢复和最大限度地发挥损伤后的功能。其他目标包括提高患者在日常生活活动中的独立性，帮助患者接受一种新的生活方式和促进他们重新融入社会。康复早期应重视直立性低血压、自主神经过反射、呼吸道及泌尿系统感染、压疮、静脉血栓、疼痛等并发症的综合治疗。一旦患者生命体征稳定、骨折部位稳定、神经损害稳定、呼吸平稳即可进行恢复期康复。

（三）周围神经创伤的康复

周围神经创伤是指周围神经干或其分支受到外界直接或间接力量作用后发生的损伤。目前有两种主流分类方法，分别为 Seddon 分类和 Sunderlang 分类。Seddon 分类根据周围神经功能恢复的预后与周围神经内在结构破坏程度密切相关的现象将损伤分为 3 类。轻度损伤为神经失用、神经震荡、神经传导阻滞，中度损伤为轴突断裂，重度损伤为神经断裂。Sunderlang 分类强调了神经束结构的重要性，分为 5 度。一度损伤：传导阻滞，神经纤维的连续性保持完整，无沃勒变性。二度损伤：轴突中断，但神经内膜管完整，损伤远端发生沃勒变性。三度损伤：神经纤维（包括轴突和鞘管）横断，而神经束膜完整。四度损伤：神经束遭到严重破坏或断裂，但神经干通过神经外膜组织保持连续。五度损伤：整个神经干完全断裂。需手术修复才能恢复。对于周围神经创伤，除运动功能和感觉功能评定外，电生理检查具有重要的诊断和功能评定价值。常用方法包括以下 3 种：①强度 - 时间曲线检查，是一种神经肌肉兴奋性电诊断方法，可对神经损伤程度、恢复程度、损伤的部位、病因进行判断，对康复治疗有指导意义。②肌电图检查，可判断神经受损的程度。在肌肉获得神经支配的早期，往往看不到明显的肌肉收缩或肢体运动，此时可用肌电图来测定。③体感诱发电位检查，可对常规肌电图难以查出的病变做出诊断。周围神经的康复治疗是一项长期而艰苦的工作。首要目标是减轻局部炎症，促进神经再生，可采用短波、微波、红外线等物理治疗，止痛也是必需的。对于感觉丧失，尤其是手的感觉丧失，需要进行感觉重建训练，如有感觉过敏，则应进行脱敏治疗。肌力在 3 级以下，可用神经肌肉电刺激治疗，被动活动、主动助力运动延缓肌肉萎缩、增强肌力；肌力在 3 级以上，应进行抗阻练习。同时注意防止软组织挛缩和关节僵硬，消除肿胀。

（四）骨折后康复

骨折早期，系统的运动康复可最大限度地防止肌肉萎缩、关节粘连，缩短疗程，有利于关节骨折后功能的恢复。后期康复同样重要，应持续康复、保持功能效果。骨折后固定期康复的目的是消除肿胀、缓解疼痛并预防并发症。在休息时应抬高患肢。康复治疗时进行等长收缩训练，患肢近端与远端未被固定的关节做各方向主动运动；可能的情况下短时取下固定物，在保护下进行受损关节不负重的主动运动。骨折后愈合期康复的目的是消除肿胀、软化和牵伸残存挛缩的纤维组织、增加关节活动范围和肌力、恢复肌肉的协调性和灵活性。

四、创伤康复存在的问题及面临的挑战

《中国统计年鉴 2017》提到，工业化、城镇化、人口老龄化、疾病谱变化、生态环境及生活方式变化等，给维护和促进健康带来了一系列新的挑战，需要从国家战略层面统筹解决关系健康的重大和长远问题。2016 年，我国发布并实施的《“健康中国 2030”规划纲要》提到，到 2030 年人均预期寿命达到 79.0 岁。创伤外科发展面临重大的历史机遇与挑战。

目前我国的创伤医疗救治工作开展并不理想，很多救治机会因为时间问题而丧失，与发达国家相比发展还很缓慢，具体反映在：院前救治能力弱，院前急救和医院之间缺乏有效的沟通，医院内缺乏顺畅的创伤救治流程，救治时对损伤控制理念、手术时间及手术方案缺乏科学的规范，从而导致整体的严重创伤死亡率明显高于发达国家。发达国家的三级创伤救治体系虽然已经非常成熟，但却不适合我国当前的国情，在国内基层医疗水平依然薄弱的当下，建立二级创伤救治体系更容易落地。

创伤救治的中国模式核心内容为：以一个政府主辖区（人口数在 100 万 ~300 万）作为体系建设的区域单位，协调院前和院内救治的联络；以当地一家大型三级医院为创伤救治中心，以区域内的 5~6 家二级医院为创伤救治点（分中心），形成闭环式区域性创伤分检、转运救治体系，并根据患者伤情以最短的时间将患者转运至相应医院。这样的体系避免了在大中型城市新建创伤救治中心的重复投入，同时充分利用了我国优质的三级医院的资源，形成了适合中国现阶段国情的区域性创伤救治体系，被誉为创伤救治的“中国模式”。目前该模式已经在中国 15 个城市推广了 10 余年，显著提高了创伤的救治效果，让众多创伤患者得到了及时的救治。

综上所述，国内在创伤救治方面存在的问题亟待改进，创伤救治后的康复环节及应对措施更为薄弱。患者创伤救治后生命虽然得到挽救，但存在的各种并发症及一系列功能障碍等康复问题较多，而且创伤患者关系到临床多学科，所涉及的专业知识范畴较广，对康复医师的专业水平要求较高，因而创伤康复迫切需要在临床技能和康复水平上拓展提高。但到目前为止，尚没有统一、规范的临床康复路径和模式，许多创伤患者救治后不能及时得到康复治疗，临床医师、患者及其家属缺乏康复意识，临床与康复脱节现象极为严重。我国在创伤救治、康复方面面临诸多问题和挑战，具体表现在 3 个方面：

1. 创伤康复尚未得到医学领域和社会的足够重视，缺乏真正意义上的创伤救治、康复中心。

2. 创伤救治、康复水平参差不齐，创伤救治、康复人员缺乏系统规范化培训。

3. 缺乏科学统一的与国际接轨的救治、康复流程和符合地域特点的区域创伤救治、康复体系。

鉴于上述问题，借鉴国外成功经验，我们应该从以下 4 个方面着手，逐步改变我国创伤救治与康复的现状：

1. 建立专门研究创伤救治、创伤康复的机构，发展培养创伤康复人才、传播创伤相关知识的系统学科。

2. 建立适合中国国情的创伤救治、康复体系。

3. 建立基础培养和针对性培养相结合的创伤专科医师培训体系。

4. 建立严重创伤多学科诊疗、康复模式。

通过以上举措，提高我国创伤综合救治、康复水平，降低创伤致残率、致死率，提高患者的生活能力和生存质量，进一步推动我国创伤救治、康复的发展。

（王 彤）

参考文献

[1] 王正国．创伤研究进展[J]. 中华急诊医学杂志，2012，21(6): 565-567.

[2] 中国健康促进基金会骨病专项基金骨科康复专家委员会．骨科康复中国专家共识[J]. 中华医学杂志，2018，98(3): 164-170.

[3] 郭娑，张艳明，申钰涵．卒中后运动功能康复的脑可塑性理论的研究进展[J]. 中国老年保健医学，2018，16(3): 57-60.

[4] Alessandro G, Caterina P, Camilla P.Traumatic and nontraumatic brain injury [J].Handb Clin Neurol, 2013, 110: 401-409.

[5] Teasdale GM, Mcmillan TM, Weir CJ, et al.Death after head injury: the 13 year outcome of a case control study [J].Neurol Neurosurg Psychiatry, 2016, 82(8): 931-935.

[6] Donoso E V, Damjan H, Muñoz-Lasa S, et al.Role of the physical and rehabilitation medicine specialist regarding of children and adolescents with acquired brain injury[J].Eur J Phys Rehabil Medicine, 2013, 49(2): 213-221.

[7] Singh R, Venkateshwara G, Kirkland J, et al.Clinical pathways in head injury: improving the quality of care with early rehabilitation[J].Disabil Rehabil, 2012, 34(5): 439-442.

[8] 李建军，杨明亮，杨德刚，等．创伤性脊柱脊髓损伤评估、治疗与康复专家共识[J]. 中国康复理论与实践，2017，23(3): 274-287.

[9] 蒋雨平，乔凯．周围神经病临床诊断再认识[J]. 中国临床神经科学，2016，24(6): 670-673.

[10] 陈银海，李萌，张慧，等．神经肌肉电诊断仪对周围神经损伤评定的临床应用[J]. 实用医学杂志，2014，30(24): 3983-3985.

[11] Zhang L.An upper limb movement estimation from electromyography by using BP neural network[J]. Biomedical Signal Processing and Control, 2019, 49: 434-439.

[12] 李昊．体感诱发电位和日常生活活动能力评估在脊髓损伤康复中的作用分析[J]. 临床研究，2018，26(12): 3-5.

[13] 张理乾，徐春归，李子煜，等．低频脉冲电磁场促进周围神经损伤模型大鼠延迟修复后神经功能的恢复[J]. 中国组织工程研究，2019，23(11): 1711-1716.

[14] 谭润．对周围神经损伤患者经皮神经肌电刺激治疗的临床效果分析[J]. 中国现代药物应用，2018，12(4): 57-59.

[15] 姜保国．我国创伤救治面临的挑战[J]. 中华外科杂志，2015，53(6): 401-404.

第二章 头面部创伤康复

第一节 颅脑损伤概述

一、流行病学

颅脑损伤(traumatic brain injury,TBI)是指由于外力造成的脑组织损伤。随着医疗技术的不断提高,颅脑损伤的死亡率大大降低,但是存活的患者大部分遗留有不同程度的功能障碍,如认知障碍、运动障碍、感觉障碍、言语障碍等。这些功能障碍均不同程度地影响着患者的家庭生活、工作和社会交际。当前,颅脑损伤康复仍是巨大的公共健康问题。颅脑损伤康复是指利用各种康复手段,对TBI患者身体上、精神上、职业上的功能障碍进行训练,消除或减轻功能缺陷,最大限度地帮助患者恢复日常生活能力、职业能力、社交能力等。

二、临床分型

TBI指暴力作用于头颅引起的损伤,包括头部软组织损伤、颅骨骨折和脑损伤。TBI依据硬脑膜是否完整,分为开放性TBI和闭合性TBI。开放性TBI的诊断主要依据为是否存在硬脑膜破裂、脑脊液外流、颅腔与外界交通。颅底骨折合并脑脊液漏者又称之为内开放性脑损伤。闭合性脑损伤又可以分为原发性和继发性两类。原发性颅脑损伤是指暴力作用在头部即刻发生的脑损伤,主要分为局部颅脑损伤和弥漫性颅脑损伤;继发性颅脑损伤是指受伤后一定时间后出现的脑受损病变。按伤情的轻重分级:①轻型,主要指单纯脑震荡,有或无颅骨骨折,昏迷在20min以内,有轻度头痛、头晕等自觉症状,神经系统和脑脊液检查无明显改变;②中型,主要指轻度脑挫裂伤或颅内小血肿,有或无颅骨骨折及蛛网膜下腔出血,无脑受压,昏迷在6h以内,有轻度的神经系统阳性体征,有轻度生命体征改变;③重型,主要指广泛颅骨骨折、广泛脑挫裂伤、脑干损伤或颅内血肿,昏迷在6h以上,意识障碍逐渐加重或出现昏迷,有明显的神经系统阳性体征,有明显生命体征改变。

三、临床诊断

(一)病史

有明确的头颅或全身复合伤病史,对于意识障碍、不能配合检查以及对答不切题的患者应询问可靠的证人。

(二)查体

1. 生命体征包括体温、脉搏、呼吸和血压。生命体征的变化受中枢神经系统管理,TBI后的颅内压增高除直接影响意识状态,也会引起生命体征的改变,应定时检查并记录。

2. 神经系统检查重点是检查患者的意识障碍程度,判断昏迷程度、瞳孔大小、对光反射、眼球的位置与活动及四肢活动情况。

（三）辅助检查

1. 影像学检查　主要通过 CT、MRI、正电子发射断层摄影术（positron emission tomography，PET）、单光子发射计算机断层成像术（single photon emission computed tomography，SPECT）和磁共振功能成像（fMRI）、X 线平片等辅助诊断。

2. 电生理检查

（1）脑电图：对脑挫裂伤、脑水肿、颅内血肿、硬脑膜下积液等有一定的诊断意义，并可作为监测、了解 TBI 恢复情况的参数。

（2）诱发电位：诱发电位是中枢神经系统在感受内、外在刺激过程中产生的生物电活动，也代表中枢神经系统在特定状态下生物电活动的变化，当神经损伤后或在疾病状态，这种生物电活动将发生改变。根据刺激形式的不同，可分为体感、听觉、视觉和磁刺激运动诱发电位四种。

1）体感诱发电位（somatosensory evoked potential，SEP）：是对躯体感觉系统的任一点给适当刺激，较短时间内在该系统特定通路上的任何部位能检出的电反应，该反应具有特定的形式，并与刺激有明显的锁时关系。体感诱发电位是感觉神经传导速度的补充，可用以确定中枢神经的感觉传导状况。

2）听觉诱发电位（auditory evoked potential，AEP）：是听觉系统接受声刺激后，从耳蜗毛细胞起至各级中枢引出的相应电活动。听觉诱发电位的波形主要是 Ⅰ~Ⅴ波，可检出Ⅵ波、Ⅶ波。多数研究者认为不同波形的定位如下：Ⅰ波——听神经，Ⅱ波——耳蜗核，Ⅲ波——上橄榄核，Ⅳ波——外侧丘核，Ⅴ波——下丘核，Ⅵ波——内侧膝状体，Ⅶ波——听放射。临床上可用来鉴别听力损害（听神经损伤）的程度，能客观评估 TBI 患者的听力损害情况，对昏迷患者预后判断有一定价值。

3）视觉诱发电位（visual evoked potential，VEP）：枕叶皮质对视觉刺激产生的电活动，用头皮电极检出，称为视觉诱发电位。其在 TBI 中的应用主要在以下两个方面：①用于确定是否存在视神经损害；②用于判断视神经损伤的程度及预后。

4）磁刺激运动诱发电位（motor evoked potential by magnetic stimulation，MEPS）：是指用磁场刺激运动皮质，在相应的肌肉引起的复合动作电位，主要用来评估运动功能。

3. 腰椎穿刺检查　TBI 发生时，常将腰椎穿刺作为常规的检查，以了解颅内压以及脑脊液含血情况，同时判断是否存在颅内感染。

四、临床治疗

临床处理主要为稳定生命体征，改善脑循环、支持疗法以及预防并发症。

（一）一般处理

床头抬高 15°~30°，以利于头部静脉回流、降低颅内压。昏迷者侧卧，保持呼吸道通畅，注意吸痰，必要时行气管切开。存在疼痛症状的患者，可用镇静止痛药。高热时予以物理降温或药物降温。昏迷者或呕吐者，可静脉补液治疗。

（二）减轻脑水肿

1. 脱水治疗　通过渗透性药物或利尿药物进行脱水治疗，以减轻脑水肿，降低颅内压，预防脑疝的发生。常用脱水剂有人血白蛋白、甘露醇、呋塞米等。

2. 皮质激素　常用地塞米松或氢化可的松。肌内注射或静脉滴注地塞米松、口服泼尼松均可预防和治疗脑水肿，并能增强机体对创伤的耐受能力。但应严格掌握指征，以防大量、长期应用激素，造成多种副作用。

3. 低温疗法　应用冬眠药物结合头部物理降温，能降低脑组织代谢，减少耗氧量，并能提高神经细胞及身体其他重要脏器对缺氧的耐受能力，减轻脑组织对创伤的反应，预防脑水肿的发生、发展。

4. 抗感染　早期应用抗生素可以有效地预防感染。

（三）改善脑功能

1. 神经营养药物　常用药有胞磷胆碱、甲氯芬酯、吡拉西坦等。

2. 高压氧治疗。

（四）手术治疗

严重脑挫裂伤、脑水肿经上述治疗病情继续恶化或有发生脑疝的体征时，行手术减压治疗。

五、高压氧治疗

（一）概念

高压氧治疗（hyperbaric oxygen therapy，HBOT）是指在高于一个大气压的环境中吸收纯氧的疗法，目前广泛用于各种临床疾病的治疗，效果显著。颅脑损伤后，患者出现一系列的问题，如感染、缺氧、有害物质的堆积及脑水肿等。大量的研究表明，颅脑损伤后及早地进行高压氧治疗，能有效缓解患者的症状及降低死亡率。

（二）机制

高压氧在创伤性颅脑损伤的应用也是目前研究的热点，虽然其治疗机制尚未明确。目前研究的机制可以概括为以下几个方面：

1. 高压氧治疗可以大幅度地增加血液中氧的物理溶解量。

2. 高压氧治疗能有效地提高血氧弥散率和增加毛细血管血氧弥散半径。

3. 高压氧治疗可增加脑网状结构和脑干等部位血氧供应，有助于改善觉醒状态。

4. 高压氧治疗具有促进损伤神经轴突的修复、发生新的侧支、建立新的突触联系等作用，促进脑的复苏和神经功能的恢复。

5. 缺氧损伤的脑组织，由于处于缺氧和自我调节机制损伤状态，脑血管不收缩，血流量没有降低，导致脑水肿的发生。高压氧治疗可使正常脑组织脑血管收缩，脑血流量下降约22%，减轻脑水肿，损伤组织的氧气供应得到迅速改善。这一机制在迅速改善受损脑组织缺氧的同时，更有利于降低脑组织的含水量，降低血脑屏障渗透性，切断脑缺氧—水肿—代谢障碍—再缺氧—再水肿的脑水肿恶性循环链，降低颅内压。

6. 高压氧治疗可抑制血小板和红细胞的聚集，降低血液黏滞度，改善红细胞的变形性，促进侧支循环建立，改善脑血管和脑组织微循环。

7. 高压氧治疗还可以激活自由基清除酶系统，提高活性，改善神经细胞钙超载，降低兴奋性氨基酸水平，降低炎性反应，促进碎组织的清除和神经组织的修复。

（三）高压氧治疗的适应证、禁忌证

原则上，颅脑外伤患者如无明确禁忌证应尽早采用高压氧治疗。但由于颅脑外伤致病原因多样，病情复杂，常伴有机体不同部位的复合伤，有些患者还可能伴有其他系统疾病或并发症，所以应由高压氧专业医生和神经外科医生共同会诊后决定高压氧治疗的时机和治疗方案。

1. 适应证

（1）闭合性颅脑外伤：闭合性颅脑外伤无脑疝和颅内活动性出血急剧加重风险的患者。

（2）开放性颅脑外伤：颅骨骨折合并脑损伤患者经神经外科医生进行手术清创或行去骨瓣减压血肿清除术后，确定无活动性出血，生命体征相对平稳者。

2. 绝对禁忌证和相对禁忌证

（1）绝对禁忌证：开放性颅脑损伤中，脑内外伤口未完全闭合、脑脊液外漏、有可能形成颅内积气或张力性气颅的患者。

（2）相对禁忌证：①颅脑外伤病情极不稳定，有活动性出血急剧加重可能性，合并高热、癫痫持续发作的危重患者；②开放性骨折未经处理的患者；③颅底骨折，伴有耳漏、鼻漏患者；④合并其他机体外伤和严重并发症不适宜高压氧治疗的患者；⑤长期未能进食，营养支持差、体质虚弱的患者等。

（四）治疗方案、剂量与疗程

目前高压氧舱分为空气加压舱和氧气加压舱，临床上主要运用的为空气加压舱，通过面罩或者头罩吸氧治疗。对于颅脑损伤后高压氧介入时机的选择，国内尚未统一，大多数学者认为，在病情稳定的情况下越早介入越好。理论上在损伤后12h内介入比较合理，近年来，大多数学者研究提出在损伤后1个月内介入效果明显。近年来高压氧治疗颅脑损伤的压力以2.0ATA为主，1次/d，5次/周，10次为1个疗程，建议多个疗程。

（五）注意事项

颅脑损伤后癫痫未控制、气胸、活动性出血者禁止高压氧治疗，对于病情不稳定需要高压氧治疗的患者应由医务工作者陪同进舱。入舱前患者需了解相关注意事项，进入舱内需穿全棉衣裤，注意减压时保暖。医务人员需告知患者如何开启咽鼓管，预防气压伤。舱内需要吸痰患者，应用负压吸引装置，成人一般将负压设置在30~40kPa，每次吸痰不超过10s。需密切观察吸氧者的病情变化，患者出现紧急情况需立即减压出舱。

六、康复护理

脑外伤后患者早期生活完全不能自理，气道保护性反射、膀胱反射、直肠反射差，容易发生坠积性肺炎、尿路感染、压疮、关节挛缩畸形等并发症，将影响整个护理进程。因此，必须重视常规的基础生活护理，同时加强各种康复护理。

（一）基础护理

经常变换体位，每1~2h翻身、叩背、按摩受压部位，做好皮肤护理，预防口腔感染。对昏迷且眼睑闭合不全者，应保持局部清洁，应用眼垫遮盖双眼，白天每2h滴眼药水一次，夜间涂红霉素眼膏，以预防暴露性角膜炎。预防并发症是昏迷患者促醒康复的根本。

（二）排痰引流、保持呼吸道通畅

体位排痰、振动排痰、被动加强呼吸训练对术后昏迷或长期卧床患者极其重要。每次翻身时从患者背部肺底部按顺序从下向上扣背至肺尖部，帮患者排痰；指导患者做体位排痰引流。术后仍昏迷患者需要注意吸痰、给氧。若昏迷深，咽反射差，分泌物多，可行气管切开，以利于呼吸，便于吸痰及吸出分泌物，改善脑缺氧。

（三）气管切开术管理

脑外伤后持续昏迷，咳嗽反射弱或消失的患者，因呼吸道分泌物多，影响气体交换，应行气管切开术，气管切开术后护理应注意：

1. 保持呼吸道通畅，避免异物进入气管导管内，以免刺激气管黏膜引起咳嗽引发吸入性肺炎。避免使用毛巾、被子等物品盖在气管导管口处，以免引起人为的堵管，导致呼吸困难。保持室内空气于适宜的温度和湿度，雾化吸入以湿化气道，避免呼吸道分泌物因黏稠不易排出。气管内套管清洁消毒 3~4 次 /d，更换敷料 2~3 次 /d，目的是清除气管内套管中的分泌物，防止分泌物结痂堵塞内管及预防切口和肺部感染。

2. 神志不清者应有专人看护，以防止患者拔除气管导管引起气管塌陷、气道阻塞而危及生命。

3. 出现呼吸急促、烦躁不安、气管切开处流血以及颈部、胸部肿胀明显并有捻发音、气管套管脱出等情况时，立即报告医生及时处理。

4. 堵管、拔管　呼吸困难已解除，痰液明显减少时，试行气管堵管 24~48h，观察呼吸是否平稳，痰液是否能自行咳出。如果呼吸平稳，夜间入睡安静，说明呼吸道梗阻已解除，可以拔管；如果出现呼吸急促、烦躁不安、出冷汗，说明仍有呼吸道梗阻，气管导管暂时不能拔除。气管导管拔除后，仍应注意呼吸情况。

5. 语言交流　气管导管拔除前影响发音讲话时，对神志清楚的患者，可用手指轻轻压在气管导管口上，形成暂时性堵管，再简单地发声讲话，表达自己的意愿。

（四）保持良姿位

1. 手术后体位　麻醉未清醒，应去枕平卧，头偏向健侧，以防呕吐物误吸入呼吸道。麻醉过后，血压平稳者，抬高床头 15°~30°，以利于颅内静脉回流，减轻水肿。

2. 昏迷者体位　深昏迷患者取侧卧位或侧俯卧位，以利于口腔分泌物排出。但头部位置不宜过低，以利于颅内静脉回流。保持头与脊柱在同一直线上，头部过伸或过屈均会影响呼吸道通畅以及颈静脉回流，不利于降低颅内压。患者上肢保持肩胛骨向前、肩向前伸、肘伸展，下肢保持髋、膝微屈，踝中立位。但颅内较大血肿清除术后，局部留有较大腔隙时，应禁患侧卧位，以防脑组织移位、脑水肿发生。要定时翻身、变换体位，预防压疮、肿胀和挛缩。

3. 良姿位　摆放的原则是让患者处于感觉舒适、对抗痉挛模式、防止挛缩的体位，以维持肌肉张力，防止关节强直。特别要注意下肢勿外展外旋，保持踝中立位，以防止足下垂。可使用气垫床或充气垫圈来预防压疮。保持清洁卫生，每日至少一次全身热水擦身，大小便后用热毛巾擦干净。

（五）促醒康复护理

在重型 TBI 昏迷患者病情相对稳定时，早期进行促醒康复护理是提高患者生命质量的重要手段。内容包括加强基础护理，营养调理，给听觉、痛觉等刺激，得到家庭支持，定期对患者进行苏醒程度的评估。

1. 刺激性康复护理

（1）听觉刺激：经常呼唤患者的名字，戴耳机听音乐，内容为患者爱听的歌曲、最亲密对象的声音和较难忘的事和物，4~6 次 /d，20~30min/ 次。音乐以常人能听清为宜。

（2）抚摩刺激：在较为安静的环境中，让患者的爱人或父母在患者的头部和体表进行抚摩，并结合语言方面的抚慰。

（3）疼痛刺激：除针灸、理疗外，让患者家属在其四肢较敏感的部位进行疼痛刺激，注意不损伤表皮，8~10s/ 次，6~8 次 /d。

2. 营养调理

（1）早期昏迷，尤其是有呕吐的患者，最初3~4d应禁食，短期内保持轻度脱水状态，对减轻脑水肿有益。3~4d后患者无呕吐，无脑脊液鼻漏，听诊肠鸣音正常者，可给鼻饲。

（2）长期昏迷的患者，能量的补充极为重要，不能单靠输液，所以对昏迷3d以上者均应鼻饲。每次鼻饲前，应先抽出胃内残存物，同时可以观察胃管是否脱出，胃内是否出血。上消化道出血，常提示下丘脑受损而引起的应激性溃疡，应报告医生处理。必要时根据情况采取肠外营养（TPN）法，或完全肠内营养（TEN）法。插胃管后，应重视患者的营养，可给予牛奶、蛋汤、肉汤、果汁和部分营养补充剂，各种营养品可列表搭配，每日分次由胃管注入。注意食物的温度为39~41℃。如果有便秘，可由胃管注入适量的缓泻剂。

（3）患者清醒后，可经口进食。给予高蛋白、高热量饮食，避免低蛋白血症，提高机体免疫力，促进创伤的恢复及神经组织修复和功能重建。所提供的热量宜根据功能状态和消化功能情况逐步增加，蛋白质供应量为1g/kg以上。营养是否合理对患者的康复有影响。注意加强患者吞咽训练，对食物的种类和结构不断进行调整，以保证患者的营养，使其保持理想的体重。

（六）家庭支持性康复

植物状态的患者在康复期间，生命体征平稳后，可让患者回家暂住一段时间。主管护士向患者家属交代康复、护理、服药的注意事项。让患者回到熟悉的环境中去，对其促醒有着很大的帮助。

（张　帆　杨永凯　胡晓华　刘克洪）

第二节　颅脑损伤后意识障碍康复

一、概述

颅脑损伤是因致伤外力作用于头部所导致的颅骨、脑膜、脑血管和脑组织的机械变形，引起暂时性或永久性神经功能障碍。急救医学的发展使TBI患者存活率提高，但一些患者处于长期的意识障碍，表现为觉醒障碍和/或认知、知觉的丧失。意识障碍包括昏迷、植物状态（vegetative state，VS）、微小意识状态（minimally conscious state，MCS）等，研究认为10%～15%的重型TBI患者脱离重症监护时处于植物状态，而植物状态4周以上的患者中约50%在1年内可恢复意识，15%~20%的患者伴有持久的严重功能障碍。因此，TBI意识障碍患者不仅需要长期的康复治疗，还需要家属的长年照护。

二、康复评定

通过TBI意识障碍的康复评定不仅可评估患者的意识状态，还可判断患者的预后及转归。

国际上普遍采用格拉斯哥昏迷量表（Glasgow coma scale，GCS）来判断TBI意识状况。该量表制订于1974年，是一种通过客观方法来记录患者意识状态的简单量表，包括睁眼反应（eye opening，E）、言语反应（verbal response，V）、运动反应（motor response，M）3个项目类别。GCS 分数是这 3 个类别分数的总分，最高分 15 分，最低分 3 分。从 GCS 分数可判断 TBI 严重程度：GCS 评分 3~8 分提示重度 TBI（昏迷），得分越低，表示昏迷越深；GCS 评分 9~12 分提示中度 TBI；GCS 评分 13~15 分提示轻度 TBI。

多数重度 TBI 患者出现意识障碍甚至进入植物状态。植物状态是指患者因各种原因导致的深昏迷状态，丧失意识活动，大脑皮质、丘脑或其连接纤维受损，而网状结构功能保留，可维持自主呼吸和心跳。特点是：脑电图上存在睡眠 - 觉醒周期；无自我意识，对周围环境刺激无反应；缺乏有目的性的行为；可存在言语或听觉惊吓，但缺乏有目的性的追踪；患者可自发睁眼或在刺激下睁眼。持续性植物状态（persistent vegetative state，PVS）指 TBI 或非损伤性脑损害导致的植物状态持续 1 个月以上，意识尚有恢复可能性。永久性植物状态（permanent vegetative state）指 TBI 导致的植物状态持续 1 年以上或非损伤性脑损害导致的植物状态持续 3 个月以上，提示患者预后差，意识恢复可能性小。

三、康复治疗

（一）药物促醒治疗

具有神经保护及修复作用的药物治疗有助于促醒，促醒药物包括精神兴奋剂、多巴胺激动剂和三环类抗抑郁药。回顾性研究发现多巴胺能药物（左旋多巴和金刚烷胺）可改善患者的意识水平，也有证据支持催眠剂唑吡坦、抗痉挛治疗鞘内注射巴氯芬对意识水平也有相应的改善。金刚烷胺（安全剂量 200 ~ 400mg）可改善重度 TBI 患者的意识水平和行为；溴隐亭在 TBI 后 1 个月恢复早期可改善植物状态和无动性缄默，哌醋甲酯可改善昏迷或微小意识状态；左旋多巴可改善 TBI 后慢性期植物状态，阿米替林和金刚烷胺可用于改善微小意识状态。

（二）高压氧治疗

高压氧治疗对 TBI 后意识障碍有较好的改善作用。对生命体征稳定、颅内无活动性出血、无脑疝、无脑室外引流、无严重肺损伤及脑脊液漏的重型 TBI 后意识障碍患者应进行早期高压氧治疗。研究表明，高压氧治疗可显著增加脑组织氧分压、改善脑组织代谢，降低颅内压，降低死亡率，改善预后。高压氧治疗越早效果越好，未见肺部和脑组织氧中毒等并发症发生。

（三）电刺激促醒治疗

对于生命体征稳定、颅内无活动性出血、无严重心血管疾病伴心功能不全或心脏起搏器植入、无外伤后频发癫痫或癫痫病史的重型 TBI 后意识障碍患者应早期进行电刺激促醒治疗。正中神经电刺激（median nerve electrical stimulation）治疗通过数字频率合成技术，通过体表电极将有效的治疗电流由周围神经输入中枢神经系统，增强脑电活动，使脑干网状上行系统及大脑皮层保持兴奋状态；同时神经电刺激信号可通过脑干网状结构和纹状体到脑血管舒张中枢，引起脑血管扩张，增加病灶区局部血流量，从而改善昏迷患者的意识水平。深部脑电刺激（deep brain stimulation, DBS）和脊髓电刺激（spinal cord stimulation, SCS）也是一种微创、可调控的有效促醒治疗方法。

（四）综合感觉刺激治疗

对于生命体征稳定，颅内无活动性出血的患者应早期进行综合感觉刺激促醒治疗，听觉、视觉、味觉、触觉刺激及关节挤压等各种感觉刺激可促进意识水平的提高和改善。

（五）中医药针灸治疗

通过辨证施治，施以醒脑开窍单药或组方，并配合针灸治疗，对意识障碍患者的促醒有帮助作用。

四、家庭、社会康复治疗

意识障碍患者的促醒治疗不仅需要临床治疗和康复干预，家庭成员的适时参与也非常重要。有研究显示，家庭成员与患者口头交流，对患者手和面部的触觉刺激，可改善TBI患者的觉醒水平。长期照护者应充分了解交流对促醒的重要性，要考虑到患者的感受并尊重患者的人格，积极向医务人员提供患者患病前的兴趣、爱好等信息，为患者营造适宜意识恢复的外部环境。

目前，由于医疗资源的限制，大多数患者无法在医院接受全程康复。出院后回归家庭时仍存在不同程度的意识障碍和功能障碍，因此应教会患者家属从“替代康复”到“自我康复”的过渡，重点学会如何自我康复，避免并发症，并逐渐过渡到家庭及社会康复，为患者制订长期的康复训练计划，定期复诊、评定和调整康复方案。

五、预后

TBI预后主要关注以下几个方面：生存质量、寿命、伤残情况、就业情况及预后影响因素等。评估TBI预后结局可采用生存质量评价量表、脑损伤后生存质量量表、TBI预后结局评价量表，可通过访谈法、自我报告法或观察法完成评估。TBI预后影响因素众多，年龄是影响预后的主要独立因素之一，需高度重视环境因素对预后的影响。

（李贞兰）

第三节　颅脑损伤后认知障碍康复

一、概述

脑外伤不仅仅是一个“事件”，更应视为一种进行性疾病，与许多神经系统和非神经系统的并发症发生率增加密切相关。认知障碍是常见和持久的并发症之一。已有部分研究证实了TBI与痴呆（尤其是精神分裂症）之间的因果关系。

TBI后认知功能障碍的主要临床表现包括注意力缺陷、记忆力减退、执行能力降低、自我意识减退、交流障碍等。不同严重程度的TBI患者临床表现存在差异。轻型TBI患者可能在受伤后立即出现短暂的认知障碍，如注意力分散和健忘。其特征表现为在伤后几天至几周存在认知障碍主诉，但没有客观损伤的依据。无并发症的轻型TBI患者在受伤后1~3个月内恢复到基线认知状态，且长期预后良好。但轻型TBI患者也可能存在认知障碍时间延长，出现非典型的恢复过程。越来越多的证据表明，与正常人群相比，部分轻型TBI患者晚年发生痴呆症的风险显著增加，发生时间提前2年左右。

中重型TBI患者出现持续或慢性认知障碍的风险较高。颅脑损伤发生后患者立即出现意识障碍，如昏迷或植物状态。意识障碍恢复后，大多数患者经历一段时间的创伤后遗忘症（post-traumatic amnesia，PTA）时期，也有研究称其为创伤后谵妄状态（post-traumatic delirium，PTD）。随后患者可能出现持续的认知障碍。认知功能在前 6 个月改善明显，中重型 TBI 患者可持续至 18 个月或更久。几乎所有重型 TBI 患者存在认知障碍，超过 50% 的中重型 TBI 患者在受伤 12 个月后仍存在认知功能障碍。受伤 18~24 个月后，认知功能恢复达到平台期。尽管部分患者后续认知功能可缓慢恢复，但部分患者表现为持续认知功能受损甚至发展为痴呆。值得注意的是，中重型 TBI 患者因为存在自我意识的障碍，故认知障碍的主诉可能较轻型 TBI 患者轻，但客观测试结果提示存在认知障碍。表 2-3-1 对轻型和中重型 TBI 患者认知症状做了比较。

表 2-3-1　轻型 TBI 和中重型 TBI 后认知症状的一般差异

症状 / 发现	轻型 TBI	中重型 TBI
主观认知主诉	主诉较多 通常包括注意力受损和记忆力障碍	主诉多变，可能较少 因患者自我洞察力有限，故主诉很少 症状通常涉及许多认知领域，执行功能特别容易受损
客观认知测试	1~2 周后进行神经心理学测试提示正常	患者存在一个或多个认知领域异常。因受伤的位置和类型而异
症状持续时间	通常是短暂的，持续数天至数个月；小部分症状可能会持续存在	大多数患者终身持续存在某些障碍，程度轻度到重度不等 受伤后 12~18 个月，认知功能恢复速度可能会显著减慢

二、危险因素和机制

目前，TBI 后认知障碍的机制尚不完全清楚。退行性疾病（如阿尔茨海默病）或正常衰老中神经元丢失与认知障碍有关。另外，胶质细胞和脑微血管的损伤也在认知功能的发展中起重要作用。已有许多研究证实 TBI 后急性期和慢性期可以出现神经元丢失、弥漫性轴索破坏、微出血和血脑屏障破坏等病理变化，可能与 TBI 后认知障碍发生有关。此外，Sharp 等人的研究认为，神经网络破坏也可能是认知障碍发生的重要原因。另外，正常颅压性脑积水在脑外伤患者中常见，其机制不清，通过 CT 扫描诊断的正常颅压脑积水发生率占脑外伤患者的 30%~86%。由于它能够导致脑皮质及脑室周围白质和灰质的萎缩，影响到认知功能，因此脑积水是导致 TBI 后认知功能长期降低的重要原因之一。

三、康复评定

（一）量表评估

1. 急性期　患者意识恢复后会经历 PTA，需要使用经过验证的工具对 PTA 的持续时间进行前瞻性评估，因为 PTA 的持续时间是 TBI 晚期预后的重要预测因子。创伤后遗忘的持续时间中包括昏迷期，其从 TBI 受伤瞬间开始，直至患者恢复存储和检索新信息的能力。

PTA 的持续时间可通过回顾性方法进行评估，但该方法依赖于回忆的准确性，故存在误差。常用的量表有加尔维斯顿定向和失忆症测试（Galveston orientation and amnesia，GOAT）、Westmead PTA 量表（Westmead post-traumatic amnesia scale，WPTAS）、定向日志等。

GOAT 要求患者提供传记信息、评估定向力、围绕事故和入院后以及受伤后的首次记忆进行事件回忆。答错则从 100 分中扣分。连续两天得分超过 75 分则认为已经从 PTA 中恢复。GOAT 需要每天至少进行一次评估。研究证实 PTA 中定向和新学习能力恢复存在时间分离的可能性，而该量表仅对定向障碍敏感，而对 PTA 中可能存在的遗忘不敏感，尤其是顺行性遗忘。可联合单词或图片延迟回忆测试增加评估的准确性。

WPTAS 要求受试者回忆检查者的面部和名字，从很多图片中识别前一天显示的 3 张物体图片，并评估其人物、地点和时间定向能力。若连续 3 天获得 12 分及以上，则认为在这三天中的第 1 天时，该患者已经从 PTA 中恢复。因该测试难度低，故不适合评估轻度 TBI 患者。

部分研究者认为应该将 PTA 认定为谵妄或创伤后混淆状态，而不是纯粹的遗忘状态，故可以考虑使用谵妄评估工具如谵妄评定量表（delirium rating scale，DRS）、混淆评估协议（confusion assessment protocol，CAP）等进行评估。

2. 恢复期　当确定患者从 PTA 中恢复后，可以使用认知筛查量表进行评估，确定患者的认知功能。最常用的筛查量表是简易精神状态检查量表（mini-mental status examination，MMSE），但是仅适用于语言运动功能正常者，缺乏对执行功能和视空间功能的评估，且对记忆的评估也非常表浅，对于高学历或轻度认知功能障碍的患者存在假阴性，而对于文化程度偏低的患者假阳性率偏高。

其他的常用的筛查量表包括蒙特利尔认知评估量表（Montreal cognitive assessment，MoCA）、简易智力状态评估量表（Mini-Cog）、全科医师认知评估量表（GPCog）、记忆损害筛查量表（memory impairment screening，MIS）、痴呆评估量表（dementia rating scale，DRS）等量表。但是需要注意的是，这些皆为筛查量表，为了进一步评估患者认知障碍的具体维度、损伤程度、优势等，需要使用其他量表全面评估。表 2-3-2 为常用各维度认知评估工具。

表 2-3-2　常用各维度认知评估工具

认知维度		评估量表
注意力	成套测验	划销测验、日常注意测验（test of everyday attention，TEA）、行为观察
	反应时	听觉反应时测试、视觉反应时测试
	广度	数字距测试
	维持性	连续作业测试（continuous performance test，CPT）、连续减 7、倒背时间
	选择性	Stroop 字色测试、双耳分听任务测试
	转移性	连线测试、符号 - 数字模式测验（symbol-digit modalities test，SDMT）、规则转换卡片测试
	分配性	视觉和听觉双任务测试、双耳分听任务测试、同步听觉序列加法测验

续表

认知维度		评估量表
记忆力	成套测验	韦氏成人记忆量表、Rivermead 行为记忆测验（Rivermead behavioural memory test，RBMT）、临床记忆量表
	情节记忆	回忆言语信息、词汇再认、人像再认
	语义记忆	常识测验、词汇测验、分类测验、物品命名测验
知觉	成套测验	洛文斯顿成套测验（Loewenstein occupational therapy cognitive assessment，LOTCA）
	单侧忽略	二等分线段测验、划销测验、画图测验
计算力		EC301 计算和数字加工成套测验
思维能力		洛文斯顿成套测验（LOTCA）、威斯康辛卡片分类测验（Wisconsin card sorting test，WCST）、瑞文标准推理测试、韦氏智力测试
执行功能		威斯康辛卡片分类测验（Wisconsin card sorting test，WCST）、言语流畅性检查、做-不做测验、连线测试、执行缺陷综合征的行为学评价（behavior assessment of dys-executive syndrome，BADS）

需要注意的是，为了突出认知功能障碍对其功能性活动的影响，建议在评估中尽量选择生物学效度较高的评价量表进行评估。针对不同程度 TBI 的患者，评估的时机也有所不同（表 2-3-3）。

表 2-3-3 不同 TBI 程度认知评估的时机及内容

TBI 损伤程度	评估时机	评估焦点	使用工具
轻型	在受伤后 30~90d 仍然存在认知障碍主诉（例如，遗失个人物品，忘记预约）	询问就诊原因、病史进行功能性认知评估	可靠有效的工具，如自我报告、生态学效度良好的评估工具（如 TEA、RBMT、BADS）
中重型	一旦患者唤醒度和警觉度能够满足评估需求，就应该进行评估	病史，与患者和家人/护理人员的访谈，对认知功能进行正式和非正式评估，包括社交能力	可靠有效的有常模参考的标准化和非标准化评估，可使用生态学效度良好的评估工具（如 TEA、RBMT、BADS），评估应尽可能与患者的日常生活环境相关

（二）磁共振成像

认知功能评估的最终目标是实现 TBI 后认知障碍的早期诊断和准确评估，并进一步寻求可能的治疗目标。磁共振成像（MRI）作为一种非侵入性工具，可以检测从急性期到慢性期创伤性大脑的许多细微病变，这在 CT 图像中可能是不可检测的，尤其是在慢性期。随着 MRI 技术的发展，MRI 在 TBI 的研究和临床实践中发挥着越来越重要的作用。不同 MRI 序列在 TBI 后认知障碍评估中的价值总结见表 2-3-4。

表 2-3-4 MRI 序列在 TBI 认知障碍中的应用总结

MRI 序列	在 TBI 中的作用	相关病理变化
T1-3D-MP RAGE	检测脑实质体积缩小	神经元丢失（坏死或凋亡）
DTI	检测白质破坏	弥漫性轴索损伤（脱髓鞘和沃勒变性）
DKI	检测灰质和白质变化	弥漫性轴索损伤和反应性胶质增生
SWI	检测微出血	微血管损伤
ASL	检测血流变化	血管密度的变化
DCE	检测血脑屏障渗透性变化	血脑屏障破坏和新血管形成

四、康复治疗

目前最常用的认知康复定义是由美国康复医学大会脑损伤小组提出的："认知康复是一种系统的、功能导向的，基于对人的大脑行为缺陷的评估和理解，用于治疗认知活动的方法。服务旨在通过以下方式实现功能变化：①加强或重新建立先前学习的行为模式；②建立认知活动的新模式或神经系统受损的补偿机制。"

认知康复团队应包括作业治疗师、言语病理学家、神经心理学家、患者家属及陪护人员等。TBI 严重程度不同的患者认知康复的策略略有不同。轻型 TBI 患者具有良好的洞察力和自我意识，能够理解治疗策略。若该类患者的评估没有提示功能缺陷，则治疗应侧重自我报告的认知症状，治疗应与功能性任务有明确联系，以实现训练结果泛化和效果最大化。自我管理是治疗开始时的一个焦点。中重型 TBI 患者在认知康复时，参与复杂的治疗活动（相较于患者目前的功能水平稍有难度）可能比仅关注基本活动更有利于患者的康复和远期预后。其原因可能是，复杂的任务更接近日常生活中的活动，更具有内在意义，同时增加了患者参与治疗的动力。但需要将这些复杂的活动分解或分阶段进行，同时逐步将功能性活动从治疗室内转至模拟家庭环境中，再转至社会环境中。治疗开始时尽可能地强调患者自我管理。

干预方法通常分为补偿性策略和恢复性策略。补偿性策略是指寻求内部心理策略（例如助记符）或外部设备（例如记忆笔记本）的帮助以改善认知功能。恢复性方法旨在增强认知系统的整体操作，以改善依赖于认知系统的各种活动的性能。下面就各个认知维度分析认知康复干预方法。

（一）PTA 和谵妄

1. 环境管理　针对 PTA 患者，可以考虑以下策略来减少与 PTA/PTD 相关的躁动和激惹状态：①避免约束，因为约束可能会加剧患者的激动和恐惧，建议将床的高度降低，并在周围填充垫子，确保患者在低风险情况下自由活动；②环境应尽量安静，不宜经常变动，以便患者熟悉周围环境，避免过度刺激；③允许患者在监护下自由活动，可以用电子监控系统，或熟悉的陪护人员；④陪护人员应尽量固定，家人陪护、熟悉的照片可以增加患者安全感，应经常给予安慰；⑤如果资金允许，患者最好住院治疗，由工作人员管理，直到他们从 PTA 中恢复；⑥评估访客、测试和治疗的影响，避免引起躁动或过度疲劳；⑦ PTA 患者睡眠 - 觉醒周期改变，易疲劳，需按需规定休息时间；⑧与患者建立最可靠的沟通方式；⑨帮助家庭成员了解 PTA，最大限度地减少触发激惹。

应使用标准化的 PTA 量表每天定期监测患者定向能力和形成新记忆的能力。使用焦虑行为量表(agitated behavior scale, ABS)监测躁动水平,尤其是增加新的活动或治疗时。

2. 康复治疗 很少有研究评估 PTA 治疗效果。然而,有证据表明物理治疗应在 TBI 后尽早开始,以防止挛缩、改善关节活动度。由于 PTA 患者内隐学习相对完整,故建议进行具有认知要求的运动训练可能比单纯物理疗法更易获益。另外,言语治疗师需要评估患者吞咽、表达和理解能力,优化患者交流的清晰度。作业治疗师需关注日常生活能力的治疗。所有治疗应在不增加激惹的环境中进行。

目前没有证据表明 PTA 患者可以从认知导向治疗中提高其定向能力。现实定向疗法(reality orientation therapy, ROT)、感知 - 回忆 - 计划和执行系统(perceive-recall-plan- perform system, PRPP)用于 PTA 患者的有效性仍需要进一步研究证实,现有的研究结果提示治疗效果不理想。

3. 药物治疗 PTA 期间的患者可能存在躁动,往往会使用镇静剂治疗。但是,应用镇静剂可能会降低唤醒的可能性,延长 PTA 持续时间,加剧注意力障碍和疲劳。部分镇静剂可能会增加创伤后癫痫的可能性。故应该最大限度地减少抗精神病药物的使用。

(二) 注意力

1. 康复治疗

(1)认知策略训练:对于轻度 - 中度注意力缺陷的患者,应考虑功能性日常活动的认知策略训练来补偿注意力问题,包括信息处理速度和工作记忆。

时间压力管理(time pressure management, TPM)可以加强 TBI 患者信息处理速度。训练包括:重复、减少背景噪声,磁带反复录放。首先进行步骤演示,而后自我指导,逐步减少书面提示,并将策略应用于复杂情况中。

元认知策略训练可弥补注意力分配和工作记忆的问题,提高注意力资源分配的效率和对任务的信息流量管理。

(2)双任务训练:首先分别学习执行每项任务,然后两项任务同时执行,难度等级逐渐增加。值得注意的是,双任务训练的效果只体现在训练的特定任务或类似任务上,机制可能是患者在完成任务时有意识注意成分需求随着重复次数增加而减少,任务自动化。如果符合该机制,则患者在新任务中仍会出现障碍。因此,为了最大限度地发挥训练效果,需要对日常生活中的任务提供类似的训练。

(3)认知行为治疗:TBI 所致的症状和疼痛、药物使用、创伤后压力、焦虑、抑郁因素可能会导致注意力障碍,因此需要评估这些因素的影响。认知行为疗法(cognitive-behaviord therapy, CBT)旨在向患者展示他们的症状在此类伤害后是常见的,让患者明白过度的内心对话可能会提高压力等级、加重注意力障碍和其他症状,使患者具备管理和控制情绪的策略。另外,压力管理、放松或冥想的训练也常用于该类患者。

(4)睡眠 - 觉醒障碍的管理:50%的 TBI 患者会出现睡眠 - 觉醒障碍。睡眠质量和日间警觉性对于注意力是至关重要的,尤其对于警惕(持续注意)和加工速度而言。部分研究表明睡眠 - 觉醒障碍加剧了 TBI 后的注意力缺陷。研究发现对中重度 TBI 患者进行睡眠 - 觉醒障碍的治疗,可以提高信息处理速度、听觉注意力、注意力选择的能力。

(5)环境改造:TBI 患者很难自发地使用补偿性策略来缓解注意力问题,故需要改变环境或任务以减少对注意力的影响。例如,改变工作环境的干扰(在安静的房间中工作,减少中断),可以改变任务以降低需要处理的信息的速度或数量,使用提示来帮助患者重新聚焦注意力或转移到任务的另一方面，反复重复或以书面的形式提供材料患者能够理解。

（6）计算机辅助注意力训练：Sohlberg 和 Mateer 开发的注意力过程培训（attention process training，APT）是以计算机为媒介进行注意力各个方面的训练，包括注意力持续性、选择性、转换性、分配性，采用听觉和视觉锻炼的方式。但是较多的研究显示注意力改善幅度较小。最新版 APT-Ⅲ在培训过程中更加重视补偿性策略的使用，但是无法区分其效果是否是使用补偿性策略所致。由于计算机辅助注意力训练缺乏对日常注意力的显著改善，故不建议单独使用基于计算机的去情境化注意力任务训练。

2. 药物治疗　TBI 致使与注意力有关的神经递质系统受到影响。哌甲酯可增加多巴胺和去甲肾上腺素的释放并阻断再摄取，从而导致其在突触和细胞外浓度增加。较多的随机对照试验证实了哌甲酯在改善 TBI 后注意力方面的有效性，可以增加认知加工速度，改善日常注意力。目前没有研究调查 TBI 患者长期使用哌甲酯的影响。

金刚烷胺作用于突触前，增强多巴胺释放，减少多巴胺再摄取。虽然有研究证明金刚烷胺促进植物状态或最小意识状态的患者的觉醒，但是金刚烷胺改善注意力的证据级别仍有限，可能对执行功能改善更有效。有待进一步研究证实金刚烷胺对注意力的影响。

（三）执行功能和自我意识

1. 元认知策略　指导存在解决问题、规划和组织方面困难的 TBI 患者。策略应关注于日常的问题，以改善功能结局。当患者意识到需要使用策略，且可以识别适合使用策略的情景时，元认知策略的效果更佳。所有元认知策略的共同要素是自我监控和反馈。到目前为止，元认知策略指导开发最全面的是 Spikman 等人提出的框架，他们在目标管理培训（goal-management training，GMT）和时间压力管理框架之上，执行功能障碍的模块，治疗步骤包括自我意识、目标设定、计划、自我启动、自我监控、抑制、灵活性和战略行为。有大量证据表明元认知策略指导对于执行功能干预有效。

2. 通过推理能力训练提高分析和信息整合能力的策略　可用于推理能力受损的 TBI 患者。包括吸收和综合复杂材料的策略、信息分类训练、线索使用和建模，应用过去（自传）记忆计划和解决问题，以及双任务操作训练等。其中最被推崇的是主旨推理疗法。主旨推理疗法是指从详细而复杂的材料（例如，新闻报道、电影）中吸收和推导主旨的一种方式，研究证实该疗法可以改善工作记忆和社区参与能力。

3. 群组训练　执行功能和自我意识障碍的大多数干预措施都采用一对一的个性化治疗方案，但是也有研究证实，群组治疗联合个性化治疗可以改善患者的心理状态。但是不建议单独采用群组治疗。

需要注意的是，对于自我意识障碍的 TBI 患者，应首先纠正其自我意识缺陷。包括参与基于作业的情境化活动、预测障碍以优化表现的训练、口头 / 视听反馈和体验反馈、自我监测和自我评估技术等。在纠正自我意识障碍后，再进行执行功能的训练，比如元认知策略指导。

（四）认知 - 交流能力

认知 - 交流障碍是指由于神经损伤导致的潜在认知缺陷造成的交流障碍。潜在的认知障碍内容包括注意力、记忆力、组织能力、信息处理、问题解决和执行功能等，导致患者出现听、说、读、写、对话和社交互动等交际能力困难。可表现为赘述、易跑题、话少、语速缓慢、停顿增加、表达形式固化、不准确和虚构、频繁中断、咒骂或言语持续现象等。

患者的沟通能力可能与沟通伙伴、环境、沟通需求、沟通优先级、疲劳和其他个人因素有关。在评估患者的沟通能力时，需要综合考虑以上因素。例如，当 TBI 患者有时间压力，或对多个人进行发言，或在嘈杂环境中，沟通能力可能明显降低。

认知 - 交流障碍干预方法与失语症治疗不同，方法包括补偿和恢复方法（例如，元认知策略训练与注意力训练）和多模式联合的方法。认知沟通干预的最终目标是帮助个人实现最高水平的日常沟通。所以需要以患者为中心制订目标，计划拟定时应考虑到患者的病前语言、读写能力，认知能力和沟通方式，在适合患者生活、工作、学习和社交的情境下进行沟通技巧训练。

同时，不能忽视对沟通伙伴进行教育和培训。建议对患者的日常交流伙伴进行技能培训，以促进与 TBI 患者的日常交流。教导沟通伙伴以积极、非命令的方式提问，鼓励在交谈中讨论意见，并协作解决沟通困难的情况。

当患者沟通障碍严重时，可在临床医生、言语治疗师和作业治疗师帮助下选择适当的替代和辅助交流工具，并接受相关使用培训。

（五）记忆力

1. 康复治疗

（1）内部补偿策略：对于有记忆障碍的 TBI 患者，可以使用内部补偿策略。策略包括教学和 / 或元认知策略（例如，可视化图像、重复练习、检索练习、自我提示、自我生成、自我对话等）。对于轻度至中度记忆力障碍或保留执行功能的患者，内部策略往往最有效。可以使用多种策略，训练可以一对一，也可以进行小组训练。常用的方法有无差错学习和间隔检索。

无差错学习的训练可以防止患者在学习过程中犯错误。无差错学习与“试错”或错误学习形成对比，在学习中，患者尝试任务并从反馈中获益。间隔检索是指从即刻回忆开始逐步延长回忆学习内容的时间间隔（例如，药物名称），问题可能会穿插在整个访谈期间。

（2）外部补偿策略：可以考虑提供环境支持和提醒等外部补偿策略以改善患者的记忆力障碍，尤其是严重记忆障碍的患者。可以使用手机、Siri、平板电脑、笔记本、白板等进行辅助。患者及其护理人员必须接受如何使用这些外部支撑设备的培训。外部辅助工具选择时应考虑以下因素：①年龄；②病情严重程度；③先前使用的电子和其他存储设备；④认知功能的优劣势；⑤躯体功能及并发症。

2. 药物治疗　对于具有记忆缺陷的 TBI 患者，可以考虑使用乙酰胆碱酯酶抑制剂（例如，多奈哌齐、卡巴拉汀和加兰他敏等）。并使用客观的、功能性措施评估药物的效果。多奈哌齐最初以 5mg 的剂量给药 3 周，然后增加至 10mg。

认知康复的治疗效果受很多因素的影响，其中患者参与治疗的意愿是影响原发损伤认知康复效果的主要因素。治疗效果停滞的原因不仅局限于原发损伤，也可能是由于下列因素导致的：①患者自我意识障碍和洞察力差；②患者训练动机和接受度差；③外部社会和环境因素。康复团队应尽早发现这些因素，并采取适当的措施干预，促进康复进程。下面就每一方面的策略进行具体介绍：

1. 自我意识障碍和洞察力　认知康复团队成员进行的各个学科方向的标准化评估有助于患者建立自我意识，并进一步确定康复目标。患者通常能准确地评估其具体、可观察到的优势和劣势（如运动功能障碍），但难以评估抽象的、高层次的认知功能的情况（例如，执行功能、社交沟通）。提高自我意识和自我监测的具体战略包括：①确定重要的功能性任务；②所有医护人员就患者认知能力达成清晰一致的认识和结论；③允许环境反馈，如群组治疗时的伙伴、其他学科团队的医务人员、家庭成员给予的反馈；④为患者提供自我评估的机会，可以使用清晰、有条理的自我监控表格。

2. 患者训练动机和接受度差　动机在康复疗效中起着关键作用，影响患者调整创伤心理、建立工作愿望、确定未来的职业和业余爱好、改善社会心理功能。可以通过动机访谈帮助确定患者的价值观、计划、愿望或动机。访谈的技巧可概括为OARS（即：open ended question，affirm，reflective listening，summarize）法，即开放式问题和陈述、肯定、反思性倾听、总结。

3. 外部社会和环境因素　外部环境因素包括家庭动态、角色和责任的变化、财务问题以及照护者负担等。康复团队可与患者和家属建立联盟关系，明确这些外部因素，将家庭成员或照护者纳入评估、治疗和目标设定中，建立一致的沟通，确保团队所有成员都专注于功能和目标。

（张　一　钱苏荣）

第四节　颅脑损伤后情绪情感障碍康复

一、概述

在心理学中，情绪（emotion）是与机体生理活动相联系的、伴有明显自主神经反应的、初级的内心体验，影响着个体的感知和行动，是精神心理的重要组成部分。情绪由大脑产生，情绪管理中枢包括边缘系统、背外侧额叶及内侧颞叶等。其中，额叶是主要的情绪监控和管理中枢。边缘系统中的下丘脑通过内分泌系统和自主神经系统调节情绪反应，杏仁核主要参与恐惧的形成和攻击性行为，海马体是记忆存储中心，丘脑是感觉输入的中继站。边缘系统和额叶间的神经通路使其共同参与了情绪的形成。

TBI指后天形成的脑损伤，损伤范围从局灶性脑损伤到广泛的轴索损伤不等。

TBI急性期患者最常见的症状和表现有情感扁平化、易怒、睡眠和食欲障碍、注意力不稳定等，主要存在的情绪情感障碍包括抑郁、焦虑、冷漠、躁狂、病理性哭笑（pathologic laughter and crying，PLC）、创伤后应激障碍（post-traumatic stress disorder，PTSD）、激动（agitation）等。40%的TBI患者患有2种及以上的精神障碍。研究表明，中重型TBI患者伤后6个月内出现精神类疾患相对正常人的风险为4.0，轻型TBI为2.8。中重型TBI伤后1年精神障碍的患病率为49%，轻型TBI为34%，正常人群仅为18%。即使是创伤发生后多年，TBI患者的精神障碍发生率仍显著高于正常人群，尤其是前额叶损伤患者。

TBI后抑郁发病率在6%~77%不等，其中症状严重者为重度抑郁（major depression，MD），中重型TBI患者MD的患病率在26%~36%。脑MRI分析研究发现MD与左脑前额叶皮质，尤其是腹侧灰质、左额叶和右侧顶叶体积减小相关。女性患者抑郁发病率、抑郁程度和发作频率均高于男性。酗酒患者伤后更易出现抑郁，因酒精成瘾中枢回路与情绪调节回路有很大程度重叠。

焦虑是TBI后常见的情绪障碍类型，多与大脑的奖赏和恐惧神经回路受损有关。TBI患者中广泛性焦虑症发病率在24%~27%，惊恐症为4%~6%。

二、康复评定

（一）抑郁评定

《精神疾病诊断和统计手册（第5版）》（DSM-5）中关于抑郁症的诊断，要求抑郁情绪或快感缺失达2周或更长时间，其他症状包括：①体重显著减轻或增加；②失眠或嗜睡；③精神运动性兴奋或抑制；④疲倦；⑤认为自己毫无价值或有不适当的内疚感；⑥注意力不集中或犹豫不决，需满足至少4项。

睡眠障碍是MD的核心症状之一，MD患者睡眠障碍是无抑郁TBI患者的6倍，主要表现为夜间睡眠障碍和白天过度嗜睡。另一方面，失眠也是抑郁的诱因，持续性失眠患者1年内发生抑郁的风险明显高于无失眠人群（OR=39.8，95%CI：19.8~80.0）。

对出现抑郁表现的TBI患者应首先进行抑郁筛查，常用的筛查量表包括神经行为功能问卷-抑郁量表（neurobehavioral functioning inventory depression scale，NFI-D）和患者健康问卷9项（the nine-item patient health questionnaire，PHQ9）等。NFI-D是专为TBI患者研发的抑郁量表，量表包括躯体症状、认知症状和主观困扰等几部分，预测效度 r=0.75~0.76，诊断灵敏度为90%，特异性为80%，被美国脑损伤协会作为神经行为功能测量的标准。PHQ9是抑郁自评量表，要求患者根据自己近2周内表现进行评分，总分0~27分，0~4分暂不考虑抑郁症诊断，5~9分提示可能有轻微抑郁症，建议心理咨询，10~14分可能有中度抑郁症，15~19分可能有中重度抑郁症，20~27分可能有重度抑郁症，要求心理医生或精神科医生进行干预。PHQ9预测效度 r=0.78~0.90，同时假阳性率低，临床应用广泛。

其他抑郁量表包括Beck抑郁量表第二版（Beck depression inventory，BDI-Ⅱ）、流行病学研究中心抑郁量表（Center for Epidemiological Survey depression scale，CES-D）、医院焦虑和抑郁量表（hospital anxiety depression scale，HADS）和Zung抑郁自评量表（Zung self rating depression scale，SDS），但HADS和SDS假阴性率较高，限制了临床应用。

（二）焦虑评定

DSM-5将焦虑障碍分为广泛性焦虑障碍、分离性焦虑障碍、选择性缄默症、特定恐怖症、社交焦虑障碍、惊恐障碍、广场恐怖症、物质或药物所致的焦虑障碍，共8类，以广泛性焦虑障碍和惊恐障碍两类为主。广泛性焦虑障碍的诊断要求：①在至少6个月的大部分时间里，对诸多事件或活动表现出过分的焦虑和担心；②个体难以控制这种担心；③这种焦虑和担心在下列6种症状中至少有3种，坐立不安或感到激动或紧张，容易疲倦，注意力难以集中，易激惹，肌肉紧张，睡眠障碍；④这种焦虑、担心或躯体症状引起有临床意义的痛苦；⑤这种障碍不能归因于某种物质。

TBI焦虑患者大部分表现为过度担忧、有不祥预感和焦虑的躯体症状（心悸、出汗、震颤等自主神经功能失调表现），少部分患者会有惊恐发作。焦虑的评估量表包括：贝克焦虑量表（Beck anxiety inventory，BAI）、Zung焦虑自我评定量表（self rating anxiety scale，SAS）、汉密尔顿焦虑量表（Hamilton anxiety scale，HAMA）、广泛性焦虑量表（7-item generalized anxiety disorder Scale，GAD-7），90项症状清单（symptom checklist 90，SCL-90），状态-特质焦虑问卷（state-trait anxiety inventory，STAI）、医院焦虑和抑郁量表以及一般健康问卷-30等。

（三）其他情绪障碍评定

冷漠的特征性改变是缺乏动机，伴随目标导向行为的情感因素减少，TBI患者的冷漠往往伴随认知障碍和精神运动性抑制。TBI后冷漠与额叶损伤有关，但与TBI类型、程度和部位的关系尚不明确。冷漠往往被误解为懒惰或抑郁，因此对于认知功能正常 TBI 患者，建议使用自评量表。冷漠评定量表 -18（apathy evaluation scale-18，AES-18）包括 18 项内容，可作为自我评定量表、照顾者评定量表或临床医生评价量表使用。

PTSD 的特点是反复的应激性体验，可表现为“闪回症状”、警惕性增高、回避或麻木、负性反刍、病理性内疚和无快感，一般在 TBI 后数天至 6 个月内发病，病程持续 1 个月以上，可长达数个月或数年。PTSD 多伴发抑郁，战争相关 PTSD 的抑郁患病率可达 80%。临床使用 PTSD 诊断量表（CAPS）和 PTSD 自评量表（PTSD-SS）评估。PTSD-SS 由 24 个条目构成，分为主观评定、反复重现体验、回避症状、警觉性增高和社会功能受损 5 个部分。

激越（agitation）是 TBI 急性恢复期多见的攻击性行为，其特点为突然发作、伴有意识水平波动、定向力障碍和显著的注意力缺陷，患者可以毁物、伤人或自伤。攻击行为的神经中枢位于边缘脑皮质与皮质下核团之间。

继发性躁狂症与 TBI 的类型或严重程度、躯体或认知损伤程度、残留社会功能水平、是否有家族精神障碍史无关，但与颞叶、眶额皮质腹侧和前部病变有关，与创伤后癫痫，尤其是颞叶的部分复杂型癫痫有显著相关性。倍克 - 拉范森躁狂量表（BRMS）是躁狂状态严重程度的评定量表，需 2 名专业人员通过会谈与观察的形式进行评价。

病理性哭笑（PLC）指刻板的、突然的、无法控制的情感暴发（哭或笑），与患者的情绪反应无关，可自发发生，也可由轻微刺激触发，与额叶局灶性病变有关，尤其是额叶外侧。诊断 PLC 的标准为：①过去 1 个月内多次出现情绪失去控制，不能控制地发笑或哭闹；②非特定刺激可以诱发发作；③发作时缺乏相应的情感状态。临床使用病理性哭笑量表（PLACS）评估，内容包括持续时间、与外界事件的关系、控制程度等 18 项，其中哭笑各 9 项。

三、康复治疗

情绪情感障碍是 TBI 患者个体康复、回归家庭、回归社会的主要障碍，影响患者的功能恢复、人际关系以及社会就业等多方面。当 TBI 患者诊断为情绪情感障碍时应早期干预，包括药物治疗和非药物治疗等干预措施。

（一）药物治疗

精神类药物的治疗原则是个性化制订用药方案，根据靶症状选择药物，注意剂量滴定、有效剂量判定和最低有效量维持治疗，合理选择用药方式和剂型，以及药物疗效和安全性的综合评估。

抑郁症表现与脑内 5- 羟色胺能神经递质缺乏相关，选择性 5- 羟色胺再摄取抑制剂（selective serotonin reuptake inhibitor，SSRI）通过选择性抑制突触前膜对 5- 羟色胺（serotonin，5-HT）的再摄取，增加突触间隙内 5-HT 浓度达到治疗效果，是目前临床治疗抑郁的首选药物。研究表明 TBI 患者服用舍曲林后，其抑郁、焦虑和生活质量方面均有显著改善。

TBI 焦虑的短期治疗可选择苯二氮䓬类药物，但由于药物易耐受，应避免长期使用。有研究表明三环类抗抑郁药及 SSRIs 可能对 TBI 焦虑有效。

锂盐和丙戊酸钠可改善 TBI 患者的躁狂症表现。锂盐是心境稳定剂，临床常使用碳酸锂治疗躁狂发作，但其治疗窗窄，使用时需监测血锂浓度，用药过量容易引起神经毒性，诱发癫痫。丙戊酸钠属于抗癫痫药，对急性躁狂发作患者的疗效与锂盐相同，但副作用风险较低。

目前 TBI 冷漠的规范化治疗研究较少，临床可用哌甲酯短期改善 TBI 患者的冷漠情况。

（二）非药物治疗

非药物治疗包括认知和行为康复、恢复性训练、代偿性训练、心理治疗和非侵入性脑刺激技术等。

认知和行为康复可改善患者处理和加工信息的能力，恢复性训练和代偿性训练帮助患者恢复或适应某种功能缺陷，提高患者的生活质量。

早期活动、认知行为疗法（CBT）和正念疗法可以改善 TBI 患者的焦虑抑郁情绪。CBT 可以针对特定问题进行干预，例如社交技能或愤怒管理。

心理治疗是改善 TBI 患者长期预后的重要干预措施。心理治疗可以纠正患者对疾病的认识，帮助患者更好地适应环境、回归家庭和社会，改善患者情绪，缓解症状，提高服药依从性，预防复发。治疗方法主要有 Beck 认知疗法、Ellis 合理情绪疗法、音乐疗法、放松疗法、冥想等。此外，人际交往、家庭治疗和社会支持可以辅助 TBI 患者的情绪管理。

非侵入性脑刺激技术，如重复经颅磁刺激（repetitive transcranial magnetic stimulation，rTMS）和经颅直流刺激（transcranial DC stimulation，TDCS），在药物治疗无效时，可以应用于 TBI 情绪障碍治疗，且不易诱发癫痫发作。研究证实 rTMS 在脑血管性抑郁症患者中疗效确切，但缺乏 TBI 情绪障碍的相关研究。

对于常规治疗效果欠佳的患者可以考虑电休克疗法（electroconvulsive therapy，ECT）、迷走神经刺激（vagus nerve stimulation，VNS）和腹侧扣带回皮质区的深部脑刺激（deep brain stimulation，DBS）等。ECT 应使用尽可能低的有效能量进行治疗，用非显性的单边搏动电流，治疗间隔为 2~5d。

四、家庭、社会康复治疗

TBI 直接或间接地影响到了患者个人、家庭和社会生活，家庭和社区康复是 TBI 患者的长期康复形式。以家庭为中心实施社区卫生护理干预可以提高患者的康复疗效和生活质量。社区团队模式作为家庭康复的特殊形式，可以提供家庭病床、上门出诊等服务，改善患者康复训练的积极性、依从性，通过长时康复管理，达到更好的康复效果。

五、预后

TBI 后情绪障碍往往长期存在，早期诊断、及早干预可减轻情绪障碍带来的不良影响，积极的康复和心理治疗可以缓解情绪障碍症状。

（张　一　钱苏荣）

第五节　颅脑损伤后言语障碍康复

一、概述

言语障碍是指构成言语的听、说、读、写四个部分受损或发生功能障碍。TBI 后的言语功能障碍本质上多是非失语症性的，常与认知功能障碍有关。其中言语障碍可分为以下几种类型：

1. 失语症　失语症是脑损伤引起的语言组织能力的丧失或低下，可表现为语言识别、理解、记忆和思维障碍。可分为：外侧裂周失语（Broca失语、Wernicke失语、传导性失语）、分水岭区失语（经皮质运动性失语、经皮质感觉性失语、经皮质混合性失语）、完全性失语、命名性失语、皮质下失语（基底节失语、丘脑性失语）、纯词聋、纯词哑、失读症、失写症。

2. 构音障碍　构音障碍是指由于构音器官先天或后天性的结构异常，中枢或周围神经损伤引起的言语肌肉本身和/或中枢对言语肌肉的控制紊乱而引起的言语障碍，可表现为不能说话、发声异常、构音异常、音调、音量和韵律异常等。可分为：痉挛型、弛缓型、失调型、运动过强型、运动过弱型、混合型构音障碍。

3. 言语失用　言语失用指在随意发音时因肌肉位置的安排和运动次序的紊乱而造成的发音障碍；言语肌肉本身多正常，表现为咳嗽、咀嚼、吞咽等反射和自动动作无异常。

4. 言语错乱　言语错乱是由于脑损伤而引起的以失定向和记忆、思维、言语混乱为特征的语言障碍。患者可表现为对时间、地点、人物的定向能力丧失、记忆缺陷、思维不清，言谈中常有离题和虚谈倾向，缺乏自知力，不合作，缺乏对疾病的认知。

5. 广泛智力损伤性言语障碍　广泛智力损伤性言语障碍是伴发于痴呆的所有言语型式效率的降低。言语损伤程度与智力损伤成正比。在需要较好的记忆、注意和抽象的言语作业中损伤表现得更明显。

二、康复评定

1. 波士顿诊断性失语症检查　是普遍应用的失语诊断检测方法，包括语言功能和非语言功能检查。定量分析患者语言交流水平，对语言特征进行分析，从而确定患者失语症的严重程度并做出失语症分类。该检查分为5个大项，27个分项：①会话和自发性言语；②听觉理解；③口语表达；④书面语言理解；⑤书写。

2. 西方失语症成套测验　西方失语症成套测验是简短的波士顿失语症检查版本，可根据结果进行分类。其优点是除了评定失语外还包含运用、视空间功能、非言语性智能、结构能力、计算能力等内容，可做出失语症以外的神经心理学方面的评价；同时还可测试大脑的非语言功能。西方失语症成套测验可以测出失语指数（AQ）、操作商（PQ）、皮质商（CQ），是一个定量的检查方法。

3. Token测验　适用于检测轻度或潜在的失语症患者的听理解能力。由61个项目组成，包括两词句10项、三词句10项、四词句10项、六词句10项及21项复杂指令。目前常用简式Token测试，专门评价失语症患者听理解能力，优点是可量化评价听理解的程度，适用于轻到重度失语症患者。

4. 汉语标准失语症检查法　结合汉语的特点和临床经验编制而成，制订统一指导语、统一评分标准、统一图片及文字卡片及统一失语分类标准。本法对不同性别、不同年龄、小学以上文化水平的正常成年人均适用，包括两部分内容，第一部分是通过回答12个问题，初步了解语言的一般情况，第二部分由30个分测验组成，分9个项目，包括听理解、复述、说、出声读、阅读理解、抄写、描写、听写和计算。仅适用于成人失语症患者。

5. 构音障碍的评定

（1）构音器官检查：通过对构音器官形态及粗大运动的观察，确定构音器官是否存在器质性异常和运动障碍。首先观察安静状态下的构音器官状态，然后由检查者发出指令或者示范动作让患者来执行和模仿检查者做出评定。

（2）仪器检查：包括鼻流量计检查、喉空气动力学检查、纤维喉镜、电子喉镜检查、电声门图检查、肌电图检查、电脑嗓音分析系统。

三、康复治疗

对颅脑损伤语言障碍患者应采用综合语言康复训练，要注重口语；要有针对性；因人施治、循序渐进；适当应用反馈机制，注意调整患者的心理反应；对存在多种语言障碍的患者，要区分轻重缓急；注重家庭指导和语言环境调整。

（一）药物治疗

对于重度失语症患者，药物治疗配合言语训练可取得更好的疗效。常用的药物有多巴胺激动剂、吡拉西坦、安非他命、多奈哌齐等，均可用于失语症的急性和慢性期治疗。这些药物的作用机制有两种：一种是通过集中注意力，提高学习和记忆能力，进而提高失语症患者重新学习语言的能力；另一种是保留部分周围脑组织的代谢功能，并在脑损伤急性期起到神经保护作用，提高脑神经的可塑性。

（二）物理治疗

1. Schuell 刺激法　此法目前应用最广泛。以对损伤的语言系统应用强的、控制下的听觉刺激为基础，最大程度地促进失语症患者语言功能的康复。主要原则：应用一定强度的听觉刺激、适当的刺激、多途径的刺激、反复使用感觉刺激、刺激应引出反应、强化正确反应以及矫正刺激。

2. 阻断去除法　根据 Weigl 的理论，失语症患者基本上保留了语言能力，而语言的运用能力存在障碍，通过训练可使患者重新获得语言运用能力。

3. 程序学习法　把刺激的顺序等分成各个阶段，对刺激的方法、反应的强度进行严密限定。

4. 脱抑制法　利用患者本身保留的功能（如唱歌等），来解除功能抑制的一种方法。

5. 实用交流能力的训练　适用于与言语功能受损程度相比，非言语功能的损害较轻、非言语交流能力完全或部分保留的患者。特别是如果经过系统的言语治疗，患者的言语功能仍没有明显的改善，应考虑进行交流能力的训练，以便患者能掌握日常生活中最有效的交流方法。目前最常用的是交流效果促进法。

6. 构音障碍的训练　包括松弛训练、呼吸训练、构音器官的训练、语音训练、减慢言语速度训练、辨音训练、克服鼻音化的训练、韵律训练、音节折指法训练等。

（三）中医康复治疗

针灸联合言语训练比单纯训练对失语症更有效。推荐选择的主穴：人中、百会、内关、极泉、委中、三阴交、风池、廉泉、合谷、金津、玉液；配穴：通里、丰隆、太溪、太冲。

四、家庭康复治疗

对患者家属进行康复宣教，包括：注意观察患者的异常反应，要充分理解患者，尊重患者的人格，让患者对自身障碍有正确的认识；以认真、耐心的态度帮助患者改善言语功能，与患者建立充分的信任关系，是治疗成功的关键；注意心理治疗，增强患者自信心，言语障碍患者因为交流障碍，往往容易出现抑郁等心理问题，应告知家属注意并加以正面引导，避免否定患者的言行，当患者出现细微的进步，应当加以鼓励，提高患者的训练欲望。充分调动患者和家属康复的积极性，配合康复训练，除在治疗室康复训练外，在日常生活中也应进行训练。确保交流手段，利用手势、笔谈、交流板等交流工具建立非语言交流的方式，确保现存状态下可能的交流。

五、预后

目前，国际上多采用波士顿诊断性失语症检查法中的失语症严重程度判断，包括 0~5 共六个级别。

（李贞兰）

第六节　颅脑损伤后运动障碍康复

一、概述

运动障碍是 TBI 后较常见的临床表现，属于上运动神经元损伤的中枢性瘫痪。运动障碍可以归纳为上下肢肌力、肌张力异常、步态异常和共济失调，具体表现形式可以分为肌肉瘫痪（单瘫、四肢瘫、截瘫和偏瘫）；肌张力增高或减低；躯体控制不良失去平衡；协调运动障碍，肢体随意运动紊乱等。

二、康复评定

依据脑损伤的不同表现形式将运动功能障碍的康复评定分为以下几个方面：异常肌张力的评定、偏瘫运动功能评定、共济失调的评定和活动参与水平的综合评定。

（一）异常肌张力的评定

肌张力是指在被动牵伸时出现的与速度相关的阻力。TBI 后以肌张力增高较为常见，以典型的痉挛模式为主。痉挛是指一块肌肉或一组肌肉发生急剧而不自主的收缩，其机制主要是牵张反射过度增高。痉挛最常见的表现形式为肘关节屈曲，前臂旋前，腕关节屈曲，拇指 / 手指屈曲。目前痉挛的评定主要分为临床评定和定量评定。临床评定主要通过详细病史采集和体格检查，定量评定则是通过各种量表来评定。定量评估的量表分为临床评定量表、生物力学方法、神经生理电生理学方法、行走分析方法和其他方法（表 2-6-1）。

表 2-6-1　定量评估量表

临床评定量表	改良的 Ashworth、改良的 Tardieu 量表、Fugl-Meyer 量表、Barthel 指数等
生物力学方法	钟摆试验、等速测定、屈曲维持试验等
神经生理电生理学方法	H 反射、H/M 的比值、F 反射、F/M 比值
行走分析方法	步态分析
其他方法	超声弹性成像术、肌张力检测技术

改良的 Ashworth 量表是目前最常用的评定痉挛的量表，适用于各种疾病（脑卒中、脑损伤后、多发性硬化症等）导致的痉挛（表 2-6-2）。

表 2-6-2 改良 Ashworth 量表

级别	评定标准
0 级	无肌张力增加
1 级	肌张力略微增加，受累部分被动屈伸时，在关节活动范围之末时出现突然卡住然后呈现最小的阻力或释放
1^{+} 级	肌张力轻度增加，表现为被动屈伸时，在关节活动度（ROM）后 50% 范围内出现突然卡住，然后均呈现最小的阻力
2 级	肌张力较明显增加，通过关节活动范围的大部分时肌张力均较明显增加，但受累部分仍较容易被移动
3 级	肌张力严重增高，被动活动困难
4 级	僵直，受累部分被动屈伸时呈现僵直状态，不能活动

（二）偏瘫评定

TBI 后偏瘫评定与脑卒中相似，患者先出现共同运动模式而后出现分离运动，其评定方法有许多，如 Brunnstrom 运动功能评定法、Fugl-meyer 评定法及上田敏运动功能评价法等，主要以 Brunnstrom 运动功能评定法较为常用（表 2-6-3）。

表 2-6-3 Brunnstrom 运动功能评定法

阶段	上肢	手	下肢
Ⅰ	弛缓，无任何运动	弛缓，无任何运动	弛缓，无任何运动
Ⅱ	开始出现痉挛及共同运动模式	仅有细微的手指屈曲	出现极少的随意运动
Ⅲ	屈肌异常运动模式达到高峰	可做勾状抓握，但不能伸指	伸肌异常运动模式达到高峰
Ⅳ	异常运动开始减弱，可做以下活动： 1. 肩 0°，肘屈曲 90° 时，前臂旋前、旋后 2. 肘伸直时，肩前屈 90° 3. 手背可触及腰后部	能侧方抓握及松开拇指，手指可随意做小范围伸展	1. 坐位时可屈膝 90° 以上，使脚向后滑动 2. 坐位时膝关节伸展 3. 仰卧位髋伸展
Ⅴ	出现分离运动： 1. 肘伸直，肩外展 90° 2. 肘伸直，肩屈曲 30°~90°，前臂旋前、旋后 3. 肘伸直，前臂中立位，臂可上举过头	能抓握圆柱状或球状物体，手指可一起伸开，但不能做单个手指伸开	1. 坐位膝关节伸展，踝关节背屈 2. 坐位，髋内旋 3. 立位，踝背屈
Ⅵ	运动协调正常或接近正常	能进行各种抓握动作，但速度和准确性稍差	运动速度和协调性接近正常

（三）共济失调评定

共济失调是指由于神经系统的损伤引起平衡与协调功能障碍。平衡是指当人体重心偏离稳定位置时，为维持这种状态所作出反应的过程。协调则是指产生准确控制运动的能力，可以由简单到复杂。

1. 平衡功能评定 目前对于平衡功能的评定有较多的评定量表，如 Berg 平衡功能评定量表、上田平衡反应试验及 Fugl-Meyer 平衡功能评定量表等。Fugl-Meyer 平衡量表主要适用于偏瘫患者的平衡功能评定，对偏瘫患者进行七个项目的检查，每个检查项目都分为 0~2 分，最高分 14 分，最低分 0 分，低于 14 分，说明平衡功能有障碍，评分越低，表示平衡功能障碍越严重（表 2-6-4）。

表 2-6-4 Fugl-Meyer 平衡功能评定

测试项目	评分标准
Ⅰ无支撑坐位	0 分：不能保持坐位 1 分：能坐，但少于 5min 2 分：能坚持坐 5min 以上
Ⅱ健侧展翅反应	0 分：肩部无外展或肘关节无伸展 1 分：反应减弱 2 分：反应正常
Ⅲ患侧展翅反应	评分同第Ⅱ项
Ⅳ支撑下站立	0 分：不能站立 1 分：在他人的最大支撑下可站立 2 分：由他人稍给支撑即能站立 1min
Ⅴ无支撑站立	0 分：不能站立 1 分：不能站立 1min 以上 2 分：能平衡站立 1min 以上
Ⅵ健侧站立	0 分：不能维持 1~2s 1 分：平衡站稳 4~9s 2 分：平衡站立超过 10s
Ⅶ患侧站立	评分同第Ⅵ项

2. 协调功能评定 对于协调功能的评定也存在许多量表，如平衡性协调试验、依据运动缺陷选择评价方法及上下肢协调性测试等（表 2-6-5）。

表 2-6-5 上下肢协调性测试

一定时间内，连续完成某一单纯动作的次数或完成一定次数所需时间	
上肢	按动计数器 30s 所按动的次数或按动 20 次所需时间 1min 内能抓取盒中玻璃球数目或抓取 10 个所需时间 1min 内在穿孔板上能竖起 10 根小棒或立起 l0 个所需的时间
下肢	闭眼，脚尖靠拢能站立的时间 睁眼，单脚能站立的时间 睁眼，步行 10m 的时间（前进、后退、横行） 闭眼，步行 5m 的时间（前进、后退、横行）

续表

观察进行复杂动作时的失误次数或完成次数的方法	
上肢	在复杂的图形上用铅笔在其空隙中画线 反复做对患者来说复杂的动作，观察其正确度 高高叠起积木
下肢	50~100cm距离立起瓶子，绕瓶子步行，计算被碰倒的瓶数 在宽为20cm的步行线内，睁眼步行，计算出线的次数

（四）日常活动参与水平的评定

脑损伤后患者日常生活能力下降，可以通过日常生活能力（activities of daily living，ADL）来评定，目前关于ADL的评定量表很多，应用比较广泛的为Barthel指数和FIM量表。改良Barthel指数评定较为简单，可信度也较高。包括10项内容，总分为100分，评分越高，表示自主生活能力越好，评定方法见表2-6-6。

表2-6-6 改良Barthel指数

项目	分类和评分
大便	0分：失禁或昏迷 5分：偶尔失禁或需要器具帮助 10分：能控制；如果需要，能使用灌肠剂或栓剂
小便	0分：失禁或昏迷或需由他人导尿 5分：偶尔失禁（每24h<1次，每周>1次） 10分：能控制
修饰	0分：依赖或需帮助 5分：自理，能独立洗脸、梳头、刷牙、剃须
用厕	0分：依赖别人 5分：需部分帮助 10分：自理
进食	0分：依赖别人 5分：需部分帮助（夹饭、盛饭、切面包） 10分：全面自理
转移	0分：完全依赖别人，不能坐 5分：需大量帮助（2人）能坐 10分：需少量帮助（1人）或指导 15分：能自理
平地步行	0分：不能步行 5分：需大量帮助或在轮椅上独立行动 10分：需1人帮助步行（体力或语言指导） 15分：独立步行（可用辅助器）
穿着	0分：依赖 5分：需要一部分帮助 10分：自理（独立完成系、解纽扣，关、开拉链和穿鞋）
上下楼梯	0分：不能 5分：需帮助（体力或语言指导） 10分：自理

续表

项目	分类和评分
洗澡	0分:依赖 5分:自理

采用各种量表评定运动障碍存在主观意识的偏倚,新兴科技的发展减少了主观因素带来的误差,如平衡测定仪、电生理评定方法、步态分析仪等高科技产品的运用,减轻了医学工作者的工作负担,较为精确的数据又能使医师更好地为患者制订个性化的康复计划。

三、康复治疗

颅脑损伤运动障碍的康复治疗原则是在病情稳定的情况下,及早介入康复治疗;尽可能地抑制异常的运动模式,促进正常运动模式的建立。伤后康复治疗的时间越早,患者肢体出现随意性运动的时间越早,身体功能恢复的预后越好。运动功能训练强调综合性治疗,依据患者的运动功能障碍程度制订符合患者个人的康复处方。运动功能训练方式主要包含以下几点:

(一)物理治疗

运动功能障碍的物理疗法包括神经肌肉促进技术(如本体促进技术、Bobath技术及Brunnstrom技术等)、肌肉牵张技术、改善肌力的训练、平衡训练等。在急性期主要以防止关节挛缩、增强肌力训练、预防并发症和继发性的损害、加强肢体的控制能力、诱发正常的运动模式等为主;稳定期主要以抑制异常运动模式和痉挛、促进关节分离运动、提高日常生活活动能力等为主;恢复期则锻炼患者的精细活动,训练独立完成日常生活能力。每项训练需循序渐进,由易到难,需进行多次练习,起到强化的效果。

1. 偏瘫患者良姿位的摆放　偏瘫患者运动功能减退,卧床比较常见。为了减少痉挛的发生,抑制异常姿势,患者卧床时需注重体位的摆放,使瘫痪侧受到最大的刺激。床上体位摆放见表2-6-7,建议三种体位轮替使用。

表2-6-7　偏瘫患者床上良姿位的摆放

体位	姿势摆放
健侧卧位	患侧在上,健侧在下,患侧上肢下垫一块枕头,上肢前屈80°~90°肘关节伸展,前臂旋前,腕关节背伸,髋关节半屈曲位置于枕上
患侧卧位	患侧在下,健侧在上,患侧上臂前伸,肘关节伸展,手指张开,手心向上。健侧处于自然位,避免前伸引起患侧代偿
仰卧位	患侧肩胛下放一枕头使其前伸,上肢放在体侧枕头上,远端比近端略高,掌心向上,手指伸展,患侧下肢放一枕头,防止患腿外旋,足底避免接触支撑物,防止足下垂

2. 肌力训练　肌力的训练分为被动训练、主动训练、抗阻力训练。当肌力为0~1级时采用电刺激或者被动训练,2~3级以主动训练为主,4级以上抗阻力训练为主。

急性期患者被动训练时范围不宜过大,在无痛范围内进行,按由大关节到小关节的顺序活动。避免用力过大造成再次损伤,训练出现疼痛时可热敷止痛。治疗师可鼓励患者自我训练,告知患者如何活动,体会肌肉收缩的感觉。

在病情稳定的情况下鼓励患者积极主动运动,尽早在床上开始训练。如用Bobath握手的方法,用健手带动患手运动。具体方法为:双手十指交叉相握,患侧拇指放在健手拇指上方，并稍外展。无论是翻身、床椅转移还是由坐位到站位，Bobath 握手都能很好地保护患手，并能改善感觉。在床上还可以进行桥式运动，指患者仰卧，双下肢屈膝屈髋，双足平放于床上，将臀部抬高，髋关节尽量伸展，保持 5~10s，勿憋气。桥式运动可以是双桥式和单桥式，结合 Bobath 握手训练。

抗阻力训练是治疗师徒手或通过器械如滑车、重锤施加阻力进行。治疗师徒手抗阻力训练，如患者做肘关节前屈运动时，治疗师需在肘关节的远端施加力量进行抗阻训练。治疗师施加阻力时宜缓慢，约 2~3s 完成动作，根据需要适当调整阻力的方向、部位及姿势。运用外部器械进行抗阻时，根据训练部位选择器械，如滑车重锤只适用于肩、髋、膝等大关节。

3. 平衡训练　平衡训练能提高患者的运动能力，防止摔倒。平衡分为静态平衡和动态平衡，动态平衡又分为自动态和他动态平衡。颅脑损伤患者平衡主要有坐位平衡训练、站位平衡训练、坐位 - 站起平衡训练及步行平衡训练。

（1）坐位平衡训练：坐位平衡训练包括静态平衡训练、自动态平衡训练和他动态平衡训练。具体方法如下：①静态平衡训练，在治疗师的帮助下，患者坐于瑞士球上，张开双臂，尽量保持身体重心的稳定；②自动态平衡训练，在治疗师协助下，患者在瑞士球上自发地身体前后左右轻微运动；③他动态平衡训练，先由治疗师引导患者在瑞士球上前后左右稍大幅度运动，让患者体会重心打破的感觉，然后治疗师可轻微推动患者打破静态平衡，由患者自主恢复原来的平衡。在运动过程中，需循序渐进，尽量控制保持身体的稳定。每次练习为 30s，依据患者的耐受能力进行多组，每次间隔休息 1min。

（2）站立平衡训练：站立平衡训练分为静态平衡训练、自动态平衡训练和他动态平衡训练。具体方法如下：①静态平衡训练，可先在床边或者治疗师帮助下体会站立感觉，然后体会无帮助下的双脚站立和并脚站立；②自动态平衡训练，患者在可控制范围内自发地单手前伸或拿放物品；③他动态平衡训练，治疗师发出指令，患者进行操作如拿放水杯，或轻推患者破坏平衡后患者自主恢复。设计康复处方时可以让他动态平衡完成任务较自动态平衡困难度大些。

（3）坐起 - 站立平衡训练：在坐位平衡控制较好的情况下进行，患者坐在床上，双脚分开使支撑面增大，利用 Bobath 握手的方法，缓慢站起。站位保持平衡后，双脚渐渐并拢，此过程可由治疗师协助完成。

（4）步行平衡训练：训练前需有坐位和站位平衡的基础，具体分解动作为：左脚（或右脚）前移，躯干前伸，重心也随之前移，随后右脚（或左脚）跟上重心。在步行中可以短暂练习单脚站立，步行训练可以在平行杠内、平地及活动平板上进行。

4. 协调训练　协调训练分为上下肢协调训练和整体协调训练，可分别在睁眼和闭眼状态下进行。具体操作方法如下：①上肢协调训练，双上肢交替上举、摸肩、前伸、屈肘等，指鼻训练、画画、对指训练等；②下肢协调训练，交替屈髋、伸膝，坐位交替踏步；③整体协调性训练，原地踏步走、跳舞、踢毽子等。

5. 神经肌肉促进技术　Bobath 技术是采用抑制异常姿势，促进正常姿势的恢复治疗颅脑损伤患者运动功能障碍。其主要目标是减轻痉挛，进行分离性运动。具体方法如下：治疗师控制关键点，利用与痉挛相反的姿势来抑制痉挛，利用各种感觉刺激促进正常运动，运用姿势反射来抑制原始运动模式。Brunnstrom 技术是采用原始反射（如对称性紧张性颈反射、非对称性紧张性颈反射、紧张性迷路反射及紧张性腰反射）和异常运动模式（如联合反应和共同运动）诱发协调运动模式后抑制非协调运动模式，向分离运动发展，恢复随意运动的方法。依据患者恢复阶段在 Brunnstrom Ⅰ ~ Ⅲ期运用健侧诱发患侧肌肉收缩，引起患侧主动运动；Brunnstrom Ⅳ期促进分离运动，避免病理反射；Brunnstrom Ⅴ期进一步促进分离运动，鼓励患者随意运动，与日常生活结合；Brunnstrom Ⅵ期加强精细动作，对协调性、灵活性进一步训练。本体感觉神经肌肉促进技术（PNF）是利用牵张、关节挤压、牵引及施加阻力等本体刺激和运用螺旋、对角线运动模式来促进运动功能恢复的方法，并通过手的接触、语言口令、视觉引导来影响运动的模式。

（二）作业治疗

主要是针对患者日常生活能力的训练，如有意识地针对一项活动进行精细和协调性能力的锻炼，以最大限度地促进患者身体、心理和参与社会活动等各方面障碍的功能恢复。如穿脱衣的训练，颅脑损伤后偏瘫患者穿脱衣较为困难，需要积极训练，具体方法为：患者坐于床上，将衣服充分展开，利用健手将患手衣袖穿入，将衣服搭在患侧肩上，健手跨过肩膀将衣服拉至健侧穿入。整个过程可适当向健侧倾斜身体，便于健手活动。

对于患者来说家庭室内改造也非常需要，对于轮椅使用者，厕所设计需容纳轮椅大小，马桶旁需有扶杆，便于转移。毛巾的挂钩和脸盆架需处于较低位置，便于坐轮椅患者使用。家庭温馨的改造会使患者心理上得到慰藉，感受到家人对自己的关心和关爱，促进患者的身心健康。

（三）感觉功能训练

颅脑损伤患者常伴有感觉障碍，如感觉缺失、感觉减退、感觉过敏、疼痛和感觉异常。感觉是运动的动力，治疗时常用多感觉刺激法增加患者的感觉输入，提高受损神经结构的兴奋或促进新的通路形成，从而恢复正常功能。与运动直接有关的感觉障碍有偏盲、关节位置觉和运动觉的丧失以及疼痛等。

1. 偏盲的训练　偏盲产生视野缺损，看不见盲侧物体，进而产生身体姿势异常和步态异常。训练方法如下：

（1）让患者了解自己所存在的缺陷，进行两侧活动训练。将物体放两侧，让患者通过转头，将有效部分的视野做水平扫描，以弥补其不足。

（2）用拼板拼排左右两面的图案。

（3）用文字删减法反复训练患者，使其认识自己因视野缺损而漏掉的部分文字。

2. 深感觉的训练　深感觉如关节位置觉的障碍可产生感觉性共济失调，动作不准确，平衡功能差以及姿势异常等，训练方法如下：

（1）早期进行良姿位训练、患肢关节负重、手法挤压关节以及 PNF 训练，使中枢神经系统和外周肌腱、关节感受器得到促通输入信号。

（2）平衡训练，如坐摇椅，训练直立反应、保护性反应。

（3）视觉生物反馈训练。镜前训练，使关节位置反馈信号的传递和接收通过视觉得到补偿。

（4）放置训练，将上肢或下肢保持在一定的空间位置，反复训练，直到患者自己能完成这一动作。

3. 实体觉的训练　实体觉与本体感觉、两点辨别觉之间有密切联系。实体觉是通过触摸来鉴别手中物体的大小、形状及性质。训练方法如下：

（1）触觉辨认物体：给不同质地、不同温度及不同形状的物品，让患者触摸鉴别（也可用健手先感知再用患手辨认）。

（2）让患者看一些图片，再让患者在暗箱里找出与图片相似的物体。

（四）辅助器具的应用

1. 轮椅的使用　患者不能独立行走时，学会轮椅的使用可以增加患者的活动能力，同时也可提高患者对康复训练的自信心。要学会掌握轮椅的前进、后退、轮椅至床的转移、轮椅到坐厕的转移、轮椅过障碍物的技术等。

2. 其他辅助器具　如果患者的运动功能不能完全恢复，为了防止畸形和便于日常生活，需采用其他辅助器具，如矫形器（包括足踝矫形器及分指板等）、手杖、帮助日常生活的辅助器具及自助指甲刀等。

（五）传统中医康复治疗

目前中医康复治疗在临床上运用广泛，效果也较为明显。中医康复的理论基础主要包括整体康复观、辨证康复观及功能康复观。其方法包括针刺、推拿、气功及中药疗法等。

针刺疗法具有通经活络，调节阴阳、扶正祛邪的作用，对于颅脑损伤后出现的瘫痪、麻木、疼痛等具有很好的辅助治疗效果。研究发现，在痉挛患者的拮抗肌中取穴能达到较为满意的效果。临床观察发现，针刺督脉能改善脑损伤后运动功能障碍。具体方法为：在督脉选取 2~3 对穴位，针刺得气后接通电针仪，以断续波刺激，强度为中度，以肌肉轻微收缩为宜，治疗 20min。

推拿疗法原则为通经活络，疏通关节。采用点揉、拿法、滚法等，具有消淤、止痛、通经络，减轻疲劳、固本复元等作用。滚法能舒活筋骨，缓解肌肉、韧带痉挛，增强肌肉活动能力，具有消除疲劳、促进血液循环的作用。滚法分为小鱼际滚法、掌指关节滚法和拳滚法。当运用滚法治疗瘫痪侧时，需紧贴瘫痪部位，不可拖动、摆动及跳动；手法的压力、频率和摆动幅度要均匀；按摩时需轻柔，避免强度过大、时间过长加重病情。

除此之外，电疗法、光疗法、磁疗法、冷疗法等旨在减轻患者的疼痛，促进肌肉运动功能，预防和控制感染。

四、家庭、社会康复治疗

颅脑损伤患者多涉及长期康复的问题，因此家庭康复护理尤为重要。家庭护理人员除对患者进行一般的基础护理外，要学会一些基本的康复手段，以达到预防继发性残疾、减轻残疾程度的目的，从而使患者得到最大限度的康复，尽可能提高生活自理能力。

五、预后

康复训练是需要长期坚持的过程，颅脑损伤患者预后是一个漫长的过程。对于重型颅脑损伤导致昏迷的患者，预后较差，依据 GCS 评分，评分越低者死亡率越高；对于偏瘫患者，可健侧代偿，长期康复训练可获得自主行走或在辅助器械的帮助下恢复步行能力；对于共济失调患者，平衡及协调功能的长期训练基本能够获得活动能力。

（彭慧平　谢晓娟）

第七节　耳鼻咽喉损伤康复

一、概述

耳鼻咽喉损伤是耳部、鼻部、咽部、喉部的创伤。随着交通的高速发展，脑损伤的发生率也逐年增加，而医疗水平技术的提高，大大降低了耳鼻咽喉外伤的死亡率。然而，患者可出现不同程度的功能障碍。这些功能障碍均影响患者的家庭生活和工作。因此，除了积极的临床治疗措施外，早期康复、减少后遗症、预防耳鼻咽喉创伤的并发症，尽最大可能恢复患者的功能是非常必要和重要的。

二、耳部创伤的康复

（一）耳郭外伤的康复

耳郭外伤是因为耳郭暴露于头颅两侧，易遭外伤，常见的耳郭外伤有挫伤、切伤、咬伤、撕裂伤、冻伤和烧伤等，其中以挫伤及撕裂伤多见。治疗上耳挫伤轻者仅耳郭皮肤擦伤或局部红肿，多可自愈。重者软骨膜下或皮下积血，形成血肿，血肿可波及外耳道。小血肿应该在严格无菌操作下用粗针头抽出积血，加压包扎 48h，必要时可再抽吸。如仍有渗血或血肿较大者，应行手术切开，吸净积血，清除血凝块，彻底止血，缝合切口后耳郭局部加压包扎，同时应用抗生素预防感染。耳撕裂伤后应早期清创缝合，尽量保留软组织，对位准确后用小针细线缝合，局部包扎但切忌压迫过紧，术后应用抗生素预防感染。血运差者，保留带有薄层软组织的耳郭软骨支架，可以颞筋膜瓣加皮片一期成形，也可将耳郭软骨埋于耳后皮下二期修复。全耳郭撕脱连带大颞浅血管者可行显微血管吻合。

（二）鼓膜创伤的康复

鼓膜外伤是多因直接或间接的外力作用于鼓膜形成的创伤。表现为鼓膜破裂、耳痛、听力减退、耳鸣、少量出血和耳内闷塞感。爆震伤还可使患者出现眩晕、恶心等症状。治疗上首先要严禁冲洗外耳道或给外耳道滴药，可全身应用抗生素类药物预防感染，较大而经久不愈的穿孔可行鼓膜修补术。

（三）颞骨骨折的康复

颞骨骨折是颅底骨折的一部分，发生时常伴有不同程度的颅内或胸、腹部等部位的组织和器官损伤。颞骨的岩部、鳞部和乳突部中以岩部骨折最常见，其原因是岩部含有各种孔隙、管道与气房，较为脆弱，故颅底骨折有 1/3 发生于此。治疗上局部治疗应在无菌条件下，清除外耳道的耵聍，积血及污物等。鼓膜损伤时，保持外耳道清洁干燥，忌滴药或冲洗，以防中耳感染。如有脑脊液耳漏，应保持外耳道无菌，不可填塞外耳道。全身应用足量广谱抗生素，多数可自愈。长期不愈的脑脊液耳漏，于病情好转后行脑膜修补术。如外耳道出血不止，应考虑颅内大血管损伤，需请神经外科处理，不宜填塞外耳道。鼓膜穿孔或听小骨损伤者，可行鼓膜修补或鼓室成形术以改善听力。如合并中耳炎则按中耳炎治疗。面神经麻痹不能恢复者，可待患者情况许可时施行面神经减压术或修复术治疗。

（四）耳鸣康复

耳鸣掩蔽治疗方法：①进行听力测试以及耳鸣心理声学测试；②确定进行耳鸣掩蔽治疗方法后，根据上述所测结果选择与患者耳鸣相匹配的声音，用同侧、对侧或双侧气导耳机给声，让患者放松聆听 30min，保证每天一次，有条件的可每日 2 次，疗程最少 15～30d，中途不可间断；③掩蔽声强度一般为最小掩蔽级上 10～20dB。

（五）前庭康复

眼球运动，扫视或追踪法：先慢后快、先小角度后大角度、先静态后动态、平面先稳定后不稳定、主动优于被动。方向：水平、垂直、倾斜。

眼球稳定训练一：增益 1，转动头部，目光稳定地保持在正前方固定物体上。

眼球稳定训练二：增益 2，转动头部，同时使目光稳定地保持在向相反方向移动的物体上。

眼球稳定训练三：直视一个目标，确保头部与目标对齐；看另外一个目标；将头部转向另外一个目标。

眼球稳定训练四：直视一个目标，确保头部与目标对齐；闭上眼睛；缓慢将头部转离目标，同时想象自己还在注视目标；睁开眼睛并查看自己目光是否还在目标上；调整目光再次注视目标。

三、鼻部创伤的康复

（一）鼻骨骨折的康复治疗

鼻是面部最突出的部位，容易受外力所伤，鼻骨骨折是耳鼻喉科常见的外伤，约占耳鼻喉科外伤疾病的50%。鼻骨骨折可影响面部的外形及鼻腔的通气功能。治疗上鼻外伤后，应及时到医院就诊。同时用冰袋等对鼻背部冷敷，但尽量避免用力按压。若合并鼻腔出血，可捏住双侧鼻翼，同时低头，以防止血液流向咽部。对于无移位的单纯性骨折，鼻腔外形、鼻通气不受影响者不需特殊处理，待其自然愈合。有鼻骨移位的鼻骨骨折，应待局部软组织肿胀消退后复位。对复合性鼻骨骨折的治疗首先要把抢救患者的生命放在首位，维持呼吸道通畅，积极抗休克、止血治疗，待病情稳定后再行鼻面部畸形矫正，恢复鼻腔生理功能。对于合并脑脊液漏的患者不宜进行鼻腔填塞，以免鼻腔细菌逆行感染颅内。陈旧性鼻骨骨折，由于鼻骨骨折断端骨痂已形成，骨折已畸形愈合致歪鼻畸形，用常规鼻骨复位的方法难以整复。

（二）脑脊液鼻漏的康复治疗

脑脊液鼻漏是脑脊液通过颅底（颅前窝、颅中窝或颅后窝）或其他部位骨质缺损、破裂处流出，经过鼻腔，最终流出体外。治疗上包括：①卧床休息：脑脊液鼻漏患者应绝对卧床，以避免加重脑脊液鼻漏。一般采用头高20°~30°半坐位，卧向患侧，脑组织可沉落于漏口，促使自然愈合；②保证鼻腔洁净：保持鼻腔局部清洁及脑脊液流出畅通，即时擦洗漏出液，避免局部堵塞导致脑脊液逆流及局部细菌生长；③预防颅内压增高：可酌情使用甘露醇、呋塞米等降低颅内压，防止感冒，保持大便通畅，给予通便药物以避免便秘，不宜行屏气、擤鼻及咳嗽等增加颅内压动作；④应用抗生素：抗生素使用视病情决定用药时间、周期。由于漏口与颅外相通，脑脊液鼻漏患者有潜在并发脑膜炎的可能，一般来说，当脑脊液鼻漏超过24h，就有合并脑膜炎的可能，尤其是隐匿性脑脊液鼻漏，可并发脑膜炎的反复出现。一旦发生脑膜炎，应给予足量的抗生素，脑脊液鼻漏引起的颅内感染以革兰氏阴性菌多见，因此临床以头孢类抗生素为主。

四、咽部创伤的康复

（一）咽部灼伤的康复治疗

灼伤是常见的咽部创伤。局限于口腔和咽部的Ⅰ度灼伤，无继发感染，3~5日后白膜可自行消退，伤口愈合。如Ⅱ度、Ⅲ度灼伤，或有喉咽、喉部灼伤，应根据具体情况，采取相应的救治措施。

1. 中和治疗　强酸、强碱所致的咽喉灼伤，在伤后3~4h内就诊者，应视其所服毒物的不同给予中和剂。服强碱者可用食醋、橘子汁、柠檬汁、牛乳、蛋清等中和。对酸类用氢氧化铝凝胶、肥皂水或稀氧化镁乳剂等中和。但忌用碳酸氢钠、碳酸钙中和，防止其产生的二氧化碳使受伤的食管和胃发生破裂。

2. 呼吸困难的处理　广泛性头、面、颈部Ⅲ度灼伤，呼吸道有明显灼伤的病例，应在呼吸道梗阻症状出现之前，先行气管切开术。Ⅱ度以内灼伤，无呼吸阻塞表现者可暂时观察。

咽喉烫伤者呼吸困难发生有一定的规律，烫伤愈重，呼吸困难出现愈早。呼吸困难出现在烫伤12h以内的病例，就诊时呼吸困难虽轻，但多属进行性，应早期施行气管切开术。

3. 抗生素的应用 选用足量广谱抗生素，以预防和控制感染。

4. 肾上腺皮质激素类药物的应用 激素具有抗休克、消除水肿、避免气管切开，以及抑制肉芽及结缔组织生长的作用，减少瘢痕性狭窄。咽喉灼伤宜早期使用，量要足，如口服有困难时可静脉应用。

5. 全身疗法 如保暖、输血、输液抗休克、纠正电解质紊乱等，给予镇静止痛药物、维生素等。

6. 局部治疗 保持口腔清洁。伤口表面喷洒次碳酸铋或涂龙胆紫等，或吞服橄榄油、液状石蜡，使伤口干燥，并具有防腐、润滑和保护作用。饭前口服1%普鲁卡因可以缓解吞咽困难，对增加营养水分及改善全身情况有利。

（二）吞咽康复训练方法

轮换吞咽：不同形态的食物交替吞咽，有利于除去咽部残留物，可以尝试固体食物和液体食物交替吞咽。

手法促进吞咽反射：通过刺激吞咽肌群，诱发吞咽反射，用手指沿甲状软骨到下颌上下摩擦皮肤。

随意性咳嗽：有意识地咳嗽使进入气道内的食物被咳出。

五、喉部创伤的康复

（一）喉烫伤及灼伤的康复治疗

喉烫伤及烧灼伤：治疗上轻型者采用雾化法，将抗炎、消肿药液吸入喉部与呼吸道，保持口腔清洁，及时吸出咽部分泌物，适当补液，加用抗生素，控制继发性感染。较重型除冲洗咽喉，用中和药物雾化吸入外，出现喉水肿时，应及时行气管切开术，以解除呼吸困难。重型的喉部与下呼吸道有烧伤，除作气管切开术，加强引流外，还需全身使用大剂量有效抗生素及解毒药，控制肺部感染、肺水肿，纠正脱水、休克，保护心脏功能等措施。

（二）喉插管损伤的康复治疗

喉插管损伤是指气管内插管所引起的喉的损伤，治疗上：①有溃疡与伪膜形成者，须用抗生素和类固醇激素治疗。嘱患者少讲话，不要作屏气用力的动作。伪膜不脱落者，可在喉镜下取除。②肉芽肿有蒂形成者，可于喉镜下摘除。③环杓关节脱位者，可行环杓关节拨动复位术。④声带麻痹者，可用音频疗法等物理疗法。

（孙丽清）

第八节 口腔颌面部损伤康复

一、概述

口腔颌面部的范围包括口腔、眼眶的下外侧方、耳前下方、颊部、唇部、下巴及颈部的上面一小部分。正常情况下，这些部位都暴露在外，在外力的作用下极易导致口腔及面部组织的损伤，又由于这些部位血管丰富、神经密集，所以受伤后不但疼痛明显，而且容易发生继发性感染。

口腔颌面部损伤患者人数占头面部损伤住院总人数的14%，男、女比例为3.51∶1，20~40岁为发病高峰年龄；交通事故在致伤原因中居首位，占43%；颌面损伤以骨折为主，下颌骨骨折最为常见；颅脑损伤是颌面骨折最常见的合并伤；交通伤和面中部骨折具有较高的损伤严重程度，颌面部多发性骨折可合并颅脑损伤。根据患者有口腔颌面部外伤史，出现颌面部、牙齿、颌骨、舌腭、神经、腮腺等损伤及相应症状，结合X线、CT、MRI等检查即可做出诊断。

二、康复评定

口腔颌面部是人体的突出部位，极易受到创伤，进而留下瘢痕，破坏容貌的自然和谐性，既影响美观又影响功能，给患者生理和心理上造成巨大的压力。因此口腔颌面部损伤康复的评价主要有以下几方面：

（一）咬合关系评估

是颌面部骨折的常见体征，因此患者是否恢复到伤前的咬合关系是其康复的重要标准，任何咬合异常如开合、早接触和锁合等都可视为亚健康状态。

（二）咀嚼效率评估

牙是咀嚼器官之一，是行使咀嚼功能的直接工具。牙在行使咀嚼功能时，可刺激颌面部正常发育，增进牙周组织健康。口腔颌面部损伤往往会造成咬合错乱，从而降低咀嚼效率，因此咀嚼功能的恢复也可以作为康复的评价标准。临床中常用咀嚼效率来评价咀嚼的实际效果，测定咀嚼效率的方法有以下几种：筛分称重法，吸光光度法，比色法。研究表明比色法测定咀嚼效能具有精度高、可靠性强等优点，但临床操作较为复杂，环境和测试条件要求较高，而筛分称重法不失为一种简便易行的方法。

（三）张口受限程度评估

一旦口腔颌面部损伤累及咀嚼肌、颞下颌关节，或阻挡下颌喙突运动，都有可能造成张口受限，临床中常用双脚规测量患者的开口度，即大开口时上下颌中切牙近中切角之间的垂直距离。正常开口度平均值为3.7cm，小于3.7cm为受限。根据张口度可将张口受限分为四度：Ⅰ度（轻度）：上下切缘间距仅可置入两横指，为2~2.5cm；Ⅱ度（中度）：上下切缘间距仅可置入一横指，为1~2cm；Ⅲ度（重度）：上下切缘间距不到一横指，约1cm以内；Ⅳ度（完全性张口受限）：完全不能张口，也称牙关紧闭。

（四）面部畸形评估

颌面部受损伤后，常有不同程度的面部畸形，从而加重患者心理上的负担，治疗时应尽早恢复其外形和功能，减少畸形的发生。在康复过程中，患者首要的需求为美的需求，但国内外尚无对外貌修复的客观评价标准，因此临床医师应尽可能为患者做到外形协调，瘢痕最小化，让患者乃至大众接受，实现医学与美学的高度统一。

（五）心理状态评估

口腔颌面部损伤患者存在一定的焦虑、抑郁心理，需通过心理干预改善患者的心理状态，进而提高患者的生活质量。临床医师可采用焦虑量表（SAS）、抑郁量表（SDS）定期对患者的心理状况进行评分，SAS标准分的分界值为50分，50~59分为轻度焦虑，60~69分为中度焦虑，70分以上为重度焦虑；SDS标准分的分界值为53分，其中53~62分为轻度抑郁，63~72分为中度抑郁，73分以上为重度抑郁。

（六）神经功能评估

口腔颌面部有面神经及三叉神经分布，损伤面神经时，可发生面瘫，而三叉神经损伤时则可在相应分布区域出现麻木感；对于神经损伤应争取早期处理，后期处理疗效多不理想。目前面神经功能评价主要采用整体及分区 House-Brackmann（HB）评价方法；三叉神经功能评价主要以患者的主观感受为主，采取不同强度的刺激由轻至重评估神经末梢分布区域是否有感觉，现有研究证实包含温度和机械刺激的定量感觉测试（quantitative sensory testing，QST）可作为评价三叉神经区域感觉功能状况的一种手段。

三、康复治疗

口腔颌面部创伤特点主要是：致死性小，对生存质量的影响较大，主要体现在对面容美观和功能的破坏性大，以及创伤后应激心理反应。

（一）口腔颌面部创伤康复治疗原则

1. 早期介入　及早进行功能训练，早期康复不仅能促进患者功能的恢复，也能够有效预防各种并发症。

2. 综合措施　即多学科合作的治疗措施，既包括口腔颌面外科、口腔正畸、口腔修复、口腔种植及口腔内科的合作，也包括言语矫正、心理科、中医理疗等各临床科室的合作。

3. 努力促进患者的主动参与　对其进行术前、术中、术后康复治疗的教育指导，增强其信心，尽早融入社会。

4. 提高生活质量　在创伤早期对患者创伤后的应激心理进行干预，并在康复治疗过程中持续跟进患者的心理状态，促进心理健康，乐观面对生活。

（二）治疗措施

根据以上的治疗原则，结合口腔颌面部创伤后常见的症状，如：大型组织缺损，牙列及牙体缺损，颞下颌关节强直，咀嚼、吞咽困难和言语障碍，口腔皮肤瘘，面神经损伤，涎瘘，瘢痕挛缩以及创伤后的应激障碍等，可以采取相应的具体治疗措施。

口腔颌面部软组织损伤的治疗可分为保守治疗和手术治疗。当颌面部损伤的软组织不能完成自我修复并严重影响美观及功能时，往往需要通过手术来恢复正常的解剖结构，再进行康复治疗。对于不需要进行手术治疗的面部软组织损伤，急性期可按照 PRICE 处理原则进行处理，即保护（protection）、休息（rest）、冰敷（ice）、压迫（compression）、抬高（elevation），以减轻肿胀与炎症，促进损伤组织愈合。对急性软组织损伤有物理因子治疗、运动治疗及药物治疗等处理方法。

针对软组织损伤后的瘢痕形成与组织缺损的康复治疗，其中瘢痕的形成可从术中、术后几个方面着手：术中应减少组织损伤，严密止血，防治和减少血肿形成，伤口彻底清创，清除异物，尽量在无张力情况下缝合创口；术后应积极控制感染，及时拆除缝线，使用抑制胶原合成的药物，局部应用激素，可采用加压疗法、手术治疗、激光、冷冻及放射疗法等，以减少瘢痕。至于口腔颌面部创伤后软组织缺损，由于在颜面部除了恢复完整性，要更多地考虑到美观因素，因此不仅仅是单纯的颌面外科的工作，整形外科、眼科及耳鼻喉科应该共同参与制订全面有序的治疗计划，不仅要关闭缺损，同时还要恢复外形和功能。其中软组织缺损方面的组织工程领域进展较快，有望扩大其在口腔颌面外科的应用。

针对口腔颌面创伤后骨畸形和骨缺损的康复治疗，主要包括正颌外科和正颌外科术前的模型外科技术、牵张成骨技术，基于 CT 的 CAD/CAM 技术，整形显微外科和美容外科技术、骨增量技术、种植修复、颞下颌关节成型和重建技术以及生物材料的应用。

对于口腔颌面骨折的康复治疗，主要是控制或减轻组织肿胀，减轻肌肉萎缩，防止关节粘连僵硬，促进骨折愈合，有利于患者的功能恢复。颌面部骨折根据骨折愈合的过程，康复治疗可分为早期和后期两个阶段。①早期：通常指的是骨折固定期，疼痛肿胀是口腔颌面部骨折固定后的主要的症状和体征，因此要尽可能早地开始康复治疗。该期主要是通过物理因子治疗来改善局部的血液循环，从而达到消肿，消炎、止痛，促进骨折愈合的作用。临床上常见的有温热疗法、超短波疗法、音频电疗法等。②后期：即骨折愈合期，通过继续消除肿胀，软化和牵伸挛缩的纤维组织，从而重新训练肌肉的协调性和灵巧性。该期的治疗方法主要是运动疗法。

针对口腔颌面创伤后的神经损伤的康复治疗，主要有手术及非手术治疗，其中非手术治疗以药物治疗和物理疗法为主，药物治疗包括激素类药物、神经营养药及神经生长因子；物理疗法包括表情肌功能训练和离子导入。手术治疗包括面神经与邻近部位的运动神经转接术、自体神经移植术、血管化神经移植术、面神经移植术等。

针对牙列及牙体缺损引起的咀嚼、吞咽问题的康复治疗，主要应尽早进行缺损的固定及活动修复，包括固定桥修复、种植修复、活动修复以恢复口内良好的咬合功能。

针对口腔颌面部创伤引起的张口受限的康复治疗，包括关节骨粘连和颌间瘢痕挛缩造成的张口受限，均需通过手术恢复，并在术后保持适当的张口度。

针对口腔颌面部创伤引起的心理问题的康复治疗，包括颌面外科医师和护士早期对颌面创伤患者及时、直接的心理帮助和支持。创伤后应激障碍的治疗，由精神科专业医师或临床心理治疗师进行。

四、康复护理

针对口腔颌面部损伤的患者，主要护理方法包括：密切观察患者，保持呼吸道通畅；做好口腔护理；给予营养支持；并加强心理护理干预。

（一）密切观察患者，保持呼吸道通畅

颌面损伤的患者，通常是血流满面，患者及家属只注意其表面的损伤，而忽略了体内重要器官的损伤，尤其是车祸患者更是如此，所以对这一类前来就诊的患者，必须详细询问病史，仔细观察患者全身情况，如患者的神智、血压、呼吸、脉搏、瞳孔变化、神经症状等，以免漏诊而延误病情，从而失去抢救生命的最好时机。

其次对口腔颌面损伤的患者由于口腔内软组织移位、水肿、出血或舌根后坠、分泌物堵塞等均可造成呼吸道梗阻，如处理不及时，多发生呼吸困难甚至窒息情况。因此，护士对此类患者，要加强呼吸道管理。及时将患者口腔和鼻部内的分泌物清除，患者情况允许时，需将头部偏向一侧。对有舌后坠情况的患者，需采用开口器等轻轻将牙齿撬开，再将舌牵拉到口外。对有狭窄性窒息的患者，需给予鼻腔插管通气，为患者吸氧，必要时采用气管切开和呼吸机辅助等方法。

（二）做好口腔护理

口腔颌面创伤患者，口腔自洁能力差，加上创口的分泌物排泄到口腔、上皮坏死组织脱落、唾液蓄积、食物残渣滞留等都使患者口腔不洁加重，均不利于创口愈合。并且口腔内大量细菌繁殖，分解酶类发酵还会导致严重口臭。因此加强口腔护理，保持口腔清洁至关重要。对于张口受限明显、口腔内有留置物的患者，采用口腔冲洗法。用注射器将生理盐水注入口腔，停留 30s 后，吸出冲洗液。冲洗时动作要轻柔，勿直接将冲洗液注入手术切口。张口受限不明显的患者采用鼓漱法，告知患者口腔护理的目的及重要意义，指导其清洁口腔的正确方法，经管护士督促并指导患者在每次进食后进行有效漱口，保持口腔清洁。口

腔护理后经管护士遵医嘱对损伤部位涂抹药物，防止创口感染，促进创口愈合。

（三）给予营养支持

做好饮食护理，是保证患者营养、促进患者康复的有力措施。创伤患者多需要较多的蛋白质和维生素，因此对可以自行进食的患者，可嘱患者进食富含营养易消化的食物，如鸡蛋、瘦肉、奶类、新鲜的蔬菜和水果等。食物尽量选择软质食物。每次进食不宜过多，可少食多餐。如患者不能自行进食，可选择肠内营养。

（四）加强心理护理干预

颌面损伤严重者，往往造成面部畸形和疤痕，影响美观，特别是对青年，尤其是女性患者，及时给予心理干预是非常重要的护理环节。根据患者不同的心理问题加以疏导，鼓励患者说出使其不安及担忧的感觉和想法，给予耐心解释及安慰。通过及时与患者沟通交流，了解患者的心理状况，缓解其紧张、焦虑的情绪，帮助患者树立战胜病魔的信心，使其主动配合治疗。

（严章勇）

第九节　眼部损伤康复

一、概述

颅脑损伤是神经外科常见的急症之一，主要损伤中枢神经系统，但常伤及或危害邻近的器官，尤其是颅底骨折，常造成眼部组织及视功能的损害。常见的颅脑损伤合并出现的眼部问题包括眶骨骨折、眼睑复杂裂伤、眼球穿孔伤和破裂伤、视神经损伤、眼球挫伤、眼肌麻痹等。其中大部分问题在眼科进行手术治疗处理，涉及康复治疗的主要是动眼神经损伤导致的眼肌麻痹以及视神经损伤导致的视力障碍。

有研究报道，颅脑外伤引起动眼神经损伤在临床上较为常见，发生率占脑外伤患者的 10.2%。颅脑外伤合并视神经损伤的发生率较动眼神经损伤略低，占颅脑外伤患者的 0.5%~4%。颅脑损伤合并的视神经损伤根据其损伤机制可分为原发性损伤和继发性损伤。颅脑损伤合并的视神经损伤最常见于复杂的颅眶骨骨折，包括筛骨、眶板、蝶骨、上颌骨、颧骨眶部、视神经管骨折等。但一部分颅脑损伤的视神经损伤患者并不伴有眶骨骨折，考虑可能与视神经振荡和受压后水肿以及血管功能异常有关。

动眼神经损伤时出现上睑下垂，瞳孔散大，眼球向上、下、内转均不能。脑神经损伤很少是单一的，动眼神经损伤多伴有滑车神经和展神经损伤，近半数合并视神经损伤形成眶尖综合征。直接的原发性视觉损伤患者伤后立即出现视力障碍，表现为失明或视敏感度下降，眼球完好无损。瞳孔直接对光反射消失，但间接对光反射正常，说明动眼神经功能正常，仅视觉通路受损。单侧视神经受损，表现为单眼视力障碍及视野全盲。不完全性视神经损伤，可于伤后数日或数周内视力有所改善，如果超过一个月没有进步，则往往残留永久性失明或视弱。一般伤后 3~6 周眼底检查即可看到下行性视神经萎缩，视网膜动脉变细，视乳头苍白，边缘清晰。伤后很快失明的患者，多数是由于视神经撕裂引起，通常预后很差。

二、临床治疗

目前临床上治疗颅脑损伤引起的动眼神经损伤还没有特别有效的方法，主要还是以药物治疗为主，包括神经营养、扩张血管等，若6个月后不能恢复则采取手术治疗，但总体治疗效果并不满意。有研究报道，外伤所致眼肌麻痹病程较短，治疗及时则恢复较快，而病程长、治疗不及时则恢复得非常缓慢。因此早期干预，早期进行康复治疗对动眼神经麻痹非常必要。

视神经损伤是一种视力损伤严重，预后较差的眼外伤。临床上对其应早诊断、早治疗，尽可能挽救患者视功能。由于此类患者往往伴有意识障碍，所合并的视神经损伤早期难以及时发现，因而容易失去最佳治疗时机。除了急症期的药物治疗、手术减压等处理外，早期康复治疗，对视神经生理功能的恢复也有重要意义。

三、康复治疗

根据颅脑损伤合并眼部损害的发生机制。早期应用药物及手术处理的同时，积极进行高压氧、物理因子、针灸、推拿等综合康复治疗可有效降低局部组织压力，减轻神经水肿，改善局部缺血缺氧，为神经细胞功能的恢复及视力的提高创造了良好的条件。若不能早期处理，将使神经纤维逐渐失去代偿能力，造成不可恢复的损害。

（一）高压氧治疗

目前研究发现，高压氧治疗对视神经以及动眼神经损伤的康复有较好的效果。高压氧疗法是指在高于大气压的环境中吸氧，以增加患者血中物理溶解氧的浓度，改善机体对氧的摄取和利用，使血氧含量增加，血氧分压增高，氧弥散到组织的能力增强，从而改善组织的微循环和有氧代谢，使组织获得大量氧气。大量动物实验和临床资料均表明高压氧治疗对颅脑损伤引起的各种并发症均有明显作用。但由于神经细胞是不可再生细胞，如果救治较晚，神经细胞已经完全死亡，高压氧疗不能起到作用，因此需强调“早期”二字的重要性。

高压氧对视神经及动眼神经的作用机制考虑如下：

1. 改善视神经和动眼神经缺氧状态，使得未完全损害的神经细胞逐渐恢复功能。

2. 能够提高吞噬细胞对损害渗出物及微小血栓的吞噬能力，加速营养血管的重建，以便为神经提供营养，加速视神经细胞的恢复。

3. 高压氧能够激活细胞色素酶，促进组织代谢和视神经髓鞘再生，可以恢复受损视神经细胞的功能。

4. 颅脑损伤后动眼神经以及视神经损伤除直接损伤外，可因局部缺血缺氧而造成间接继发性损伤，因此颅脑损伤后早期给予高压氧治疗可提高血液的氧分压，氧气的弥散半径增大，缓解颅脑局部缺血缺氧症状，提高损伤部位的自主修复功能。

5. 高压氧治疗下脑血管收缩，脑血流量减少，脑水肿减轻，颅内压也相应降低。这对由脑外伤后脑水肿引起的神经压迫症状有明显的改善效果，也可预防后续神经损伤的发生。有数据表明，200kPa 氧压下，脑血流量减少 21%，颅内压降低 36%；300kPa 氧压下，脑血流量可减少 25%，颅内压降低 40%。

（二）传统中医康复方法

1. 针刺治疗　针刺治疗可通过刺激动眼神经及分支或直接刺激内直肌、上直肌、下直肌及下斜肌的肌梭、肌腱等组织，刺激神经肌肉兴奋性收缩耦联，提高神经系统兴奋性，改善眼眶及眼球周围肌肉的血液循环，促进神经肌肉功能的恢复。

眼部穴位以睛明、攒竹、阳白、丝竹空为主，配穴选用百会、风池、合谷等。操作：在常规消毒后采用 1~2 寸毫针沿着皮向下斜刺入阳白穴，针尖刺透鱼腰，攒竹透刺鱼腰；丝竹空透刺鱼腰；太阳直刺 0.5 寸；以上腧穴采用平补平泻轻刺激手法。血海穴直刺 1 寸；足三里、三阴交直刺1.5寸；行捻转补法。风池向对侧目方向刺入1寸；合谷与太冲均刺入0.5寸。留针，接电针，阳白与攒竹为一组，丝竹空与太阳为一组，采用疏密波，刺激量以患者能耐受为限，1次/d，每次20min。14d为一个疗程。并根据恢复情况确定是否进行下一个疗程的治疗。

2. 推拿 针对视神经损伤的康复还包括推拿手法。其原理可能是按摩能改善脏腑功能、改善脑脊髓微循环、脑脊液循环、内分泌作用等，使蓄积的代谢产物被排出，受损脑细胞代谢得到改善，营养物质被充分吸收利用，脑神经功能逐步得到恢复或再发育而康复。有研究发现，点按调动心肝肾功能的穴位，如百会、头维、太阳穴，1次/d，可能对脑外伤后视神经损害的恢复有帮助。

（三）强制性运动疗法塑形技术

强制性运动疗法塑形技术着重强化眼球主动运动功能训练及协调性训练，可维持眼部肌肉的运动功能，恢复和增强眼部肌力，促进眼部神经肌肉协调功能的恢复。若与针刺治疗交替进行，可产生叠加效应。

训练主要针对患侧眼球的上视、下视、内收外展功能，在半辅助状态下进行主动运动和协调性训练（包括上视、下视、内收、外展等动作），患侧眼睑行肌力训练，每组动作10次，每次5~8min，每组动作结束后眼部放松训练1~2min，功能训练2次/d，每次40min，5d为1个疗程。

（四）低频脉冲电刺激

低频脉冲电刺激眼部周围失神经支配肌肉，可使肌肉节律性收缩，促进运动功能的提高，加快局部血液循环。电极置于太阳穴、眉弓处眼部肌肉，低频电流采用方波，频率60Hz，波宽300μs，刺激强度以患者主观舒适为主，1次/d，每次20min。

（五）超短波疗法

超短波也属于物理因子疗法，具有扩张血管、加强血液循环的作用。血流加速能使组织供氧及营养改善，使渗出减少，促进炎性物质吸收和排出，因而具有消炎镇痛作用。主要采用的是超短波，频率为50Hz，功率150W，中型圆电极，于患眼外侧并置，采用无热量处方。每次持续15min，1次/d，一般15次为一个疗程。

（六）功能性电刺激

功能性电刺激对肌肉麻痹更为有效，能够有效地锻炼肌肉，促使肌肉收缩，运用多种调制波形的变化产生适宜的电运动，从而很好地刺激肌肉，使其有节律地收缩，可有效防止肌肉萎缩，促进神经恢复，使麻痹的肌肉很快恢复正常。一般方法是采用两个电极板加湿垫，置于患侧，用沙袋固定，电流强度以患者能耐受的强度为宜。一次治疗时间为20min，一次/d，15d为一个疗程。

（陈占彪）

参考文献

[1] Yamamoto T, Watanabe M, Obuchi T, et al.Spinal cord stimulation for vegetative state and minimally conscious state: Changes in consciousness level and motor function[J].Acta Neurochir Suppl, 2017, 124: 37-42.

[2] Si J, Dang Y, Zhang Y, et al.Spinal cord stimulation frequency influences the hemodynamic response in patients with disorders of consciousness[J].Neurosci Bull, 2018, 34(4): 659-667.

[3] Padilla R, Domina A.Effectiveness of sensory stimulation to improve arousal and alertness of people in a coma or persistent vegetative state after traumatic brain injury: a systematic review[J].Am J Occup Ther, 2016, 70(3): 7003180030p1-8.

[4] Liu J, Xue X, Wu Y, et al.Efficacy and safety of electro-acupuncture treatment in improving the consciousness of patients with traumatic brain injury: study protocol for a randomized controlled trial[J].Trials, 2018, 19(1): 296.

[5] Cavalli L, Briscese L, Cavalli T, et al.Role of acupuncture in the management of severe acquired brain injuries (sABIs)[J].Evid Based Complement Alternat Med, 2018, 12: 1-10.

[6] Meshcheryakov SV, Semenova ZhB, Lukianov VI, et al.Prognosis of severe traumatic brain injury outcomes in children[J].Acta Neurochir Suppl, 2018, 126: 11-16.

[7] Prasad MR, Swank PR, Ewing-Cobbs L.Long-term school outcomes of children and adolescents with traumatic brain injury[J].The Journal of head trauma rehabilitation, 2017, 32(1): E24-E32.

[8] Staples JA, Wang J, Zaros MC, et al.The application of IMPACT prognostic models to elderly adults with traumatic brain injury: A population-based observational cohort study[J].Brain Injury, 2016; 30(7): 899-907.

[9] Eshel I, Bowles AO, Ray MR.Ray.Rehabilitation of cognitive dysfunction following traumatic brain injury[J]. Phys Med Rehabil Clin N Am, 2019, 30(1): 189-206.

[10] Wang ML, Li WB.Cognitive impairment after traumatic brain injury: the role of MRI and possible pathological basis[J].Journal of the Neurological Sciences, 2016, 370: 244-250.

[11] Rodríguez-Rajo P, Leno Colorado D, Enseñat-Cantallops A, et al.Rehabilitation of social cognition impairment after traumatic brain injury: a systematic review[J].Neurologia, 2018, S0213-4853(18): 30202.

[12] Worthington A, Wood RL.Apathy following traumatic brain injury: a review[J].Neuropsychologia, 2018, 118 (Pt B): 40-47.

[13] O'Neil DA, Nicholas MA, Lajud N, et al.Preclinical models of traumatic brain injury: emerging role of glutamate in the pathophysiology of depression[J].Front Pharmacol, 2018, 9: 579.

[14] Mollayeva T, D' Souza A, Mollayeva S.Sleep and psychiatric disorders in persons with mild traumatic brain injury[J].Curr Psychiatry Rep, 2017, 19(8): 47.

[15] Hou J, Nelson R, Wilkie Z, et al.Mild and mild-to-moderate traumatic brain injury-induced significant progressive and enduring multiple comorbidities[J].J Neurotrauma, 2017, 34(16): 2456-2466.

[16] Alway Y, Ponsford J, McKay A.The relationship between family expressed emotion, perceived criticism and criticism sensitivity and psychiatric outcomes following traumatic brain injury[J].Psychiatry Res, 2016, 246: 827-832.

[17] Grandhi R, Tavakoli S, Ortega C, et al.A review of chronic pain and cognitive, mood, and motor dysfunction following mild traumatic brain injury: complex, comorbid, and/or overlapping conditions[J]. Brain Sci, 2017, 7(12): 160.

[18] Des Roches CA, Kiran S.Technology-based rehabilitation to improve communication after acquired brain injury[J].Front Neurosci, 2017, 11: 382.

[19] Tan J, Zhang H, Han G, et al.Acupuncture for aphasia: a retrospective analysis of clinical literature[J]. Zhongguo Zhen Jiu, 2016, 36(4): 431-436.

[20] Ustinova KI, Langenderfer JE, Balendra N.Enhanced arm swing alters interlimb coordination during overground walking in individuals with traumatic brain injury[J].Hum Mov Sci, 2017, 52: 45-54.

第三章 胸腹部创伤康复

第一节 胸部创伤康复

一、概述

胸部创伤常见的有车祸伤、挤压伤、跌落伤和锐器伤，包括胸壁挫伤、裂伤、肋骨骨折、气胸、血胸、心肺损伤，有时合并腹部损伤。平时胸部创伤多见于工矿、交通、建筑等事故，战争或自然灾害。其发生率占创伤的 8%~12%。据报道，多发伤患者中 62% 伴有胸部损伤，是导致多发伤患者死亡的常见原因，约占所有创伤死亡的 20%~25%。大多数胸部创伤的患者都是非手术治疗，只有 10%~15% 的胸部创伤患者需要开胸或行胸骨切开术。胸部创伤后可导致身体功能的下降，包括心肺功能及上肢功能等。循证医学证实，胸部创伤康复是降低致残率的有效方法，也是胸部创伤相关疾患及围手术期管理模式中的重要环节。现代康复理论和实践证明，早期、有效的胸部创伤后康复可以最大限度地恢复或改善伤残者的身心、社会功能障碍，提高伤残者的生活质量，加速康复进程，减少潜在的社会及家庭投入，减少社会资源投入。

二、康复评定

（一）严重程度的评定

胸部创伤严重程度评定遵循院内创伤评分法。院内创伤评分法是以简明损伤定级标准（the abbreviated injury scale，AIS）为主的、以解剖学损伤为依据的损伤严重度定级法。美国创伤外科协会于 1994 年公布了用于心脏、肺损伤的器官损伤分级（organ injury scaling，OIS），见表 3-1-1、表 3-1-2。OIS 是在 AIS 评分法的基础上改进的，在此以 ICD-10 和 AIS 作为对照。

表 3-1-1 心脏损伤分级

分级	伤情	AIS-90	ICD-10
Ⅰ	钝性伤致轻度 ECG 改变（非特异性 ST 或 T 波改变，房性或室性早搏，或持续性窦性心动过缓）	3	S26.9
	钝性或穿透性心包损伤，但无心肌受累、心脏压塞或疝	3	S26.9
Ⅱ	钝性伤致心脏阻滞（右或左束支，左前束支或房室支），或缺血性改变（ST 段降低，T 波倒置），无心力衰竭	3	S26.9
	穿透性心肌切线伤，达心内膜但未穿透，无心脏压塞	3	S26.9
Ⅲ	钝性伤致连续（≥5 次 /min）或多灶性室性早搏	3~4	S26.9
	钝性或穿透性损伤致房、室间隔破裂，肺动脉瓣或三尖瓣功能不全，乳头肌功能不全，远端冠脉阻塞，无心力衰竭	5	S26.9

续表

分级	伤情	AIS-90	ICD-10
Ⅲ	钝性心包裂伤致心脏疝出	5	S26.8
	钝性心脏损伤伴心力衰竭	3~4	S26.8
	穿透性心肌切线伤，达心内膜但未穿透，伴心脏压塞	4	S26.0
Ⅳ	钝性或穿透性损伤致房、室间隔破裂，肺动脉瓣或三尖瓣功能不全，乳头肌功能不全，远端冠脉阻塞，致心力衰竭	5	S26.9
	钝性或穿透性损伤伴主动脉瓣或二尖瓣功能不全	5	S26.9
	钝性或穿透性损伤累及右心室、右心房或左心房	5	S26.9
Ⅴ	钝性或穿透性损伤致近端冠状动脉阻塞	5	S26.9
	钝性或穿透性损伤致左心室穿孔	5	S26.9
	星状伤致右心室、右心房或左心房组织缺失	5	S26.9
Ⅵ	钝性伤致全心撕脱；穿透伤致单个房、室组织缺失>5%	6	S26.9

注：单个房、室的多发性穿透伤或多个房、室的损伤者增加一级

表 3-1-2 肺损伤分级

分级	伤情	AIS-2005	ICD-10
Ⅰ	挫伤：单侧，<1叶	3	S27.3
Ⅱ	挫伤：单侧，1叶	3~4	S27.3
	裂伤：单纯气胸	3	S27.0
Ⅲ	挫伤：单侧，>1叶	3	S27.3
	裂伤：肺裂伤，远端漏气>72h	3~4	S27.0
	血肿：实质内，无扩展	3~4	S27.3
Ⅳ	裂伤：大气道（肺段或肺叶支气管）漏气	4~5	S27.0
	血肿：实质内，扩展性	4~5	S27.3
	血管：肺内血管一级分支破裂	3~5	S25.4
Ⅴ	血管：肺门血管破裂	5~6	S25.4
Ⅵ	血管：全肺门横断	5~6	S25.4

注：双侧损伤增加一级；血胸参见胸部血管损伤分级。根据准确的尸检、手术或放射学检查来确定

（二）呼吸困难分级

据美国医学会2008年修订的第6版《永久损伤分级评定》的资料，将呼吸困难分为3度，见表3-1-3。

表 3-1-3 呼吸困难分级

分级	特点
轻度	在平地上行走或上缓坡时出现，在平地走时，步行速度可与同年龄、同体格的健全人相同，但在缓坡或上楼时则落后
中度	与同年龄、同体格的健康人一起在平地走时或爬一段楼梯时有呼吸困难
重度	在平地上按自己的速度走超过 4~5min 后即有呼吸困难，患者稍用力即有气短，甚至在休息时也有气短

（三）运动功能评定

胸部创伤后可能会出现心肺运动耐力降低、胸廓活动受限、肩关节活动受限、呼吸辅助肌紧张等。

1. 心肺运动耐力评定　首选运动负荷试验和心肺运动试验，可以客观地评定患者的心肺运动能力，但仪器昂贵。不具备条件的可进行 6 分钟步行试验或往返步行试验。

2. 胸廓活动度评定　具体操作方法：治疗师将手放在患者的胸部，并评估胸腔在吸气和呼气时的移动轨迹。肺的三叶区域都能被检查。

检查上叶的扩张时，面向患者，大拇指尖放在胸骨中线的胸骨切迹上，让患者做完全的深吸气和深呼气。检查中叶的扩张时，继续面向患者，将大拇指尖放在剑突，并将手指往外打开围住肋骨，同样地，要求患者再一次深呼吸。检查下叶的扩张时，将大拇指尖放在下段胸椎的棘突上，将手指围住肋骨，要求患者呼吸。

胸廓活动度的大小可以两种方法测量：①以皮尺在三个水平面测量胸廓的周径（腋下、剑突和肋骨下端），记录每次深吸气和深呼气后的周径；②如前所述，将两手放在患者的胸部或背部，注意在深吸气后，两个大拇指间的距离拉开多少。

3. 肩关节活动度评定（range of motion，ROM）　可用目测法和量角器测定；关节活动度检查以肩胛骨和肩关节的活动为主，主要包括肩关节前屈、后伸、外展、内收、内旋、外旋、上提肩胛、水平内收、水平外展、环转等。

4. 肌紧张度评定　触诊胸锁乳突肌、斜角肌、斜方肌、胸大肌、腰方肌和竖脊肌等，评定呼吸辅助肌的肌紧张。以肌腹为中心进行触诊，感知肌肉的紧张程度、硬度等，了解肌肉有无短缩、疼痛以及是否在吸气过程中过度收缩。

5. 营养状态评定　对于胸部创伤后进行胸部外科手术的患者，如开胸手术、微创手术等，术后需对其营养状态进行评定。一般进行身高、体重、体重指数（BMI）的测定、体脂率测定等。

三、康复治疗

患者从入院到出院，一般要经过创伤急救、创伤治疗与创伤康复三个阶段，但这三个阶段并非截然分开，而是相互重叠的。康复治疗应因人而异，需根据胸部创伤患者疾病严重程度及存在的各种功能障碍类型和程度，制订个体化康复目标和有针对性的康复治疗措施。当患者抢救成功，生命体征平稳，即开始康复治疗。

（一）早期康复

1. 急救部或监护室患者　由于身体虚弱、昏迷等缘故，患者不能主动活动，而机体代谢率增加，导致肌肉萎缩迅速，因此，除了给予适当的营养支持外，还应该给予患者正确的体位摆放和必要的关节活动度训练，故需要与治疗师进行密切沟通，及时进行早期介入康复治疗。

2. 手术患者　对于术后患者，尽可能从麻醉清醒后就开始进行训练，逐渐增加训练时间，密切关注患者的身体状态，及时发现异常情况。术后进行呼吸训练的目的是预防呼吸系统的并发症，尽早提高日常生活能力。肺不张、肺部感染、肺水肿、肺栓塞等会造成呼吸状态恶化，因此，在早期训练的同时，需要密切关注患者的生命体征和各项检查结果，预测并掌握患者的状态，慎重地展开训练（表 3-1-4）。

早期康复治疗以不影响患者抢救、不加重伤情为前提，与创伤救治同步进行。一般来说，伤后康复实施越早，所需住院时间越短，经费开支越少，而所获取的功能恢复越多，相应的并发症越少。

表 3-1-4　术后治疗计划

时间	治疗内容
术后第 2 日	体位为 45° 半卧位 • 把握全身状况、治疗的情况、记录手术的情况 • 咳嗽训练 • 呼吸训练 • 肩、颈部的关节活动范围训练 • 足部的自主活动
术后第 4 日	可以保持坐位 • 除上述训练之外，开始躯干的关节活动范围训练
术后第 6 日	可以保持坐位、立位 • 肩部关节活动范围训练 • 利用体操棒等做放松训练 • 抵抗运动
术后第 14 日	• 开始平地自由步行 • 拆线后做肩部关节活动范围训练时要注意保护伤口
术后第 15 日	• 可以开始上下台阶等增加肌力和耐力的增强训练

（二）全面系统康复

患者经过一段时间的监护与治疗，病情稳定或外科治疗结束，即可转到康复医疗机构进行系统康复。其目的是在临床急救、临床处理的基础上，加强自我管理和参与，最大限度地改善各种功能障碍，提高功能独立性和整体适应性，尽可能减少继发性障碍和各种并发症，改善 ADL，最终改善胸部创伤患者的生活质量。

1. 胸腔积液

（1）胸腔积液量少时，可选择超短波疗法，温热量，每次 20~30min，2 次 /d。

（2）胸腔积液量大时则需行胸腔穿刺，抽出积液后采用超短波疗法，温热量，每次 15~20min，2 次 /d，以促进残余积液的吸收。

2. 胸膜粘连

（1）炎性渗出物沉着于胸膜，形成粘连，有时患者自觉呼吸痛，大面积胸膜粘连可限制肺叶扩张和呼吸功能，因此，炎症初步控制后即应指导患者进行呼吸训练，加大胸廓活动度，防止形成粘连。

（2）粘连已形成时，可进行抗阻呼吸训练。

（3）胸膜粘连的物理治疗有音频电疗、干扰电疗和调制中频电疗等，注意心区禁用中频电疗。

3. 胸廓和肩关节的关节活动范围训练　通过放松、牵张和关节活动范围训练改善创伤后引起的胸廓和肩关节活动范围受限。对于胸部创伤术后的患者，早期活动时，应充分注意伤口受到牵张引起疼痛和缝合部开裂等。一般从主动辅助运动开始，用体操棒作放松活动，逐步过渡到轻的抵抗运动，负荷以不引起疼痛为宜。拆线后，应注意观察创伤部位，缓慢地进行活动。颈部的运动受肌肉过度紧张和疼痛的影响而受限，可以早期开始各方向的自我辅助运动。

（1）改善胸廓活动范围的训练：调整肩胛骨的位置以改善胸廓和肩胛带周围肌肉紧张、活动性下降。松动第一肋，以改善颈部，特别是斜角肌的过度紧张。松动第一肋时，将肋结节推向内上方，用另一只手确认第一胸肋关节的活动。胸廓活动性下降时，和吸气同步向下牵拉肋骨，进行肋间肌的牵张。

（2）改善肩关节活动范围的训练：胸部创伤后由于肩部软组织损伤或开胸手术，可能会导致患侧或手术侧上肢上抬受限且疼痛明显。应谨慎开展肩关节活动范围的训练。边上抬上肢边扩张胸廓时，应注意确认胸廓、肩胛骨的位置以及肱骨头的活动，吸气时伸直肘关节上抬上肢，呼气时屈曲肘关节将上肢放下。

4. 心肺功能康复

（1）呼吸训练：呼吸训练是肺功能康复的主要手段之一。因此，要指导患者掌握正确的呼吸技术，且必须在开始运动锻炼之前进行，并融入日常生活活动中。呼吸训练的要点是建立腹式呼吸，减少呼吸频率。协调呼吸即让吸气不要在呼完成前开始，调整吸气与呼气的时间比例。①腹式呼吸：亦称膈式呼吸，它不是通过提高每分钟呼吸量，而是通过增大横膈的活动范围，提高肺的伸缩性来增加通气的。具体方法是：闭口，用鼻吸气，同时鼓腹；然后用口呼气，同时收腹。可将左手放在胸部，呼吸过程中保持不动，右手放在脐上部，吸气时随腹壁上抬，呼气时向上后方用力挤压，加强腹部回缩。若采用生物反馈技术来进行膈肌训练，效果更佳。②抗阻呼吸训练：在腹式呼吸训练时，加上阻力以增强呼吸肌。具体方法是：卧位时脐部放 1kg 重的沙袋，每 2 日增加重量一次，逐渐加至 3kg，每日 30min；坐位时，将与口同高的蜡烛火苗吹向对侧，逐渐增加吹蜡烛距离与时间；立位时，下胸部用宽 150cm 的长布条缠绕，在胸前交叉，两端拿在手中。吸气开始时拉紧，然后逐渐放松，呼气时再次拉紧；步行时，可单手或双手提沙袋。③分段呼吸训练：将吸气分成 2 段或呼气分成 4 段进行，以达到最大吸气即横膈充分下降或最大呼气即横膈充分上升。④缩唇呼吸：鼻吸口呼，呼气时将口形缩小，缓慢呼气并发出轻微声响。可与吹蜡烛火苗结合练习，距蜡烛的距离从 20cm 开始，逐次延长距离至 90cm，并逐渐延长时间。缩唇呼吸能使口腔和支气管的压力升高 20~49Pa，呼气时支气管仍处于开放状态，减少无效腔通气，并减少克服呼气阻力所作的呼吸功。

（2）排痰训练：可采用雾化吸入、胸壁震颤与叩击、体位引流法等。通过排痰训练可促进气管与支气管内存积物的清除和分泌物排出，降低气流阻力，减少支气管肺部的感染。排痰前后听诊呼吸音，确认痰是否咳出。①器械治疗：如超声雾化吸入、超短波等有助于消炎、抗痉挛、排痰，保护黏膜和纤毛。超声雾化法能使直径 3μm 以下的药物颗粒大部分弥散于支气管与细支气管内。雾化吸入时配合膈肌深呼吸，或吸入后作体位引流，可增强治疗效果。超声雾化治疗每次20~30min，1次/d，7~10d为一疗程。超短波治疗方法应用无热量或微热量，1次/d，15~20次为一疗程。②胸壁震颤与叩击：治疗师用杯形手有节奏地直接叩击患者胸背部，从胸背下部向上部移动。若同时采用排痰器震颤，效果更佳。③体位引流：利用解剖学的相关位置，可借助枕头、抬高床脚或特制治疗床等来摆放体位，将要引流的肺叶摆位在最高位，借着重力将痰引流至大的气管，再用力咳出。

（3）咳嗽及辅助咳嗽训练：咳嗽是一种防御性反射，当呼吸道黏膜上的感受器受到微生物性、物理性、化学性刺激时，可引起咳嗽反射。咳嗽是清理呼吸道最快速和有效的方法。有效的咳嗽是减轻呼吸受阻的必要条件，并且能够保持肺部的清洁。①标准程序：评估患者自主和反射性咳嗽的能力；将患者安置于舒适和放松的位置，然后深吸气和咳嗽。坐位身体向前倾是最佳的咳嗽位置。患者轻微地弯曲颈部更容易咳嗽；教会患者控制性地腹式呼吸，建立深吸气；示范急剧的、深的、连续两声咳嗽；示范运用适当的肌肉产生咳嗽（腹肌收缩）。使患者将手放在腹部然后连续呵气3次，感觉腹肌收缩。使患者连续发"K"的音，绷紧声带，关闭声门，并且收紧腹肌；当患者联合做这些动作的时候，指导患者深吸气，但是放松，然后发出急剧的两声咳嗽；假如吸气和腹部肌肉很弱的话，如果有需要可以使用腹带或者舌咽反射训练。据研究，此时排出的气流速度可达112km/h，如此高速的气流，有利于将气管内的分泌物带出体外。在坐位时，咳嗽产生的气流速度最高，因而最有效。②辅助咳嗽训练：主要适用于腹部肌肉无力，不能引起有效咳嗽的患者。操作程序：让患者仰卧于硬板床上或仰靠于有靠背的轮椅上，面对治疗师，治疗师的手置于患者的肋骨下角处，嘱患者深吸气，并尽量屏住呼吸，当其准备咳嗽时，治疗师的手向上向里用力推，帮助患者快速吸气，引起咳嗽。如痰液过多可配合吸痰器吸引。

（4）运动训练：具有改善心肺功能和整体运动耐力、减轻呼吸困难症状和改善精神状态的作用。可根据心肺运动耐力评定结果制订运动处方，主要采用有氧训练和医疗体操，包括下肢训练、上肢训练及抗阻训练等。

（5）传统康复治疗：强调身心调整训练。太极拳、八段锦、五禽戏对肺功能损伤患者均有较好治疗作用。穴位按摩、针灸、拔火罐等也有一定作用。

四、预后

胸部创伤的预后与病情严重程度、诊断时间、康复治疗开展时间、康复方法等因素密切相关。对于轻度胸部创伤的患者，经过早期、积极有效的康复治疗后，可以达到回归家庭、回归社会的目标。对于创伤严重的患者，早期积极有效的康复治疗介入，可降低致残率，最大限度地恢复或改善伤残者的身心、社会功能障碍，提高伤残者的生活质量，加速康复进程，减轻社会及家庭的负担。

（郭钢花）

第二节 腹部创伤康复

腹部的损伤主要包括腹壁损伤、腹部血管损伤、腹腔内脏器（胃肠、胆囊及胆管、肝脏、脾脏、胰腺、肾脏等）损伤等。严重的腹部损伤会引起损伤脏器的功能衰竭、严重感染、急性大出血、腹腔间室综合征等危及生命的情况，同时还可能导致慢性脏器功能障碍、腹壁疝、肠粘连和肠梗阻、短肠综合征、肠瘘等远期并发症。本节将主要对腹腔内的脏器损伤及其康复进行阐述。

一、腹部创伤分类

根据腹壁有无伤口，将腹部创伤分为开放伤和闭合伤两大类。

（一）开放性损伤

开放性损伤以腹膜为界限又分为非穿透伤和穿透伤。穿透腹膜者，绝大多数均有腹腔内脏损伤，且多为多发脏器损伤。非穿透伤虽然透射物未进入腹腔，但在某些伤员仍可因胃肠道或膀胱内液体的动力作用而引起腹腔内脏伤。

（二）闭合性损伤

闭合性损伤指外力作用到腹部，虽未造成腹壁软组织开放伤，但仍可发生腹腔内脏损伤，而此种损伤有时诊断比较困难。

腹部创伤多为闭合性损伤，常由交通事故、工伤事故、拳击、斗殴等引起；而战争引起的损伤则绝大多数为开放性损伤，严重者透射物可穿过腹膜导致腹壁的穿透性损伤，损伤腹腔内实质器官或空腔器官，造成内脏出血或腹膜炎，引起失血性或中毒性休克。

二、腹部创伤的临床表现

腹部创伤后的临床表现与损伤程度密切相关，轻者可无明显症状和体征，重者则可出现重度休克甚至濒死。

（一）实质性脏器损伤

肝、脾、胰、肾等实质性器官或大血管损伤主要表现为腹腔内（或腹膜后）出血，患者面色苍白，脉搏细数，血压下降，脉压差变小。持续性腹痛，损伤部位或全腹轻中度压痛、反跳痛及肌紧张，移动性浊音等是腹腔内出血的重要临床表现和体征。

（二）空腔脏器损伤

胃肠道、胆管等空腔脏器破裂主要表现为弥漫性腹膜炎。上胃肠道破裂可立即引起患者的剧烈腹痛、压痛、反跳痛及腹肌紧张等临床表现和体征。下肠道破裂时，临床表现呈渐进性加重，但造成的细菌性污染远较上胃肠道破裂重，随着腹膜炎的发展，患者逐渐出现发热、腹胀、肠鸣音消失。胃、十二指肠或结肠破裂后可有肝浊音界缩小或消失。腹膜后十二指肠破裂的患者有时可出现睾丸疼痛、阴囊血肿和阴茎异常勃起等表现。

三、腹部各脏器损伤的临床诊断与治疗

（一）肝破裂

肝破裂在各种腹部损伤中约占15%~20%，右肝破裂较左肝多，70%的损伤发生在肝右叶。

1. 肝破裂的特点　胆汁溢入腹腔，腹痛和腹膜刺激症状较为明显；破裂引起的出血可通过胆管进入十二指肠引起黑便或呕血；肝脏被膜下破裂有转为真性破裂的可能；中央型破裂易发展为继发性肝脓肿。

2. 肝破裂的诊断　右侧季肋部外伤史；除失血有血性腹水及失血性休克表现外，肝破裂后胆汁进入腹腔，会出现明显的腹膜刺激征，肝破裂引起的出血可经胆管进入十二指肠导致黑便或呕血。影像学表现参照：腹部X线平片、B超（首选）、CT。

3. 肝破裂的治疗　肝破裂的治疗原则是彻底清创，确切止血；消除胆汁遗漏；建议通

畅引流。如果患者神志清楚，一般状况尚可，生命体征平稳，无明显腹膜炎体征；B 超或 CT 检查提示轻伤；无复合伤，则可选择保守治疗，动态观察，必要时手术。手术治疗可暂时控制入肝血流、探查具体损伤情况。单纯裂口修补术适用于深度 <2cm 者。清创后裂口修补，或部分肝切除。肝包膜下出血应切开包膜彻底止血。纱布块填塞法：仅用于有大块缺损止血不满意，又无条件进行大手术的患者，纱布应在术后 7~15d 取出。必要时可结扎肝固有动脉。

（二）外伤性胆道出血

外伤性胆道出血多有明显的上腹部外伤史，但有时亦可能因出血距外伤的时间较长，或腹部伤程度不严重，而忽略外伤史。

1. 临床表现　一般在伤后 1~2 周，突然发生上腹部剧烈绞痛，其性质与胆绞痛相似，随后出现呕吐鲜血、便血，伴有脉搏增快、血压下降、贫血等内出血的症状；经过输血、补液等抗休克处理后，出血多能暂时停止，但经过数天或 1~2 周后，相同的症状又突然出现。患者可因反复发作的多次大出血而致重度贫血及多器官功能衰竭而死亡。

2. 临床诊断　胆道出血前常有肝、胆手术史，肝穿刺史，肝外伤史。临床表现为上腹或右上腹绞痛或胀痛，并向右肩背部放射；常在上腹绞痛后出现呕血、黑便或仅有黑便；多数患者可出现全身皮肤、巩膜黄染及不同程度的低热，合并感染时则出现寒战、高热。体格检查可见右上腹不同程度的压痛或肌紧张，肝及胆囊肿大。实验室检查表现为血清胆红素升高。B 超检查可发现肝内、外胆管扩张，发现胆囊及肝胆管结石，肝、胰的占位性病变。必要时可行选择性肝动脉造影、纤维内镜、CT 及肝核素扫描、胃肠钡餐 X 线检查。

3. 临床治疗　胆道出血的处理原则主要是止血和解除梗阻。经皮选择性肝动脉造影是诊断胆道出血、确定出血部位的首选方法。开腹术中胆道探查是诊断胆道出血的最直接方法。在有条件的情况下，首选经皮选择性肝动脉造影，当发现出血来源后，便可经导管堵塞出血的血管，可达到立即止血的效果。在一般情况下，当不具备选择性肝动脉栓塞术的手术条件且有大量出血时，应行开腹手术治疗。

（三）肝外胆管损伤

创伤所致肝外胆管损伤，是肝门损伤的一部分。由于肝外胆管的部位较深，周围有较多重要的血管和器官，在外力的作用下单纯胆管损伤较少见，多数伴有门静脉、下腔静脉、肝脏、胰腺、胃、十二指肠等的损伤。由于常伴发内脏出血引起的休克或胃肠穿孔引起的腹膜炎，易掩盖胆管损伤的表现。一旦漏诊，会导致严重的胆汁性腹膜炎，继发腹腔感染，危及生命，即便得到挽救，胆漏和胆道狭窄的处理也十分复杂。腹外伤引起的胆管损伤多数伴有大血管和邻近脏器的损伤。

1. 临床表现　胆管损伤的临床表现取决于损伤的程度，狭窄的严重性和有无胆汁外漏。主要表现是胆瘘和 / 或梗阻性黄疸。患者在伤后或术后有大量胆汁从伤口流出，当胆汁流出减少后则出现上腹部疼痛、发热和黄疸。也有患者在术后不久即出现逐渐加重的黄疸，伴随右上腹持续性疼痛和发热。

2. 临床诊断　B 超可显示胆囊大小、部位及有无结石嵌顿，了解胆总管扩张程度、走向及结石分布。有明显胆道梗阻者可行经皮肝穿刺胆道造影（PTC）、经皮肝穿刺置管引流（PTCD）、内镜逆行胰胆管造影（ERCP），其中 PTC 对诊断最有帮助，可明确肝外胆道结构、可能存在的胆道畸形及阻塞部位，有利于术前制订手术方案。如有外瘘存在，可通过瘘口做造影，但常无法显示胆道全貌。而术前进行 ERCP 检查，可以了解胆囊管的变异情况，准确辨认胆囊管开口的方位、交叉部长度、形态、管腔大小，以及与肝总管、胆总管比邻关系。

3. 临床治疗 治疗原则为防治休克，抗感染，纠正水电解质紊乱，诊断不明确或有探查指征时，应尽快剖腹探查。手术治疗原则：修复损伤胆管，使胆汁顺利流入消化道。术式有胆囊切除或造瘘术，胆管修补“T”管引流术，胆管吻合“T”管引流术，Roux-en-Y 胆总管空肠吻合术，胆管远断端关闭、近端放管引流、二期手术修复。术后需营养支持和对症治疗。

（四）脾脏损伤

脾脏位于左上腹，受左侧肋弓和胸壁肌肉保护，但因其质地较脆，同时脾脏四周的韧带与脾脏包裹紧密，当左下胸和上腹部受到暴力时，即可引起脾脏破裂或撕裂。脾是腹腔内最容易受损的器官，在腹部闭合性损伤中，脾破裂（splenic rupture）占 20%~40%，在腹部开放性损伤中，脾破裂约占 10%。

1. 临床表现 脾脏损伤的主要表现为腹膜刺激征、腹腔出血和失血性休克的症状，临床症状的轻重主要取决于脾脏损伤的性质和程度，就诊的早晚，失血的多少和速度以及有无其他脏器的合并伤或多发伤等。

2. 临床诊断 典型的外伤性脾破裂诊断并不难，根据外伤史、体征以及腹腔穿刺等结果，正确率高达 90%。条件许可时，行 B 超、CT 等影像学检查能弥补腹腔穿刺的不足，进一步确定诊断，动态观察脾脏受伤的程度和范围，对临床分型和分级、病情变化、治疗方案的选择和疗效评价有重要的意义。

3. 临床治疗 处理原则是“抢救生命第一，保脾第二”。在不影响抢救生命的前提下，才考虑尽量保留脾脏。

传统的治疗原则是早期诊断和早期手术，近年来，随着对脾脏功能认识的不断深入、对脾脏血管解剖了解的深入以及 B 超、CT 等影像技术的提高和普及，传统脾切除术的指征受到了挑战，诊疗观念也发生了相应的变化，现代脾脏外科的观念已经形成，不再一味地切除脾脏，而是多采用个体化的治疗原则，轻度损伤可以保守治疗，而较严重的损伤则需要及时有效的手术治疗，否则会造成不可弥补的严重后果，临床上有多种手术方式可供选择。

（五）胰腺损伤

胰腺损伤（pancreatic injury）约占腹部损伤的 1%~2%，但其位置深而隐蔽，早期不易发现，甚至在手术探查时也有漏诊的可能。胰腺损伤后常并发胰液漏或胰瘘。因胰液侵蚀性强，又影响消化功能，故胰腺损伤的死亡率达 20% 左右。

1. 临床表现 胰腺损伤通常需经过 8 ~ 12h 才出现症状，主要临床表现为上腹部不适、疼痛，偶可向背部放射。严重的胰腺损伤，特别是合并有其他脏器损伤时，患者多有明显上腹部疼痛伴恶心、呕吐，甚至休克。胰头部损伤腹痛比较局限，常固定在右上腹。虽然压痛点较深，但一般都有明显的反跳痛伴有不同程度的肌紧张，动态观察上腹部局部腹膜刺激征渐趋明显且比较固定。严重者出现上腹部压痛、反跳痛和肌紧张。渗液多时可出现移动性浊音，肠鸣音减弱。患者可以出现血压下降，脉搏细弱等休克征象。有些患者因腹膜后出血可在脐周或左侧腰部出现青紫色淤斑（Cullen 征）。

2. 临床诊断 由于胰腺位置较深，损伤后初期症状模糊，且常被合并的其他脏器损伤症状和体征所掩盖，故早期诊断困难。可根据病史与查体对受伤部位进行判断，对于腹部撞击伤要高度警惕胰腺损伤的可能，进行性腹胀及腰背部疼痛是胰腺损伤较有意义的症状。血、尿淀粉酶对于胰腺损伤有一定特异性，血清淀粉酶增高是胰腺损伤的最早征象，约半数胰腺损伤患者有血清淀粉酶水平升高，但其升高程度与胰腺损伤的严重性并不一致。而对高度怀疑胰腺损伤而血清淀粉酶正常的患者，可以行腹腔穿刺液或灌洗液淀粉酶检测。此外影像学检查对诊断胰腺损伤具有重要意义，腹部B超、X线平片可显示腹膜后肿块、十二指肠空肠襻增宽以及胃和横结肠异常移位。CT可根据胰腺断裂、胰周液体潴留等表现做出诊断，ERCP已成为诊断胰腺损伤的"金标准"并在治疗中起重要作用。此外剖腹探查仍然是诊断胰腺损伤的首要可靠方法。

3. 临床治疗 对怀疑有胰腺损伤的患者，无腹膜刺激征、伤情较轻可以保守治疗，凡有明显腹膜刺激征者，均应及早手术探查。确定胰腺外伤时胰管的病变对于处理方式的选择极为重要。如果胰腺影像学检查没有提示胰管损伤，则通过保守治疗即可治愈胰腺损伤。与此相反，影像学检查提示胰管损伤，则往往需要外科手术干预。目前，有研究表明ERCP在胰腺损伤的诊断及治疗中有重要价值。手术探查并不增加死亡率，还可提高治愈率。

（六）膈肌的损伤

膈肌损伤可由于刀刺，枪弹片等直接穿破膈肌；亦可由胸腹部闭合性损伤，如挤压伤、爆震伤所致的胸腹腔压力骤增造成膈肌破裂。

膈肌损伤破裂后，腹腔内脏器官进入胸腔形成外伤性膈疝，多数发生在左侧，这与右膈下有肝脏作为缓冲保护有关。伤后由于大量腹内脏器进入胸腔内，使肺受压，心脏及纵隔向健侧移位，伤者常诉伤部剧痛，表现为严重呼吸困难及循环障碍，可有发绀，休克等。疝入胸腔的胃结肠和小肠，因位置改变可发生肠扭转或嵌顿而出现绞窄性坏死。

1. 临床诊断 查体时伤侧胸下部叩诊呈浊音或空腔脏器的鼓音，听诊时呼吸音减弱或消失，但可听到肠鸣音。X线检查可见伤侧膈肌抬高及固定，胸腔积液，下叶肺不张及空腔脏器影。如胸腔有大量积液，纵隔则被推向对侧。膈肌破裂初期不易诊断，X线及临床体征缺乏特异性，CT检查有助于诊断。伤情允许时，可用稀钡盐或碘制剂口服造影检查。

2. 临床治疗 确诊外伤性膈破裂，而其他脏器合并伤已稳定者，需及时行手术治疗，将疝内容物妥善复位，并对脏器伤进行相应处理，修补膈肌裂口，清除胸腹腔内积液，必要时，可行同侧膈肌神经压榨术。

（七）胃肠损伤

腹部创伤造成的腹腔内脏器损伤中，胃肠道损伤（gastrointestinal tract injuries，GITIs）占第三位。腹腔内胃肠道损伤是指贲门到腹膜反折以上直肠的空腔脏器及其系膜的损伤。腹部创伤造成胃肠道损伤多见于青年男性，以车祸伤、坠落伤、钝器伤或锐器伤等多见，其中以小肠损伤最为常见。由于胃有肋弓保护，柔韧性好，壁厚，钝挫伤时很少受累，只在胃膨胀时偶可发生。

1. 临床表现 全身症状可出现早期失血过多引起的面色苍白，四肢冰冷，脉搏细速，血压下降等失血性休克症状。合并其他脏器损伤时可出现相应症状，如腹痛、胃肠道症状、腹膜炎表现、肝浊音界消失和移动性浊音。

2. 临床诊断 有明确上腹部或腹部外力钝性打击及锐性刺伤史、吞服化学药物病史；闭合性损伤可根据腹痛的部位，腹膜炎体征，呕吐物为血性液体或胃管抽出物为血性，及X线检查见膈下游离气体，腹腔穿刺抽出胃内容物等进行确诊；开放性损伤可根据伤口位置，伤口中流出的液体是否有大量血液及胃内容物来判断；胃后壁或不全性胃壁破裂，症状和体征可不典型，早期不易诊断。可放置胃管吸引，以了解胃内有无血液，还可注入适量气体或水溶性造影剂如泛影葡胺进行摄片，可协助诊断。

3. 临床治疗 症状、体征较轻者，应严密观察。较重者应进行抗休克等综合内科治疗，同时，有以下情况者应立即手术探查：闭合性腹部伤，腹腔穿刺阳性或X线检查示膈下有游离气体者；开放性腹部伤，有腹膜炎征象者；观察期间全身情况恶化，甚至休克者；患者来院时，处于休克状态，应积极抗休克，待病情允许并可以搬动者，送手术室进行手术；如血压不升或升后复降、伤情危重不允许搬动者，可在急诊手术室边抗休克治疗边进行手术抢救。

（八）肾脏损伤

肾损伤是指肾脏受到外来暴力的打击导致肾脏及其血管不同程度的破坏。肾脏位置较深，体积较小，且有一定的活动度，因此，肾脏损伤的发生率并不高。肾脏外伤的主要原因是交通事故，其次为体育运动，其他原因如火器伤、刺伤、医源性损伤（由于手术、体外震波碎石或肾活体组织检查）以及局部直接或间接暴力均可导致不同程度的肾脏损伤。任何年龄都可以发生肾脏损伤，但多见于青壮年，男性多见。

1. 临床表现　可伴有腰部外伤，有下位肋骨骨折、腰部疼痛和压痛，腰肌紧张。伤侧腰部或腹部出现肿块，血尿，休克。

2. 临床诊断　肾损伤的诊断需要详细的病史、体格检查、特殊的实验室检查和 X 线检查。当出现安全带的印痕、腰部挫伤、低位肋骨骨折等临床表现，血压和红细胞压积下降和出现血尿等均提示肾脏损伤。诊断应从 X 线检查、密切观察病情或手术探查着手。所有血流动力学指标稳定的患者都应该进行影像学检查，以准确地评估肾脏损伤的程度。

3. 临床治疗　无论有无休克，入院时均应尽快建立输液通道，镇静止痛，绝对卧床休息。有休克者多系伤情严重，在抗休克的同时抓紧检查，确定伤情，酌情予以相应处理。非手术治疗适用于肾挫伤或轻度撕裂伤，包括绝对卧床休息、抗感染、应用止血药物等。严格限制活动至少 2 周，保持大便通畅，预防呼吸道感染，避免腹压突然增高导致继发性出血。符合手术指征的患者应尽快行手术治疗。

（九）输尿管损伤

输尿管位于腹膜后间隙，受到脊柱、腰腹肌及腹腔内脏的良好保护，且有相当大的活动范围。因此，外界暴力所致的输尿管损伤很少见，多为医源性损伤。除医源性原因，枪伤引起的贯通伤是最常见的原因，偶见于锐器损伤，以及交通事故、从高处坠落引起的输尿管撕裂。输尿管损伤后容易被忽视，多在出现症状时才被发现，容易延误诊治。输尿管受外界暴力损伤时，其症状几乎全部被伴发的其他内脏损伤掩盖，多在手术探查时才被发现。

1. 临床表现　血尿常见于器械损伤输尿管黏膜，一般血尿会自行缓解和消失；尿外渗可发生于损伤一开始，也可于 4~5d 后因血供障碍使输尿管壁坏死而发生迟发性尿外渗。尿液由输尿管损伤处外渗到后腹膜间隙，引起局部肿胀和疼痛，腹胀、患侧肌肉痉挛和明显压痛；输尿管被缝扎、结扎后可引起完全梗阻，因肾盂压力增高，可有患侧腰部胀痛、腰肌紧张、肾区叩痛及发热等。

2. 临床诊断　腹部手术尤其是后腹膜和盆腔手术时，应警惕有输尿管损伤之可能。手术时缝扎、切断管状组织时应考虑有输尿管的可能。手术时发现创口内不断有血水样液体积聚时由静脉注射靛胭脂，观察创口内有无蓝色液体积聚，由此可以早发现输尿管损伤。外伤或术后常因尿外渗、无尿等情况时才考虑到此诊断。需与肾、膀胱损伤相鉴别。

3. 临床治疗　输尿管受损伤时应尽早修复，保证通畅，保护肾脏功能。尿外渗应彻底引流，避免继发感染。而轻度输尿管黏膜损伤，可应用止血药、抗菌药物治疗，并密切观察症状变化。小的穿孔如能插入并保留合适的输尿管内支架管有望自行愈合。

四、腹部创伤的康复评定

腹部创伤后需要进行器官损伤的评定、日常生活能力评定、生活质量评定、肠道功能的评定等。本章节主要讲述肠道功能的评定，其他方面的评定详见前述相关章节。肠道功能的评定主要包括以下两方面：

（一）综合评定

先根据肛门指诊、排便反射来确定直肠类型（反射型、弛缓型或无反射型），然后结合患者肠蠕动、排便次数等综合评定。

（二）FIM 中肠道管理项评定

肠道管理的功能目标是使肛门括约肌在需要时打开，在其余时间关闭。肠道管理包括完全和随意控制排便，如有必要，可采用器械或药物。临床上，根据患者有无大便失禁分别进行评定（表 3-2-1，表 3-2-2）。

评定结果最低 1 分，最高 7 分。多次评定能反映患者肠道功能的变化。

表 3-2-1 无大便失禁者的评定

<table>
<tr><td rowspan="7">患者在排便方面是否需要帮助？</td><td rowspan="2">否</td><td rowspan="2">是否需要辅助设备？是否需要药物控制？</td><td>否</td><td colspan="5">7（完全独立）</td></tr>
<tr><td>是</td><td colspan="5">6（有条件独立）</td></tr>
<tr><td rowspan="5">是</td><td rowspan="5">患者在排便方面是否付出一半以上的努力？</td><td rowspan="3">是</td><td rowspan="3">是否仅仅需要监护、提示、规劝？是否仅仅需要他人帮助准备器械？</td><td>是</td><td colspan="3">5（监护或准备）</td></tr>
<tr><td rowspan="2">否</td><td rowspan="2">是否仅偶尔需要帮助？如将器械放入手中或仅需帮助一项？</td><td>是</td><td>4（最小辅助）</td></tr>
<tr><td>否</td><td>3（中等辅助）</td></tr>
<tr><td rowspan="2">否</td><td rowspan="2">是否需要完全帮助或基本由他人处理所有器械？</td><td>否</td><td colspan="3">2（最大辅助）</td></tr>
<tr><td>是</td><td colspan="3">1（完全辅助）</td></tr>
</table>

表 3-2-2 大便失禁者的评定

<table>
<tr><td rowspan="6">患者是否有大便失禁？</td><td>否</td><td colspan="7">按表 3-2-1 评分</td></tr>
<tr><td rowspan="5">是</td><td rowspan="5">患者是否每日都大便失禁？</td><td rowspan="3">否</td><td rowspan="3">大便失禁是否每个月一次或每个月多于一次？</td><td>否</td><td colspan="3">5（监护或准备）</td></tr>
<tr><td rowspan="2">是</td><td rowspan="2">大便失禁是否每周一次或每周多于一次？</td><td>否</td><td>4（最小辅助）</td></tr>
<tr><td>是</td><td>3（中等辅助）</td></tr>
<tr><td rowspan="2">是</td><td rowspan="2">是否有任何办法可以减少大便失禁？</td><td>是</td><td colspan="3">2（最大辅助）</td></tr>
<tr><td>否</td><td colspan="3">1（完全辅助）</td></tr>
</table>

五、腹部创伤的康复护理

腹部由于缺乏骨骼保护其内的器官，极易受伤。腹部创伤涉及多个器官，多个系统，常导致出血、低血容量休克、腹膜炎和严重感染。腹部创伤引起的死亡约占创伤死亡总数的 15%，次于颅脑和胸部创伤，位于创伤死亡原因的第三位。腹部创伤的危急性和复杂性，给患者急救期、围手术期和术后康复期的护理都带来了极大挑战。

（一）康复护理目标

1. 急救期护理目标　鉴别和处理危及生命的损伤、判断腹部异常的症状和体征、追踪伤情的细微变化、给予恰当护理干预。

2. 围手术期护理目标　减轻和减少患者应激，预防控制感染，恢复肠道功能，保证营养摄入，早期离床活动，介入康复训练。

3. 后康复期护理目标　防止腹腔脏器粘连、恢复腹腔脏器功能、预防下肢深静脉血栓、关节挛缩、肌肉萎缩等并发症。

（二）康复护理措施

1. 急救期护理措施　腹部创伤是临床常见的急危重症，患者病情复杂、轻重不一，因此护士在工作中要有轻重缓急之分，既要保证重伤患者及时救治，又要使轻伤患者得到有效处理，这就需要对创伤患者进行科学评估，正确估计伤情。有研究者设计了腹部创伤护理监测及对策系统，根据对腹部损伤严重程度的客观评估计分，将护理类型分为三类，拟定了11项基本护理对策，经临床初步实践，对提高护士工作主动性，提高护士综合分析能力，提高创伤患者的抢救成功率均有明显作用，见表3-2-3。

表3-2-3　腹部创伤护理监测及护理对策系统

护理监测项目	护理类型		
	Ⅰ（重）	Ⅱ（中）	Ⅲ（轻）
生理学指标			
脉搏/（次·min^{-1}）	＞140	100~140	70~100
收缩压/kPa	＜7	7~9.5	9.5~12
呼吸/（次·min^{-1}）	＞35	25~35	＜25
意识	谵妄或昏迷	烦躁或淡漠	正常或不安
尿量/（ml·h^{-1}）	＜15（比重↓）	15~30	＞30（比重↑）
腹腔穿刺	立即抽出大量鲜血或大量混浊渗液及气体	转换体位抽出不凝血或渗液	抽出可疑不凝血或少量腹腔渗液
腹部体征	板状腹、重度腹胀	腹膜刺激征、肠鸣音亢进	轻度压痛、反跳痛
受伤时间	＜6h	6~24h	＞24h
合并伤	＞2	1	0
护理对策			
	休克卧位	平卧位	卧床或室内休息
	建立两条以上静脉通路，视情况行锁骨下或颈外静脉穿刺	建立1~2条静脉通路	建立静脉通路
	配血备血，输入全血、胶体液和平衡液	配血备血，先补平衡液适时补血及胶体液	配血、必要时备血，按日需量先补液
	于床边建立多参数心肺监测系统，测定重要生命体征，15~30min/次	建立床边多参数心肺监测系统，测生命体征，1h/次	血压、脉搏、呼吸、体温等指标监测，2~4h/次
	应用呼吸机	呼吸机应用或备用	呼吸机备用
	观察意识、瞳孔，以及各种肌腱反射是否存在等，30min/次	同左侧2~4h/次	同左侧，4~8h/次

续表

禁食、置胃管、胃肠减压	禁食，必要时胃肠减压	禁食，观察恶心、呕吐、腹胀、大便色泽量等体征
气管插管，必要时气管切开	准备气管插管，备气管切开包	气管切开包备用
立即将各项循环、呼吸急救、抢救药品车推至床边遵医嘱应用	积极准备好各种急救药品，适时应用	循环呼吸抢救药品备用
记录 24h 出入量，严密观察每小时尿量	记录 24h 出入量，观察尿量并记录，4h/ 次	测尿量 1 次 /d
检查血常规及血生化各项指标，2~4h/ 次	检查各项血生化指标、12~24h/ 次	检查血常规及血生化各项指标、24~72h/ 次

2. 围手术期护理措施　加速术后康复，也称快速康复外科（fast-track surgery or enhanced recovery after surgery，FTS 或 ERAS）是经循证医学证实的，用以减轻患者外科手术围手术期的生理和心理应激，减少并发症，加速患者康复的新理念。FTS 的核心理念是减轻或减少应激，一切可以降低围手术期应激反应的措施均可纳入 FTS 的范畴。经临床实践，将该理念应用在腹部创伤围手术期患者中，与传统围手术期处理措施相比，患者在术后并发症及不良反应发生率等方面的差异无统计学意义。

（1）导管留置：除休克者留置尿管外术前不常规留置胃管、尿管，放置者应在 24h 内尽早拔除，以减少应激，降低肺部及尿路感染发生率。胃肠减压适用于胃肠破裂术后早期、严重腹胀和难治性呕吐患者，胆道、肝脏手术术前无需常规留置胃管。尿管留置多用于血流动力学不稳定或手术时间较长的患者。

（2）控制感染：多发伤患者死亡原因除大量失血外，术后感染也是重要的因素。由于机体免疫功能下降及生理功能紊乱，多发伤患者术后极易并发感染。负压封闭引流技术（vacuum sealing drainage，VSD）是由 Fleischmann 等于 20 世纪 90 年代原创，已被证实在治疗各类表面伤口时非常有用。围手术期患者应用 VSD，可避免因护理操作不当引起的术后感染，有效地缩短病程，提高围手术期护理的安全性，并为二期手术的实施提供了良好的基础。此外，VSD 用于严重腹部创伤术后可预防切口感染，降低计划外重返手术室的概率。

（3）早期营养：创伤性肝脾破裂患者胃肠功能受干扰小，因此排气排便不能作为进食的必然前提，一旦患者血流动力学稳定，即可开始肠内营养治疗。术后 6h 饮少量生理盐水，血流动力学稳定后早期即给予肠外联合肠内营养液（能全力）或流质饮食，并逐步过渡到正常饮食。对于严重腹部创伤患者，如对创伤导致肠道多处瘘合并腹腔感染的患者，安全合理的营养支持不但是护理的难点，而且是治疗的重要手段。在实施营养支持前，首先要正确评估患者情况，选择合适的营养支持时机与途径，科学地提供所需的营养物质与能量。由于患者合并有严重的腹腔感染，在实施 PN 支持的过程中应严格无菌操作技术以预防导管脓毒症的发生；经空肠输注 EN 及消化液回输时，控制输注速度，可防止腹胀腹泻的发生；动态监测营养指标可及时调整营养支持方案。

3. 术后康复期护理措施　创伤患者由于救治、大量输血、创伤术后应激等原因导致的血液高凝状态，易导致深静脉血栓形成（DVT），是创伤患者术后死亡的主要原因。而术后早期活动对预防 DVT、恢复肠道功能、预防关节挛缩和肌肉萎缩均有重要意义。

针对术后麻醉未清醒无自主活动能力的患者实行肢体被动活动，术后使用下肢压力梯度治疗仪（高危患者）或穿术后弹力袜（中危患者）且做被动踝关节背伸、跖屈活动、双下肢踝泵运动。患者清醒且血流动力学稳定后制订个体化功能锻炼计划，适当增加自主运动量，踝关节的被动背伸、跖屈活动、双下肢踝泵运动；采用主动功能锻炼方案，使用卧床患者功能锻炼器进行床上活动，如双手拉弹簧拉力器运动、双脚蹬拉力器运动、双手拉拉力环臀部离床运动，术后1周、2周、3周各项运动依次逐渐增量。术后患者病情平稳且血流动力学稳定后应尽早开始下床活动。

（三）健康教育

腹部创伤的因素多种多样，患者就诊时多伴有内脏破裂出血、血压不稳等危急情况，随时都有生命危险。急诊手术只是挽救患者生命的第一步，术后患者的行为配合是影响患者康复的关键环节。患者身体的创伤会引起机体内环境的紊乱，导致恐惧、焦虑、淡漠、失望、轻生心理等强烈的心理应激反应，而这种过度反应会加重原有创伤，严重影响术后康复效果。患者又因年龄、身体状况、受教育程度、家庭环境、社会背景不同，出现不同的心理预期和障碍。因此，创伤后患者更需要心理干预，并且宜尽早进行。即从患者术后苏醒开始，护士就需考虑患者的个性化情况，对其进行有针对性的心理干预，如：疾病认知干预、心理情绪干预、心理行为干预等。帮助患者能更好地认识、适应疾病，增强康复信心，配合治疗。

六、腹部创伤的康复治疗

（一）腹部创伤的康复治疗原则

康复干预应尽早进行。患者只要神志清醒、生命体征平稳、病情不再发展、48h后即可进行康复干预，训练量由小到大，循序渐进，应遵循以下原则：

1. 因人而异 各个患者的康复治疗方法不可能完全一样，应根据具体损伤程度选择适合患者的康复治疗方法。

2. 循序渐进 逐渐增加难度、强度和量，必须量力而行。

3. 持之以恒 康复治疗，特别是运动锻炼的效果在停止锻炼后很快消失，不可能一劳永逸，必须长期坚持。

4. 患者的积极性 要求患者理解并积极参与。

5. 康复治疗应与药物治疗等并用。

6. 警惕症状 如果出现疲劳、乏力、心慌、头昏等症状，应立即停止活动，进行必要的临床检查后调整康复方案。

（二）早期活动

FTS理念强调联合运用包括硬膜外或局部麻醉、微创手术、优化的疼痛控制和积极的术后康复手段等多模式的医疗方法，控制手术应激反应，减少术后患者器官功能的障碍，缩短患者的术后恢复时间。

其中积极的康复手段主要强调术后早期活动。术后长期卧床会增加肌肉废用性萎缩、损伤肺功能及组织氧化能力、增加下肢静脉血栓形成风险等，尤其是老年患者。因此FTS倡导术后早期下床活动，活动内容有：①根据病情制订早期活动时间、频次等，并建立每天的活动日记。如：指导患者在术后6h活动四肢。在术后第1天活动1~2h，术后第2天直至出院，每天活动4~6h；②活动量应遵循个体化、循序渐进的原则，以患者不劳累为宜；③在科室走廊设置花草标志物，每2朵小花之间设为1m，通过此方法记录活动量。

（三）物理因子治疗

物理因子的主要治疗作用包括抗炎、加速伤口愈合、镇痛、兴奋神经肌肉、软化瘢痕及改善粘连、调节组织代谢及机体免疫功能等。腹部创伤后可选择合适的物理因子来促进创面及切口的愈合，应用小剂量紫外线照射，在防止和控制伤口感染的同时，还能刺激肉芽组织生长，加速上皮搭桥和创口愈合过程。超短波可促进结缔组织增生以修补创面和促进窦道愈合。腹部创伤后的急慢性炎症或感染，可采用不同的物理因子进行治疗。对于急性化脓性炎症，可应用紫外线照射、超短波疗法等；对于慢性炎症，可应用直流电离子导入疗法、温热疗法、磁场疗法、中频电疗法等。其主要作用机制除直接杀灭病原微生物外，还可能与改善局部微循环及血管通透性，进而加速炎症物质排出并减少渗出以及增强免疫力等因素有关。在组织修复的适当时期，选用好物理因子对防止粘连、软化瘢痕有明显的效果。石蜡疗法、超声波疗法、直流电碘离子导入疗法，可以改变结缔组织弹性，增加延展性，可用于治疗术后瘢痕和组织粘连。此外干扰电因作用较深，可在人体内形成干扰电场，该干扰电场能够刺激自主神经、改善内脏的血液循环，提高平滑肌的张力，调整支配内脏的自主神经功能，对于改善腹部创伤后胃肠道功能具有一定的作用。

（四）腹部创伤后常见并发症的康复治疗

1. 腹腔内感染

（1）急性期治疗：①目的：控制炎症，促进炎症局限。②方法：以高频电疗为主。如超短波疗法，无热量，8~12min/次，1~2次/d；炎症局限后，改用微热量治疗，1~2次/d，15~20min/次，10~20d为一疗程。

（2）慢性期治疗：①目的：改善腹部血液循环，促进炎症吸收、消散。②方法：内生热、传导热、辐射热均可使用，以内生热为主。

2. 腹腔内粘连　腹腔感染后发生炎性渗出，纤维素沉着于腹膜、网膜或肠壁，形成结缔组织机化而造成粘连。肠粘连最常见，患者表现为腹痛、腹胀、食欲不佳、恶心呕吐、便秘等，甚至可能出现机械性肠梗阻。

可使用干扰电疗法、红外线、蜡疗、音频电疗、调制中频电疗和腹肌锻炼、腹部按摩、下肢活动等疗法，有利于防止粘连的形成，改善消化功能。

（五）肠道功能的治疗

目标是使患者产生规律的间断的肠道运动。

1. 排便训练　排便训练应尽量沿用病前的排便时间、次数、环境等排便习惯；如有陪伴，排便应尽量安排在有陪伴时。

（1）反射性直肠：患者便秘时，可用手指刺激排便反射。在确认直肠内有大便时，将戴手套的手指轻柔地插入直肠，顺时针方向环形挤压肠壁30~60s，以刺激直肠排空。

（2）弛缓性直肠：患者丧失排便反射时，每日应使用栓剂，坚硬的大便用手抠出。施用时栓剂应顶住肠壁，施用完后20min检查直肠，若直肠内有大便，即将患者转移到坐便池上，排出大便。

2. 药物

（1）大便软化剂：多库酯钠100mg，口服，3次/d。

（2）容积扩张剂：选用麦麸制剂，每日10~20g，口服。

（3）车前子嗜水胶浆剂：作用同麦麸。4~7g，1~3次/d，口服。

（4）泻药：常用乳果糖口服液，2~7.5g，2~3次/d，口服；或中成药麻仁丸，1~2丸，2~3次/d，口服。亦可用硫酸镁、酚酞或液体石蜡等缓泻剂。

3. 饮食管理　鼓励患者食用含高纤维素、高容积和高营养的饮食。每日至少进食3次蔬菜或水果，或2次/d，每次一茶匙麦麸。纤维素摄入每日不少于40g。便秘时多饮水，多吃樱桃、草莓等水果，腹泻时可饮茶、吃米饭、苹果等。

4. 运动训练　鼓励便秘患者多运动，卧床者要进行腹部运动，自我按摩腹部可增加肠蠕动，把大便推向直肠。按摩方向：右下腹→右上腹→左上腹→左下腹。

（张志强　王诗尧）

参考文献

[1] 黄志强、黎介寿. 腹部创伤[M].2版. 湖北：湖北科学技术出版社，2016.

[2] 舒彬. 创伤康复学[M].1版. 北京：人民卫生出版社，2010.

[3] McQuillan KA, Makic MBF, Whalen E.Trauma nursing: from resuscitation through rehabilitation[M].4th ed.10 Missouri: Elsevier, 2009.

[4] 何海燕，张方征，曾登芬. 腹部创伤护理[J]. 创伤外科杂志，2015，17(04)：382-385.

[5] 陈茸. 腹部创伤护理监测及对策系统的临床应用[J]. 中华护理杂志，2000，35(5)：20-22.

[6] Kehlet H, Wilmore DW.Multimodal strategies to improve surgical outcome[J].Am J Surg, 2002, 183(6): 630-641.

[7] 江志伟，李宁，黎介寿. 快速康复外科的概念及临床意义[J]. 中国实用外科杂志，2007，27(2)：131-133.

[8] 樊献军，谭黄业，肖咏梅，等. 快速康复外科理念在腹部创伤围术期的应用[J]. 解放军医学杂志，2016，41(1)：41-45.

[9] 贺强贵，程水兵，徐洪波，等. 多发性创伤患者腹部术后切口感染的影响因素及病原学分析[J]. 中华医院感染学杂志，2018，28(22)：3442-3445.

[10] Fleischmann W, Strecker W, Bombelli M, et al.Vacuum sealing as treatment of soft tissue damage in open fractures[J].Unfallchirurg, 1993, 96(7): 488-492.

[11] 王立军，高洋，杨庆艳，等.VSD应用于感染创面的围手术期护理[J]. 中华医院感染学杂志，2014，24(18)：4604-4605.

[12] 张德华，朱延安，张法标.VSD用于预防严重腹部创伤术后切口感染的价值[J]. 浙江创伤外科，2017，22(2)：259-260.

[13] 倪元红，叶向红，陈月英，等. 严重腹部创伤致多发肠瘘患者一例营养支持的实施与护理[J]. 解放军护理杂志，2011，28(11)：59-60.

[14] 何忠杰. 再论急救白金十分钟[J]. 解放军医学杂志，2012，37(5)：391-393.

[15] 彭南海，马嫦娥，陈月英. 老年腹部创伤患者术后深静脉血栓高危风险的筛查及护理[J]. 中华护理杂志，2013，48(6)：494-496.

[16] 杨晓晴，谢朝晖. 个性化心理干预对腹部创伤患者术后康复的影响[J]. 中华创伤杂志，2014，30(5)：426-427.

[17] Marx JA.Rosen's emergency medicine: concepts and clinical practice[M].7th ed.Philadelphia: Mosby/Elsevier, 2010.

[18] 付小兵，张连阳，张茂，等. 中华战创伤学[M]. 郑州：郑州大学出版社，2016，10.

[19] 王玉龙. 康复功能评定学[M].2版. 北京：人民卫生出版社，2013.

[20] Frownfelter D, Dean E.Cardiovascular and pulmonary physical therapy: evidence and practice[M].4th ed.St. Louis: Mosby, 2006.

[21] Hillegass EA, Sadowsky HS.Essentials of cardiop pulmonary physical therapy[M].2nd ed.Philadephia: Saunders, 2001.

[22] Braddom RL.Physical Medicine and Rehabilitation[M].Amsterdam: Elsevier Health Sciences, 2010.

[23] Richardson JD, Miller FB, Carillo EH, et al.Complex thoracic injuries[J].Surg Clin North Am, 1996, 76: 725-748.

第四章 脊柱脊髓创伤康复

第一节 脊柱骨折

一、概述

脊柱骨折是临床常见的由间接外力导致的骨科创伤，常合并脊髓损伤，具有高致残率，给患者家庭及社会带来极大的压力和经济负担。随着我国经济的快速发展，交通事故和建筑行业发生的事故越来越多，成为脊柱骨折的主要原因。脊柱骨折常伴有脊髓损伤，如未能采取有效措施，将导致患者的运动及反射功能障碍，还有可能引起其他并发症，这些严重影响了患者的生活质量。脊柱骨折合并脊髓损伤手术后容易出现并发症。因此，对于脊柱骨折患者的康复治疗尤为重要。

脊柱骨折是骨科常见创伤，发生率占骨折的5%~6%，目前我国尚无对脊柱骨折患病情况的详细调查。据陈星月等人的研究，目前我国脊柱骨折患者患病情况主要有以下特点：①男性高于女性，但女性患病率正逐渐上升；②其中交通事故和高空坠落是目前脊柱骨折的两大主要原因，其他原因包括跌倒、煤矿工作等；③同时发病率在各个地区也有所不同，比如北京的最高年患病率约是上海的4.4倍。根据研究结果及相关软件分析，目前我国脊柱骨折患病率约为37/100万人。对于脊柱骨折患者来说，以胸腰段骨折发生率最高，其次为颈椎、腰椎，胸椎最少，常合并脊髓和马尾神经损伤。病情严重者可致截瘫，甚至危及生命；治疗不当的单纯压缩骨折，亦可遗留慢性腰痛。

二、脊柱骨折临床诊治

结合外伤史、症状、体格检查和影像学检查一般能诊断。但应包括病因诊断（外伤性或病理性骨折）、骨折的部位和骨折的类型。

（一）病史

有严重外伤史，如交通伤、高处坠落伤、摔伤、重物砸伤等，询问病史时应注意受伤方式、受伤时间、受伤部位、受伤时的姿势、肢体活动情况。

（二）临床表现

1. 症状

（1）主要症状：①骨折局部剧烈疼痛；②活动受限，站立及翻身困难，受损平面以下运动障碍；③感觉障碍，常表现为四肢或双下肢感觉障碍；④严重的棘上韧带同平面腰筋膜撕伤，可见皮下溢血；⑤腹膜后血肿刺激腹腔神经节，常出现腹痛、腹胀，甚至肠麻痹症状。

（2）并发症：关注是否合并有颅脑、胸、腹、和盆腔脏器损伤。

2. 体征

（1）运动：是否为强迫体位，能否站立、行走，四肢活动情况。

（2）感觉：检查躯干和四肢的痛、温、触、压觉以及会阴部的感觉。

（3）压痛：骨折椎体的棘突常有压痛；在明显的压缩骨折及骨折脱位，受伤的椎体及上位的脊柱后凸，有压痛。

（4）畸形：胸腰段脊柱骨折常可看见、扪及后凸畸形。

（5）肌力：分为0~5六级，详见康复评定。

（6）反射：检查膝、踝反射，病理反射，肛门反射和球海绵体反射情况。

（三）实验室检查

血常规、肝肾功能、凝血功能、血沉等，对脊柱骨折诊断意义不大。

（四）影像学检查

是诊断脊柱骨折的重要依据。

1. X线检查　X线检查为最基本的检查手段，常规拍摄压痛区域的正侧位片或加摄双斜位片及张口位片。正位片观察椎体有无变形，椎间隙、椎弓根间距等有无改变；侧位片观察棘突间隙有无增大；斜位片了解有无椎弓峡部骨折。

2. CT检查　螺旋CT对于脊柱骨折诊断有重要的价值，压痛区域的CT平扫及三维重建，能清晰显示：①骨折线的走向，碎骨片的数目、大小和部位；②椎板的骨折及关节突骨折；③爆裂骨折的骨折块凸入椎管的程度（以该骨折块占据椎体前后径的比值计算，1/3以内者为Ⅰ度狭窄，1/2者为Ⅱ度狭窄，大于1/2者为Ⅲ度狭窄）。

3. MRI检查　伴有脊髓损伤应行MRI检查，MRI可显示压迫脊髓的因素及部位、椎管狭窄的程度及脊髓损伤的改变。

4. 其他　超声检查腹膜后血肿，电生理检查四肢神经情况。

（五）临床处置

1. 急救搬运　搬运时注意保持伤员的脊柱尤其是颈部的稳定性，以免加重脊髓损伤。采用担架、木板或门板运送，先使伤员双下肢伸直，担架放在伤员一侧，搬运人员用双手将伤员平拖至担架上；或采用滚动法，使伤员保持平直状态；整体滚动至担架上。

2. 治疗　根据上颈椎、下颈椎和胸腰椎不同部位的损伤，处置方式不同。

（1）上颈椎损伤（C_1~C_2）

1）寰枢椎骨折（Jefferson骨折）：头颈胸部以石膏或Halo-vest支具固定12周。

2）寰椎、枢椎脱位，枢椎齿状突骨折或无骨折：颅骨牵引3周，寰椎、枢椎及齿状突复位良好可换头颈胸石膏或Halo-vest外固定3个月，或复位后行前路经口齿状突螺钉内固定、齿状突基底骨折不愈合者行寰枢椎融合等。

3）枢椎椎弓根骨折：石膏固定或Halo-vest支具固定12周，椎体移位大者牵引复位；椎弓根不愈合者行C_1~C_3椎骨融合或椎弓根螺钉固定。

4）枢椎侧块骨折：石膏固定治疗。

（2）下颈椎损伤（C_3~C_7）

1）压缩骨折：后伸复位石膏固定8~10周。

2）爆裂骨折：不伴脊髓损伤，Halo-vest支具或石膏固定8周；伴脊髓损伤，行前路减压，取出骨折椎体向后移位的骨块，行植骨融合。

3）骨折脱位：①无脊髓损伤、椎间盘突出，前或后纵韧带部分损伤且预后较好的患者可行颅骨牵引、颈托固定、Halo-vest固定等非手术治疗。保守治疗虽然可起到一定复位固定的作用，但存在治疗周期长、疗效不确切及难以恢复或维持颈椎椎间高度和生理曲度等的缺陷，特别是损伤的椎间盘无法自行修复，导致颈椎不稳定因素持续存在，将来可能出现继发性颈脊髓损伤的危险。可行前路椎间融合，也可行后路切开复位固定术。②若合并急性椎间盘突出，应在先行前路椎间盘切除后，再行后路切开复位内固定和前路植骨融合术。

（3）胸腰椎骨折

1）压缩骨折：Ⅰ、Ⅱ度压缩性骨折，行过伸复位。复位后，打过腰石膏背心固定、背伸肌锻炼两个月后，戴支具活动一个月；Ⅲ度骨折或Ⅱ度伴肌间韧带断裂的骨折，经后正中入路，行过伸复位固定，并植骨融合。

2）爆裂骨折：未合并脊髓损伤，卧床8周或石膏背心8周；伴脊髓损伤者或椎管受累超过30%行脊柱前路或后路复位、减压、内固定和植骨融合术。

3）Chance骨折：卧床8周或石膏固定8周；有明显的脊柱韧带结构断裂或椎间盘损伤者，行脊柱后路复位、内固定、植骨融合术。

4）骨折脱位：此类损伤常合并脊髓、神经损伤。无论有无脊髓神经损伤，都应行后路切开复位内固定，对合并脊髓损伤的患者还需行椎管探查减压手术。

5）横突骨折：多保守处理。横突骨移位小者可愈合，移位大者腰痛缓解后起床活动，佩戴支具脊柱制动约4~6周。

6）峡部骨折：石膏或支具固定8~10周，辅以适当卧床休息；或螺钉固定骨折峡部。

三、康复评定

脊柱骨折康复需对脊柱骨折后功能状况的评定，包括脊柱活动度评定、颈背腰部肌肉力量评定、脊柱稳定性评定和ADL评定。

（一）脊柱活动度评定

包括颈椎、胸腰椎的前屈、后伸、侧屈以及旋转活动度的评定，以了解骨折脊柱活动情况，同时也可以作为康复治疗前后疗效的比较。

（二）肌力评定

采用徒手肌力测定评定颈、背、腰部肌力。

（三）脊柱稳定性评定

通过X线摄片了解脊柱骨折稳定性，通常采用脊柱正侧位片，必要时采用过伸过屈侧位片。

（四）ADL评定

采用Barthel指数对患者的ADL进行评定（表2-6-7）。

四、康复治疗

脊柱骨折病情稳定患者，应尽早康复治疗。单纯椎体骨折不伴脊髓损伤或周围神经损伤者，为保持肢体正常的关节活动度，增强肌力，需进行包括四肢在内的主动运动和抗阻运动。伴周围神经（如颈、腰丛）损伤者，按周围神经损伤原则康复。伴有脊髓损伤者，按脊髓损伤康复程序治疗并进行功能锻炼。

（一）早期康复

当患者生命体征和病情基本平稳，脊柱稳定即可开始康复训练。其主要目的是预防肌肉萎缩、骨质疏松、关节挛缩、神经根粘连等，及时处理并发症，为今后的康复治疗创造条件。早期康复分为急性不稳定期（损伤后2~4周内）与急性稳定期（损伤后4~8周内）。

1. 急性不稳定期 治疗量不宜过大，治疗目的为：保持关节活动度、改善血液循环、预防肌肉萎缩与预防卧床并发症。患者仍需卧床休息，在卧位下行康复治疗。主要的治疗内容包括四肢的关节活动度训练、肌力增强性训练、早期坐起训练，以及呼吸功能训练、膀胱功能训练及大小便训练。术后1~2天即可开始指导患者进行直腿抬高训练以及床边手法治疗。可在保持在脊柱严格制动下进行核心肌群训练，如仰卧位腹肌等长收缩练习和背伸肌练习。

2. 急性稳定期 应强化康复，每日康复训练时间总量应在2h左右，无明显不适时，可增加诸如体位变换与平衡训练、移乘训练、轮椅训练等治疗。此期内需佩戴颈托、胸廓支具或腰围等保护性支具进行训练。根据患者的年龄、体质调整训练的内容与强度。还应根据患者的实际情况，采用适当的辅助器具和技术。

（二）恢复期的康复

恢复期的患者主要进行恢复脊柱稳定性与柔韧性的治疗，以核心肌群训练为重点。核心肌群即负责脊柱稳定、支撑脊椎的肌群，位置为横膈以下（包括膈肌）到骨盆底部（包括盆底肌）之间的肌肉，环绕腰腹和躯干中心。核心肌群由局部稳定肌群和整体稳定肌群组成。前者包括多裂肌、腹横肌、膈肌和盆底肌，在维持脊柱稳定性以及参与腰椎功能动作的控制方面有至关重要的作用，分布于单一的腰椎节段，肌肉体积小，收缩力较浅层肌群力量明显减弱。后者包括腹直肌、腹内斜肌、腹外斜肌、竖脊肌、腰方肌和臀部肌群，能够维持脊柱在运动中的稳定性，收缩时可以控制脊椎的运动方向并产生较大的外力作用于脊柱。作为避免脊柱在活动中失去平衡的两道防线，二者缺一不可。

核心训练指的是针对人体躯干部位的核心肌群，利用心理控制生理的技巧，采用徒手或搭配器械的训练方式，强调动作控制及身心平衡的一种功能性训练。训练过程中要使用腹式呼吸，吐气时腹部内缩，增加腹压，对脊柱提供支撑与保护。训练时需确定脊椎在中立的位置，以连续、缓慢、稳定的动作流畅地完成训练。

（三）并发症的防治

目前缺乏物理治疗的有效证据。然而，早期采用辅助性物理治疗可以降低长期卧床导致的肌肉无力、全身炎症、肺不张、代谢改变、微血管功能障碍、血栓栓塞性疾病、关节挛缩、皮肤溃疡等并发症的发生率。

五、出院标准

（一）脊柱骨折无脊髓损伤

1. 三级医院康复科

（1）病情：椎体稳定或者有合理的脊柱外固定。

（2）治疗时间：康复治疗2~4周。

（3）治疗目标：生活自理能力改善50%以上。

2. 二级医院康复科

（1）治疗时间：6~8周。

（2）治疗目标：生活基本自理。

（二）脊柱骨折合并脊髓损伤（包括无骨折的脊髓损伤）

1. 三级医院康复科

（1）治疗时间：颈水平3~6周；胸水平2~4周；腰水平2~3周。

（2）治疗目标：生活自理能力改善 50% 以上。截瘫患者轮椅独立；掌握自我排尿管理。

2. 二级医院康复科

（1）治疗时间：颈水平 12~24 周，胸水平 8~12 周，腰水平 4~8 周。

（2）治疗目标：生活基本自理。

（三）脊柱骨折无神经损伤

1. 三级医院康复科

（1）病情：骨折稳定伴有四肢骨折

（2）治疗时间：康复治疗 2~4 周。

（3）治疗目标：生活自理能力改善 50% 以上。

2. 二级医院康复科

（1）治疗时间：4~8 周。

（2）治疗目标：生活基本自理。

（四）脊柱骨折合并外周神经损伤

1. 三级医院康复科

（1）病情：骨折稳定。

（2）治疗时间：康复治疗 6~10 周。

（3）治疗目标：日常生活自理障碍改善 50% 以上。

2. 二级医院康复科

（1）治疗时间：4~8 周。

（2）治疗目标：生活基本自理。

（周　云　田大胜）

第二节　脊髓损伤

一、概述

脊髓损伤（spinal cord injury，SCI）是由于脊髓受到外伤或疾病等因素的作用，引起受损平面以下运动、感觉和自主神经功能障碍。脊髓损伤的程度和表现取决于原发性损伤的部位和性质，脊髓损伤的原因有很多，90% 是道路交通事故、坠落和暴力导致的创伤。对于脊髓损伤后的截瘫患者，如何恢复其神经功能，目前在医学界仍是需要解决的难题，国内外也缺乏有效治疗脊髓损伤后截瘫的药物或技术。本指南旨在规范广大康复工作者有关脊髓损伤后的康复工作，并改善脊髓损伤患者的功能水平。

据世界卫生组织（World Health Organization，WHO）及欧美等国家的流行病学研究显示，全世界脊髓损伤的发生率平均 10~40/ 百万人。男性最易发生脊髓损伤的年龄是 20~29 岁以及 70 岁及以上，而女性风险最大的年龄是 15~19 岁以及 60 岁及以上。研究报告显示，成年男女的风险比例至少为 2∶1。

各个地区的情况有差异，国内尤其在经济发达地区，如北京和上海等地，脊髓损伤的发病率可达每年 50~60/ 百万人。在脊髓损伤后，多数脊髓损伤患者会出现慢性疼痛，约有 20%~30% 的患者有明显的抑郁症状。同时，脊髓损伤的患者也有遭受严重继发性疾病的危险，如深静脉血栓、尿路感染、压疮和呼吸道并发症，这些并发症可能导致虚弱、低入学率和低经济生活参与度，甚至危及生命。许多与脊髓损伤相关的结果并非由疾病本身造成，而是由于缺乏足够的医疗预防和康复服务，以及由于身体条件、社会和政策环境方面的不足，使脊髓损伤患者难以参与社会生活。

目前国际上，脊柱脊髓损伤的国际分类为美国脊髓损伤协会（ASIA）分类。ASIA 分类是国际脊柱脊髓损伤协会在全球共同推荐使用的分类标准，其对于标准化和科学规范治疗具有重要的意义。ASIA 分类最早被国际脊柱脊髓损伤学会在 1982 年提出，随后，在 1987、1990、1992、1997、2000、2006 和 2011 年共进行了 7 次的修改完善。ASIA 的不断更改，也说明脊柱脊髓损伤的分类是非常艰难的工作，而分类的不断变化说明在这方面的发展也非常具有潜力。ASIA 在国际通用的定义目前比较乱，最常用瘫痪、截瘫等。实际上，脊髓损伤这个名词，国外与国内一样，也在不断变化。过去叫截瘫、瘫痪、麻痹等，目前逐渐规范，分为截瘫、四肢瘫等，根据不同的节段和水平，命名是不同的。

截瘫（paraplegia）指脊髓胸段、腰段或骶段（不包括颈段）椎管内脊髓损伤之后，造成运动和 / 或感觉功能的损害或丧失。截瘫时，上肢功能不受累，但是根据具体的损伤水平，躯干、下肢及盆腔脏器可能受累。此外，还包括马尾和圆锥损伤，但不包括腰骶丛病变或者椎管外的周围神经的损伤。

四肢瘫（tetraplegia）指由椎管内的脊髓神经组织受损而造成颈段运动和 / 或感觉的损害和丧失。四肢瘫导致上肢、躯干、下肢及盆腔器官的功能损害，但不包括臂丛损伤或者椎管外的周围神经损伤。

皮节（derrnatome）是指每个脊髓节段神经的感觉神经轴突所支配的相应皮肤区域。肌节（myotome）指受每个脊髓节段神经的运动神经轴突所支配的相应的一组肌群。从临床上明确这两个名词，对于理解 ASIA 分类内容非常重要。

另外，我们还需要关注水平问题，它与皮节和肌节都有关系。一般来讲，在 ASIA 里还有一个非常重要的分类，即神经水平的分类，包括神经损伤平面、感觉平面、运动平面、椎骨平面，具体内容详见脊髓损伤的评定。

二、临床诊治

脊髓损伤的基本处理原则是抢救生命，预防及减少脊髓功能丧失，预防及治疗并发症，应用各种方法（医学、康复工程、教育）最大限度地利用所有的残存功能（包括自主、反射功能），以便尽可能地在较短时间内使患者重新开始自理的、创造性的生活，重返社会，即全面康复。

（一）脊髓损伤医疗处理原则

脊髓损伤的基本处理原则是由脊髓损伤的临床特性所确定的。首先，脊髓损伤是一种严重的损伤，C_4 以上的高位脊髓损伤现场死亡率极高。C_4 以下的脊髓损伤本身不会致命，但约有 50% 的脊髓损伤患者合并颅脑、胸部、腹部或四肢的损伤。即使在发达国家，也约有 37% 的脊髓损伤患者死于入院之前，其中大多数死因为严重的复合伤。因此，抢救患者生命是第一位的。同时，完全性脊髓损伤至今尚无有效的治疗方法，因此在急救治疗过程中，预防和减少脊髓功能的丧失是极为重要的，任何造成脊髓损伤加重的治疗都应避免。由于完全性脊髓损伤难以恢复，不完全损伤也可因不能完全恢复而造成患者不同程度的功能障碍。因此，利用各种方法进行康复，是脊髓损伤从急性期至后期治疗的主要工作任务。

1. 急救处理原则 急救阶段的处理对脊髓损伤患者来说是至关重要的。急救措施的正确、及时与否在一定程度上影响着患者的预后或者终身残疾程度。外科手术或其他诊治手段也很重要。不完全脊髓损伤的患者可因急救处理不当，而成为完全脊髓损伤，失去脊髓功能恢复的可能。一个完全脊髓损伤患者可因急救处理不当，造成脊髓损伤水平升高。特别对于颈脊髓损伤的患者来说，升高一个颈脊髓节段意味着患者的康复目标明显降低和残疾程度的加重。

2. 院前急救 院前急救室从受伤起，到入院时止，患者在受伤现场及转运至医院过程中的诊疗救治。院前急救是脊髓损伤急救的关键阶段。

（1）初步诊断：确定有无脊柱、脊髓损伤和致命性符合损伤的可能。对受伤现场的观察及受伤机制的分析有助于作出判断。初步诊断的第二步是现场体格检查，应当迅速、准确，有重点、有顺序地检查记录。体检应该按照气道、呼吸、循环、脊柱（ABCS）顺序进行，并定时测定血压、脉搏、呼吸等生命体征。

（2）制动稳定：具体参照脊柱骨折临床处置部分。

（3）移离现场及转运：现场积极有效的急救以及专业的转运有助于提高患者预后，转运途中给予患者损伤部位专业有效的保护性处理，在一定程度上有利于降低对脊髓的损害程度。应加强普及脊柱损伤的急救知识，强化急救基本技能的培训，使急救人员能有效地与公众配合，尽可能确保患者在有效时间内得到及时专业转运和护理，从而降低脊柱损伤和致残程度。脊柱板转运作为一种安全有效的转运工具，值得广泛推广。但脊柱板仅为搬运设备，不宜长时间放置患者，到达医院后必须及时将患者转移下来。

3. 院后急救

（1）急诊诊断处理：应立即进行全身体格检查，明确有无休克、脑出血或其他重要脏器损伤等并发症，并采取相应的急救措施，等生命体征平稳后再处理脊髓损伤。如果在事故现场损伤部位未能得到确实有效的固定，在急诊室应使用颈围、枕颌带或颅骨牵引进行有效制动。并尽早使用激素和脱水剂等相关药物减轻对脊髓的损害。患者生命体征稳定后，在有效的固定和正确的搬运下，行急诊实验室及影像学检查，结合全身体格检查，来初步了解脊髓损伤的程度和节段，为进一步处理提供依据。

（2）实验室及影像学检查：实验室如血常规、肝肾功能、止凝血、血沉等，对脊髓损伤诊断意义不大。影像学检查包括 X 线检查、CT 检查、MRI 检查以及其他检查，如超声检查腹膜后血肿，电生理检查四肢神经情况。其中 MRI 检查可显示压迫脊髓的因素及部位、椎管狭窄的程度及脊髓损伤的改变。

（二）药物治疗

1. 皮质类固醇 皮质类固醇的代表药物甲基强的松龙的出现给脊髓损伤治疗带来了令人鼓舞的效果，能够使神经纤维膜结构的破坏受阻，缓解神经继发性退行性变，改善受伤节段的脊髓血流。

2. 神经节苷脂 全称为单唾液酸四己糖神经节苷脂，既可减轻急性脊髓损伤的继发损伤，又可促进神经轴突的恢复。

3. 抗氧化剂 包括维生素 C、褪黑激素等，其作用在于直接或间接清除氧自由基，阻断脂质过氧化反应。

4. 细胞生长因子　包括神经生长因子、碱性成纤维细胞生长因子等，其作用在于促进脊髓损伤后脊髓再生。

5. 钙通道阻滞剂　脊髓损伤后由于细胞膜结构和功能的破坏使钙离子的通透性增加并导致清除障碍，使细胞内大量钙离子聚集。而细胞内钙离子的超载被认为是继发性脊髓损伤的关键因素，现常用药物包括二氢吡啶类衍生物，如尼莫地平等。

6. 阿片肽受体拮抗剂　内源性阿片肽的过量释放被认为是脊髓损伤后缺血坏死的重要因素，可使脊髓血流的自身调节能力丧失，动脉压下降致脊髓血流减少。阿片肽受体拮抗剂代表药物有纳洛酮、促甲状腺激素释放激素、高选择性受体拮抗剂等。

7. 其他药物治疗　包括兴奋性氨基酸受体拮抗剂、一氧化氮合酶抑制剂、汉防己甲素等。

（三）外科治疗脊髓损伤

保守治疗或手术治疗的基本目标是一致的，其主要目标应是有利于脊髓功能恢复，进而促进脊髓损伤患者的康复。主要包括以下几个方面：脊柱骨折的复位、重建脊柱的稳定性、有效的椎管减压、早期康复。

三、康复评定

体位选择：患者检查应取仰卧位，肛诊可取侧卧位。损伤早期若存在脊柱不稳，且无支具固定，侧卧位行肛门指诊时应注意轴向翻身（即脊柱无扭转），或仰卧位进行检查。

根据检查者对关键点和关键肌的检查结果，感觉和运动平面应左右侧分别确定。因此结果可能为4个独立的平面：右感觉平面、左感觉平面、右运动平面、左运动平面。单个神经损伤平面（neurological level of injury，NLI）是指这4个平面中的最高者，在分类过程中使用此平面。如果感觉平面高于运动平面，则推荐上述平面分别记录，因为单个NLI会误导功能评估。

通常采用国际上通用的ASIA脊髓损伤神经学分类国际标准，又称ASIA脊髓损伤神经学分类，见图4-2-1。

（一）脊髓损伤程度的评定

脊髓损伤程度的评定包括完全或不完全损伤和部分保留带的评定。目前常采用ASIA残损分级。残损分级一般根据鞍区功能保留程度分为神经学“完全损伤”或“不完全损伤”。“鞍区保留”指查体发现最低段鞍区存在感觉或运动功能（即$S_{4\sim5}$存在轻触觉或针刺觉，或存在肛门深部压觉（deep anal pressure，DAP）或存在肛门括约肌自主收缩）。鞍区保留（即最低骶段$S_{4\sim5}$感觉和运动功能）不存在即定义为完全损伤，而鞍区保留（即最低骶段$S_{4\sim5}$感觉和/或运动功能）存在则定义为不完全损伤。

具体ASIA残损分级如下：

A=完全损伤（鞍区$S_{4\sim5}$无任何感觉或运动功能保留）。

B=不完全感觉损伤（神经平面以下包括鞍区$S_{4\sim5}$无运动但有感觉功能保留，且身体任何一侧运动平面以下无3个节段以上的运动功能保留）。

C=不完全运动损伤[神经平面以下有运动功能保留，且单个神经损伤平面以下超过一半的关键肌肌力小于3级（0~2级）]。

D=不完全运动损伤（神经平面以下有运动功能保留，且NLI以下有一半以上的关键肌

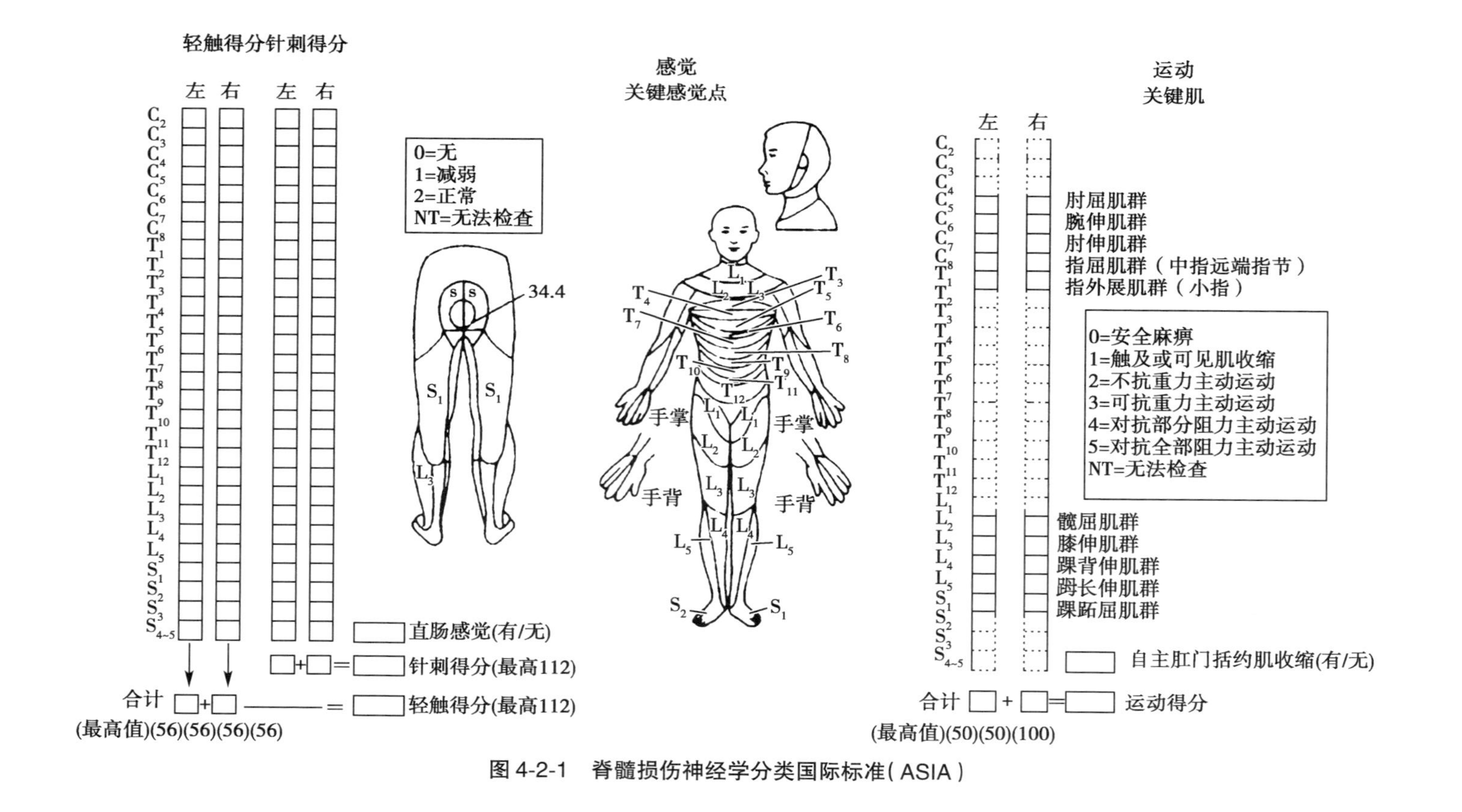

图 4-2-1　脊髓损伤神经学分类国际标准（ASIA）

肌力大于等于 3 级)。

E= 正常。

使用脊髓损伤神经学分类国际标准(international standards for neurological classification of spinal cord injury, ISNCSCI)检查所有节段的感觉和运动功能均正常,且患者既往有神经功能障碍,则分级为 E。既往无 SCI 者不能评为 E 级。

注:如患者需要评为 C 级或 D 级,即不完全运动损伤,则需要满足下列条件之一:①肛门括约肌自主收缩;②鞍区感觉保留,同时身体一侧运动平面以下有 3 个节段以上的运动功能保留。本标准允许根据运动平面以下非关键肌是否保留运动功能来确定运动损伤完全与否(确定 AIS 为 B 级还是 C 级)。

部分保留带(ZPP)仅用于最低的 $S_{4\sim5}$ 运动功能消失(无肛门括约肌自主收缩)或感觉功能消失(无直肠深压觉、无轻触觉和针刺觉)的患者,是指那些感觉和运动平面远端保留部分神经支配的皮节和肌节。若骶段感觉功能保留,则感觉 ZPP 不适用,需在检查表方框中记录"NA"。保留部分感觉或运动功能的节段即为相应的感觉或运动 ZPP,且应按右侧和左侧以及感觉和运动分别记录。检查表有指定位置记录这些情况,记录内容为单个节段(而非节段范围)。例如,右侧感觉平面为 C_5,从 $C_{6\sim8}$ 有感觉保留,则检查表中右侧感觉 ZPP 应记录为"C_8"。如果运动或感觉平面以下无部分支配的节段,则应将运动和感觉平面记录在检查表中 ZPP 部分。

注意记录 ZPP 时运动功能与感觉功能不一定一致,且运动平面以下记录为 ZPP 的肌肉运动应为主动收缩。某病例根据运动和感觉平面。得出 NLI 为 T_4,左侧感觉保留至 T_6 皮节,则左侧感觉 ZPP 应记录为 T_6,但运动 ZPP 仍为 T_4。ZPP 中不包括非关键肌。

如果存在肛门括约肌自主收缩,则运动 ZPP 不适用,需标记"NA"。同理,只要 $S_{4\sim5}$ 节段无运动功能(包括肛门括约肌自主收缩),就可将保留部分神经支配的最远端运动平面记录为该侧的运动 ZPP。

(二)神经电生理检查

近年来,大量的研究表明临床神经电生理检查对脊髓的功能评定比较客观,能合适地测量脊髓损伤程度及功能再生的情况。

1. 脊髓损伤后肌电图(electromyogram, EMG)　主要表现为运动神经轴索性损害及患者的瘫痪或不全瘫痪的肌肉可以出现自发电位包括纤颤电位和正锐波,后期还会出现轻收缩波形偏宽大,可以帮助判断病程。

2. 经颅磁刺激运动诱发电位(transcranial magnetic stimulation motor evoked potential, TMS-MEP)　可直接了解脊髓运动传导功能,TMS-MEP 的潜伏期与脊髓损伤的程度成反比,与波幅大小成正比,即 TMS-MEP 的潜伏期越长,波幅越小,则脊髓损伤就越严重。

3. 表面肌电图(surface electromyography, sEMG)　又称动态肌电图,可以较客观地反映所测肌肉的功能。表面肌电图可以区分出脊髓损伤后的痉挛和挛缩,从而指导痉挛评估和治疗。当关节被动活动的阻力增大,但拮抗肌信号静息,则被认为是挛缩;如果信号活跃,则为痉挛的表现。

4. 体感诱发电位(somatosensory evoked potential, SEP)　将躯体感觉传导的定性检查转化为定量检查,其创伤性小,是目前唯一能够客观、定量且能验证周围感觉神经刺激后,本体感觉传导通路异常与否及其相应脑中枢是否兴奋的方法。

四、康复治疗

脊髓损伤后，应早期手术，术后尽早开展康复训练。有相关研究称从受伤到开始康复的时间延迟与日常生活活动和生活质量下降相关。国外相关指南建议当急性脊髓损伤患者病情稳定，能够承受所需的康复强度时，即可以进行康复治疗。

脊髓损伤患者主要的功能恢复一般发生在损伤后 2~6 个月，而且与康复治疗密切相关。急性期手术后的康复训练应包括颈髓损伤后呼吸功能重建、肌力训练、坐位训练、步态训练、轮椅运动和转移训练等。评价康复治疗效果应使用统一的且被人们认可的量表，并定时进行填写、对照与总结。常用量表有：①ASIA 评分量表；②脊髓损伤患者步行功能评定量表。脊髓损伤后，中断和损伤严重的脊髓无法再生和恢复，因而至今尚无有效的治疗方法，是世界性治疗难题。虽然目前治疗脊髓损伤尚有许多问题需要解决，但是治疗方案的不断改进让我们看到希望。通过康复可以大大提高脊髓损伤者的生活质量。根据评定结果分析问题、治疗介入，制订功能目标，训练并调整计划，并适时给患者作出康复评价以不断修改康复治疗计划。

1. 心理康复　首先，要正视现实，接受瘫痪的客观存在。同时要让患者认识到在病床上、轮椅上也能愉快生活。通过康复治疗和训练，许多障碍是可以克服和改变的。教育患者树立信心，乐观积极，对生活充满热情。随着时间的推移，绝大多数患者都能接受现实，正确对待。其次，就是要有顽强的毅力和意志，认识到康复是一个长期的、艰苦的努力过程，要有信心、有恒心、有耐心，坚持不懈地去做。通过不断调整，正确认识自己的疾病，树立乐观、积极、顽强、自信的精神。有了健康的心理素质，做到这些就实现了心理康复。合适的心理康复对消除住院患者及家属焦虑、抑郁等负性情绪效果较好，改善心理干预护理服务质量，临床应用价值显著。

2. 运动功能训练和代偿　运动功能障碍是脊髓损伤患者的主要障碍，恢复和代偿运动功能是脊髓损伤康复的主要内容和重点。进行运动功能训练和代偿，目的是恢复残存肌力，挖掘潜在的功能，增强健全功能来替代丧失的功能。防止关节僵直、畸形，预防骨质疏松，增强全身体质。

通过训练和各种代偿手段，使四肢瘫痪者能维持坐位；使胸段瘫痪者能在轮椅上活动；使腰段瘫痪者可以自行上下轮椅，做到大部分生活自理；使部分腰骶段瘫痪者能站立和在辅助器具帮助下行走。

运动功能康复方法主要有以下几种：肢体功能训练；物理治疗；中医针灸、按摩等治疗；支具、拐杖、助行器、轮椅等辅助用具的使用。

颈髓及高位胸髓损伤的患者都不同程度地存在着呼吸功能障碍。进行呼吸功能训练是防止呼吸道感染，避免呼吸衰竭危及生命的重要措施。

C_4 完全性损伤会造成四肢瘫，除头部外四肢和躯干均不能活动。

对 C_4 损伤四肢瘫患者，进行口的功能训练，可训练口咬木棒操作电脑或特殊辅助器具；对手指尚有部分功能的患者，佩带辅助器具（万能套箍等）进行进食、打字等生活自理训练。C_5~C_7 损伤的患者上肢存在不同程度的障碍。对这类患者进行康复训练要点如下：①进行呼吸功能训练；②进行全身关节被动训练；③进行被动站立训练，目的是避免骨质疏松，预防尿路感染，有利于排便；④进行被动翻身和坐位训练；⑤根据上肢功能障碍情况的不同，对肩、肘、腕及手功能进行功能训练。对 C_5~C_6 损伤患者，进行乘坐轮椅和驱动操作电动轮椅的训练。C_6 损伤的患者进行臀部减压训练（用肘勾住轮椅扶手，身向同侧倾斜，使对侧减压），坐起训练（利用床脚绳梯拉动从床上坐起）。C_7 损伤的患者上肢功能基本正常，但手的抓握、捏拿尚有一定障碍，对他们可进行床上自己翻身、移动、坐起训练，自理生活训练，轮椅驱动训练。

C_8~T_2 脊髓损伤的患者上肢功能（包括腕和手的功能）完全正常，但不能控制躯干，双下肢完全瘫痪，呼吸功能较差。此类患者能独立完成床上活动、转移，能驱动标准轮椅，独立处理大小便，检查易损部位皮肤，能独立使用通讯工具、写字、更衣，能进行轻的家务劳动，日常生活部分自理，可从事坐位工作，可借助长下肢支具在步行双杠内站立。对患者训练的要点如下：①加强上肢肌肉强度和耐力的训练，可通过使用哑铃、拉力器等各种器材来达到这一目的；②坐位要撑起减压训练；③尽力进行各种轮椅技巧训练，以提高患者的适应能力；④转移训练仍然必要；⑤由于上肢功能完好，应进行适宜的职业训练。

T_3~T_{12} 脊髓损伤的患者上肢完全正常，肋间肌功能大多存在，因而呼吸功能基本正常，躯干部分瘫痪，双下肢完全瘫痪。此类患者生活基本能自理，能独立使用轮椅和完成转移动作，能进行一般的家务劳动，可从事坐位的工作。利用长下肢支具、拐杖、助行器或步行双杠可作治疗性步行训练，此种步行虽无实用价值，但给患者带来站立行走的感觉，使患者产生强大的心理支持。下肢负重可减缓骨质疏松的发生，下肢活动可改善血液、淋巴循环，促进二便排泄，减少对他人的依赖，因此应大力开展这项训练。

训练重点主要是进行站立和治疗性步行，其中包括使用长下肢支具、助行器、双腋拐，先在步行双杠内练习站立平衡和行走，然后在杠外练习走，T_6~T_8 练习“迈至步”，T_9~T_{12} 练习“迈越步”。

L_1~L_2 脊髓损伤患者上肢完全正常，躯干稳定，呼吸功能完全正常，身体耐力好，下肢大部分肌肉瘫痪。一般能进行 T_3~T_{12} 损伤性患者的一切活动，能用短下肢支具（只固定膝关节和踝关节）和肘拐或手杖在家中进行功能性步行，即能在家中用短下肢支具进行短距离、慢速行走，能上下楼梯，日常生活完全自理。在户外长时间活动或为了节省体力和方便仍要使用轮椅。

对患者训练要点是：“四点步态”行走训练；从轮椅上独立自站起训练；上下楼梯训练；身体条件优越者应练习安全地跌倒和重新爬起（这对借助支具和拐杖行走的患者非常重要），以免跌倒时易于损伤和倒地后不能自立爬起；其他训练同 T_3~T_{12} 损伤的患者。

L_3 及 L_3 以下脊髓损伤患者上肢、躯干完全正常，双下肢有部分肌肉瘫痪，用手杖和穿高帮鞋即可达到实用步行的能力，L_5 以下损伤不用任何辅助用品亦可达到实用步行的目的。

对患者训练的要点是：因这类患者残疾程度相对较轻，康复训练主要以双下肢残存肌力为主，可利用沙袋等各种方法来提高肌力；用双拐练习“四点步态”；用手杖练习行走；早期的训练方法同 L_1 和 L_2 损伤的患者。

3. 排尿功能训练和尿路感染防治　脊髓损伤后，80% 的患者会发生尿潴留，逼尿肌反射消失。此时必须进行间歇性导尿或留置导尿管。如果不及时处理，膀胱过度膨胀会引起逼尿肌的损伤和损害肾脏。管理策略包括每隔几个小时通过间歇性导尿排空膀胱、手术重建排尿通道、注射肉毒毒素和药物治疗（如抗毒蕈碱药物等）。

4. 防压训练和压疮防治　压疮现称为压力性损伤，是发生在皮肤和潜在皮下软组织的局限性损伤，通常发生在骨隆突处或皮肤与医疗设备接触处。该压力性损伤可表现为局部组织受损但表皮完整或开放性溃疡，并可能伴有疼痛。剧烈和 / 或长期的压力或压力联合剪切力可导致压力性损伤出现。如果护理不当，患者情况会进一步严重，可诱发全身性感染甚至导致死亡。

临床发现一些低位脊髓损伤患者和不全瘫痪者，比其他患者更容易发生压疮。这是因为他们受伤位置低，尚有部分运动功能，每天的活动量较受伤位置高的要大得多，而这些人因存在感觉障碍，失去了保护作用，运动越多，受压损害的机会也越多，因而更易患压疮（如不全瘫痪者长时间坐位或站立行走，坐骨结节和足跟处就易患压疮）。身体瘦弱的比肥胖的更易发生压疮。

防压训练是脊髓损伤患者康复训练的重要内容，就是通过训练，形成一种有规律的运动或是动作，达到防压的目的。卧床者要定时翻身，每 2~4h 翻身一次（根据床垫防压程度决定翻身时间）。

患者可按仰着睡、侧身睡、趴着睡、转向另一侧睡顺序进行翻身。腰椎截瘫患者通过训练要做到自己翻身。部分胸椎截瘫患者要训练借助床上辅助器（吊环、拉手等）自行翻身。腰椎截瘫患者坐位时要每隔半小时用手撑椅子靠手，使臀部悬空 3 ~ 5 次。要学会在一种体位时活动身体，因为身体做小范围活动也可以减少皮肤的压力。不全瘫可行走患者，不可连续站立，不可连续走长路，还要通过使用轮椅、拐杖来减少走路时间，减少足底的压力。

此外还包括其他有关障碍和并发症（肺炎、痉挛、疼痛等）的处理和防治、排便障碍的处理、性康复、辅助器具的运用、家庭无障碍设施的建设和运用等。

脊髓损伤给患者的日常生活带来很大的困难和不便，需要根据不同的脊髓损伤水平可确定相应的康复目标，从而来指导患者进行日常康复训练。根据脊髓损伤水平，其康复目标见表 4-2-1。

表 4-2-1　脊髓损伤康复目标

目标	脊髓损伤水平						
	C_5	C_6	C_7~C_8	T_1~T_{10}	T_{11}~T_{12}	L_1~L_3	L_4 以下
进餐	P	P	I	I	I	I	I
更衣	D	D	P/I				
如厕	D	D/P	P	I	I	I	I
入浴	D	P	P	I	I	I	I
轮椅运动	P	P/I	I	I	I	I	I
移乘	D	P	I	I	I	I	I
行走能力	O	O	O	D	P	P	I
支具	UEO	UEO	UEO	KAFO	KAFO	KAFO	AFO

D：靠别人辅助能完成；O：完全不能完成；P：部分可独立完成；I：全部独立完成；UEO：上肢支具；KAFO：膝踝足支具；AFO：踝足支具

（周　云　田大胜）

参考文献

[1] 王洪伟，周跃 . 创伤性脊柱骨折患者流行病学分析[J]. 中国创伤杂志，2012，28(11)：988-991.

[2] 陈孝平 . 外科学[M].8 版 . 北京：人民卫生出版社，2013.

[3] 杨帆，宋先舟，白祥军，等 . 多节段脊柱骨折的临床特点[J]. 中华创伤骨科杂志，2010，12(6)：595-597.

[4] 邹小宝，马向阳，杨进城，等 . 经口咽前路减压侧块关节融合器植骨融合联合颈椎压力固定器治疗难复性寰枢椎脱位[J]. 中国脊柱脊髓杂志，2016，26(11)：961-966.

[5] 林斌，赵忠胜，蔡弢艺，等 . 后路椎弓根螺钉内固定治疗寰枢椎联合骨折[J]. 中华创伤骨科杂志，2016，18(9)：805-808.

[6] 伍骥，郑超，黄蓉蓉，等 . 重新认识胸腰段脊柱骨折的诊断和治疗[J]. 中国骨与关节杂志，2016，5(6)：401-404.

[7] 郑博隆，郝定均，杨小彬，等 . 下颈椎骨折分型和治疗的研究进展[J]. 中华创伤杂志，2017，33(9)：849-854.

[8] Fehlings MG，Vaccaro A，Wilson JR，et al.Early versus delayed decompression for traumatic cervical spinal cord injury：results of the Surgical Timing in Acute Spinal Cord Injury Study(STASCIS)[J].Plos One，2012，7(2)：e32037.

[9] 张军军，赵建德，陈先，等 . 颈椎骨折脱位并发脊髓损伤的综合康复策略[J]. 中国康复理论与实践，2010，16(8)：778-780.

[10] 王晓芳，周广美，房立丽，等 . 指导性干预在胸腰椎骨折康复期的临床应用[J]. 中国伤残医学，2017，25(22)：94-94.

[11] Chow GH，Nelson BJ，Gebhard JS.Functional outcome of thoracolumbar burst fractures managed with hyperextension casting or bracing and early mobilization[J].Korean J Spine，2013，10(3)：144-148.

[12] 王方永，李建军 . 脊髓损伤神经学分类国际标准(ASIA 2011 版)最新修订及标准解读[J]. 中国康复理论与实践，2012，18(8)：797-800.

[13] 周云，荆珏华 . 胸腰椎损伤的常用分类[J]. 中国伤残医学，2012，20(12)：208-209.

[14] 张娜，周谋望，刘楠，等 .2016 年度全国脊髓损伤康复医疗质量控制调查报告[J]. 中国康复医学杂志，2018，33(10)：493.

[15] 杨俊松，郝定均，刘团江，等 . 急性脊髓损伤的临床治疗进展[J]. 中国脊柱脊髓杂志，2018，28(4)：368-373.

[16] Schilero GJ，Bauman WA，Radulovic M.Traumatic spinal cord injury：Pulmonary physiologic principles and management[J].Clinics in Chest Medicine，2018，39(2)：411-425.

[17] Rodrigues LF，Moura-Neto V.Biomarkers in spinal cord injury：from prognosis to treatment[J].Mol Neurobiol，2018，55(8)：6436-6448.

[18] Morhardt DR，Hadjmoussa M，Chang H，et al.Outcomes of ureteroscopic stone treatment in spinal cord injury patients.[J].Urology，2018，116：41-46.

[19] Zhu D T，Feng X J，Zhou Y，et al.Therapeutic effects of electrical stimulation on overactive bladder：a meta-analysis[J].SpringerPlus，2016，5：2032.

第五章 上肢创伤康复

手和上肢是人类劳动最直接的工具，人在日常生活活动、工作、学习和娱乐中要完成各项任务都离不开手和上肢的帮助。由于其使用频繁，而且很可能会在各种危险环境中工作，因此也最容易在受到外界打击时造成各种严重的创伤和在长期使用中形成积累性的损伤。由于要完成各种精细动作，且其解剖具有相当的复杂性，上肢创伤后的功能康复对于康复医师和治疗师来说具有较高的要求和难度。本章节将分别从肩部、上臂、肘部、前臂和腕部这五个部分对临床常见的上肢创伤或积累性损伤进行阐述。

第一节 肩与上臂的骨折

一、概述

肩部骨折主要包括锁骨骨折和肩胛骨骨折。

锁骨呈 S 形架于胸骨柄与肩峰之间，是连接上肢与躯干之间的唯一骨性支架。锁骨位于皮下，表浅，受外力作用时易发生骨折，锁骨骨折发生率占全身骨折的 5%~10%。儿童及青壮年人群多发。

肩胛骨骨折较少见，发生率仅占全身骨折的 0.4%~1%，占肩关节骨折的 3%~5%。肩胛骨骨折多是直接暴力引起的，常常会合并其他部位和脏器的严重损伤。因其绝大多数是多发伤，且往往以合并伤为主要表现(肺挫伤、血气胸、颈椎损伤、臂丛神经损伤、肩关节悬吊复合体损伤等)，X 线漏诊误诊较高，导致肩胛骨骨折极易漏诊。

上臂常见骨折为肱骨近端骨折、肱骨干骨折。肱骨近端骨折以肱骨外科颈骨折居多，肱骨外科颈骨折是指发生在肱骨大结节以下至胸大肌止点以上部分，相当于解剖颈下 2~3cm 以内的骨折。有臂丛神经、腋血管在内侧经过，骨折易合并神经血管损伤。

肱骨外科颈骨折可发生于任何年龄，但在年龄上有两个高峰：一个是 30 岁左右，此类患者骨折多为高能量损伤，常常合并有其他类型的骨折或脏器损伤；另外一个年龄高峰是 60 岁以上，尤以老年女性、有骨质疏松者，骨折发生率增高。肱骨近端骨折的发生率随着年龄增长急速增加，最新的研究表明，肱骨近端骨折人群中 60 岁以上的患者占 70%，且该年龄组的发病率在近 30 年内增长了近 3 倍。

肱骨外科颈外侧有大、小结节，为冈上肌、冈下肌、小圆肌及肩胛下肌的附着处，结节间沟内有肱二头肌长头腱通过，并有滑膜鞘包围及肱骨横韧带固定，对肱骨头有保护作用。

肱骨头与肱骨干有两个自然生理倾角。正面观察，头、干间有一个向内的倾角，称头干角，一般为 130°~140°；侧面观察，肱骨头、干间有一向后的倾角，称后倾角，一般 15°~20°。肱骨近端骨折后，头干角和后倾角恢复的程度直接影响肩关节内外旋转功能的完整性。肱骨干骨折是指肱骨外科颈以下 1~2cm 至肱骨髁上 2cm 之间的骨折，骨折多发生于肱骨干中段，下段次之，上段最少。肱骨干骨折约占全身骨折的3.5%，30岁以下成人较多见。

在肱骨干中下1/3段后外侧有桡神经沟，桡神经自腋部发出后，在三角肌粗隆部自肱骨后侧沿桡神经沟下行，当肱骨中下1/3交界处骨折时，易合并桡神经损伤。

暴力作用是外科颈骨折和肱骨干骨折的主要原因。肱骨外科颈细，为松质骨、密质骨的移形处，在暴力的冲击下易发生骨折，可发生于直接暴力或间接暴力。直接暴力常由外侧打击肱骨干中部，至横形或粉碎性骨折。间接暴力常由于手部着地或肘部着地，力向上传导，加上身体倾倒所产生的剪式应力，导致中下1/3骨折。

CT检查能对于评估肩关节骨折的骨折情况、移位情况有很大优势，结合CT扫描后三维重建可以对诊断与治疗提供良好参考。以下情况推荐进行肩关节CT检查：

（1）患者因疼痛难以完成肩关节创伤系列片检查。

（2）肱骨近端三部分或四部分粉碎性骨折。

（3）合并肌腱损伤，或者骨折较小，无法通过X线识别，但又高度怀疑骨折者。

二、康复评定

1. 骨折对位对线评定及骨折愈合状况　可行X线或CT、必要时MRI。

2. VAS评分　评价静态和肩关节活动时的疼痛程度。

3. 关节活动度　包括肩关节活动度、肩胛骨活动度以及肩肱节律。

4. 肌力　耸肩、沉肩、肩胛骨内收、前伸，肩关节外展/内收、前屈/后伸、内/外旋肌力，以及前臂及手部的肌力。

5. 感觉　包括三角肌表面的轻触觉评价。

6. Moberg拾物试验　评价上肢功能，更偏向于日常生活的实际应用。

7. 肩关节Constant-Murley评分　由疼痛、肌力、功能活动以及关节活动度组成，能够综合地评价肩关节的功能情况。

8. 肌电图检查　主要了解有无臂丛神经受损。通过对上肢感觉功能和运动功能的检查，以及肌电图检查了解有无臂丛神经受损情况。

9. 日常生活能力　应重点评估肩、肘关节活动功能障碍以及臂丛神经损伤后对生活自理能力的影响，如穿衣、洗漱、清洁卫生、进餐、写字等。

10. 心理评价　可采用汉密尔顿焦虑量表、汉密尔顿抑郁量表，由于肩关节制动及局部疼痛会造成患者焦虑或抑郁，早发现早治疗有利于其后的功能恢复和回归社会。

三、手术治疗

（一）肩胛骨骨折

手术治疗：手术指征为盂极角<20°、肩胛颈骨折块内移>20mm、肩胛体骨折成角>30°、关节盂骨折位移>4mm或缺损面积>20%、喙突及肩峰骨折移位>10mm、肩胛骨颈锁骨双骨折。

切开复位内固定手术的入路包括：①上方入路；②改良Judet手术入路；③后方三角肌劈开入路；④外侧缘入路；⑤后路微创手术入路。

符合手术指征的肩胛骨骨折均建议手术治疗。手术治疗只是帮助肩胛骨基本结构稳定，为促进愈合加快功能恢复创造良好条件，术后仍需要康复治疗及护理来确保肩关节功能的恢复。

另外为了保证术后康复的有效性，术中应特别注意摘除镶嵌在肌肉内部的骨块碎片，以能够有效地改善肌肉的收缩活动，使得患者的运动状况得到改善；恢复以及维持肩胛颈处骨折的力学稳定性以及正确的解剖位置，以保护盂肱关节，并促进肩部肌肉恢复正常的收缩调节功能。

（二）锁骨骨折

手术指征：锁骨骨折不愈合、骨折伴神经血管损伤、骨折端有软组织嵌入、骨折断端间存在较宽的分离、某些对功能和外形要求较高的特殊职业患者。

内固定方法可视骨折的类型和部位等不同，选择“8”字钢丝、克氏针或钢板固定。

术后功能训练介入时间：并不明确，根据每位外科医生的建议进行，最早2日开始活动，最晚2周，需要注意的是肩关节内收及前屈动作幅度循序渐进，避免二次手术风险。

（三）上臂骨折

治疗原则是争取理想的复位，尽可能保留肱骨头的血运，保持骨折端的稳定，并能早期开始功能锻炼。无移位骨折不需要进行手法复位，用三角巾悬吊上肢3~4周即可开始进行功能锻炼。外展型骨折、内收型骨折主要采用手法复位、外固定方法治疗。严重粉碎性骨折，采用手术方法治疗。若患者年龄过大，全身情况差，可用三角巾悬吊，自然愈合。对青壮年的严重粉碎性骨折，估计切开复位难以内固定时，可作尺骨鹰嘴外展位牵引，辅以手法复位，小夹板固定，6~8周去除牵引，继续用小夹板固定，开始肩关节活动。

四、康复治疗

（一）保守治疗

1. 肩胛骨骨折

（1）固定：佩戴三角巾4周，减轻肩关节的应力，减少肩胛骨活动，促进骨折愈合。有移位的肩胛颈或肩胛盂骨折，可将患侧上肢外展牵引6周后，再行三角巾悬吊2周；并开始伤侧上肢功能锻炼。

（2）2周内肩部肌肉的静力收缩，肘、腕及手部的主动全关节活动范围运动。

（3）2周后开始逐渐增加肩关节及肩胛骨无痛范围内各方向的活动，角度及重复次数循序渐进。

（4）4周后强化关节活动度和肌力训练，直至关节活动正常，训练过程中疼痛程度不超过目测类比法（visual analogue scale，VAS）评分2~3分。

（5）8周开始负重活动。

（6）全病程中避免暴力牵伸，6周后如仍存在肩关节活动障碍可进行小剂量牵伸（关节松动Ⅳ级）。

（7）病程中如存在疼痛、肿胀，可进行相应物理因子治疗、手法治疗等，帮助减轻疼痛，促进骨折愈合及促进消肿等。

2. 锁骨骨折

（1）手法复位后用“8”字石膏固定（儿童使用“8”字绷带固定），根据年龄决定固定时间（3~6周不等）。

（2）卧位时肩胛中间可垫一薄枕，使双侧肩关节外展后伸位，避免骨折移位，另外禁止患侧卧位。

（3）疼痛VAS评分在2分以下一般不处理，如存在2分以上的疼痛，可以应用非甾体抗炎药，一般不超过2周。

（4）注意上肢运动功能以及局部肿胀情况，如存在运动感觉功能减退以及局部肿胀加重，需立即就医。

（5）康复训练与前述术后康复治疗基本一致，早期活动在时间上略晚一些。

（6）心理疏导同术后心理干预。

（7）物理因子治疗如经皮神经电刺激或激光可改善疼痛，低频电刺激以防止三角肌萎缩，红外线可改善局部循环（一般训练前进行）。

（8）不符合手术指征的患者不建议手术治疗，可能延缓骨折愈合及增加骨不连的风险。通过外固定结合康复训练也能有很好的预后。

（二）术后康复及护理

1. 肩部骨折

（1）药物控制疼痛：手术及保守治疗均可以非甾体抗炎药控制疼痛。

（2）良肢位：术后患者两肩胛间垫一薄枕，让双侧肩胛骨保持内收，避免患侧卧位。

（3）佩戴三角巾：患侧上肢屈曲90°，将前臂悬吊于胸前，注意指导患者自行调整固定带的松紧，避免过紧压迫造成肢体麻木或过松达不到固定目的。一般三角巾需要佩戴4~8周。

（4）注意术后患者肩关节外展活动度和三角肌表面感觉等。

（5）宣教工作

1）术后1周内：进行肘腕及手部的肌力及关节活动运动，避免肌肉萎缩，并促进上肢体液回流；站立位肩关节在吊带保护下小幅度慢速地做钟摆活动，幅度缓慢增加，时间缓慢延长，一般为3~10min，每日5次左右；卧位，保护下小范围肩关节外展90°的肩关节内外旋运动，3~10min，每日5次左右。

2）术后2周内健手辅助患肢前臂做肩关节轻度外展、前屈、后伸等活动。

3）术后2~4周，肩关节无痛范围内各方向活动，角度及重复次数循序渐进。

4）术后4周后强化关节活动度（爬墙/治疗师辅助肩胛骨的松动）和肌力训练（包括耸肩、肩胛骨内收/外展、肩关节前屈/后伸等的等长或等速训练），直至肩关节主动活动正常，肩肱节律恢复正常。

5）术后8周开始渐进性负重活动。

6）全病程中避免暴力牵伸。

（6）心理疏导。

（7）物理因子治疗：采用经皮神经电刺激或激光改善疼痛，采用低频电刺激防止三角肌萎缩，用红外线改善局部循环（一般训练前进行）。

2. 上臂骨折　康复治疗目的是尽量完全恢复肩关节、肘关节的活动度，尽量恢复和保持骨折周围肌肉的力量。改善肩关节及肘关节功能。

（1）伤后1周内：伤侧肢体不应负重。不活动肩关节及肘关节；可做腕关节及指关节屈伸练习，勿做旋转手臂动作。7日内不做肩关节及肘关节肌肉力量训练。7日后可开始伸屈腕部肌肉，进行等长训练；以健侧手固定前臂，练习腕及手指的主动屈伸，保持肌力。

（2）伤后2~4周：骨折处于修复期，开始出现软骨痂。避免肩关节旋转动作。活动肘关节及以下各关节；如骨折为保守治疗，通常在伤后3周可在不引起疼痛前提下开始肩关节垂臂钟摆练习；合并肩袖肌撕裂伤手术修复者，4周内不要做主动活动，以防牵拉修复部位。继续腕及手指屈伸肌肉的等长训练。

（3）伤后 4~6 周：骨性骨痂出现并不断增加，注意是否出现肩关节囊粘连。患侧上肢适度部分负重。加大肩关节各方向主动及被动活动幅度，但慎做肩关节旋转动作。合并肩袖肌撕伤手术修复者，以被动活动为主。继续肘关节及以下关节活动，肘部增加旋前及旋后动作。开始进行肩部肌肉力量的练习，但手术骨折固定者如经三角肌手术，慎做三角肌力量的练习。继续肘、腕部肌肉等长训练，促进握力恢复。

（4）伤后 7~12 周：骨折处于塑型期，骨性骨痂开始塑型。逐渐增加至全负重，各关节最大限度主动活动，肱骨近端骨折适当增加肩关节被动活动以牵拉关节囊，以最大限度恢复肩关节活动范围。肩带肌主动训练及抗阻训练以增强力量和耐力。肱骨干骨折若为正常愈合，可全负重，各关节可最大限度主动活动及被动活动，进行肩及肘部屈伸肌肉抗阻力训练以增强肌力和耐力。

3. 康复治疗的治疗剂量及参数　一般骨折后，原则上骨折后 1 个月内，骨折关节制动，只进行无痛或轻微疼痛（VAS 小于 2 分）范围内的等长训练，非骨折部位进行正常肌力恢复训练。1~2 个月内，骨折部位以轻痛（VAS 2~3 分）的主动活动辅以少量的牵伸治疗，2 个月后如关节活动范围仍未恢复正常，复查 X 线骨折愈合良好情况下可增加牵伸量，并逐渐增加负重肌力训练直至功能恢复正常。

平日训练每个动作进行 6~10 个为 1 组，每次治疗时间可在 20~30min，每天可以根据自身情况进行 2~5 组，训练时可略有疼痛（VAS 约为 2~3 分），训练结束可予冷敷，一般治疗结束后以疼痛即刻消失，且第二天晨起骨折周围肌肉无疼痛为宜。

五、预后

肩部骨折中除了伴有其他严重合并症的患者或肩胛骨及锁骨双骨折预后不佳外，其余患者均能较好地恢复正常工作生活。

在术后及保守治疗中常用前臂吊带和三角巾，主要是起到减轻肩关节承重，避免移位或钢板负荷过大，4 周内建议起床就佩戴，8 周内建议外出活动时佩戴，以防万一。肩关节外展支架，在手术后早期佩戴，有助于术后肩关节功能的保护以及骨折的愈合。

上臂骨折中，肱骨骨不连发生率均为 8%~13%。导致骨不连的原因：肱骨骨折后成骨细胞损伤。解剖因素：合并血管损伤影响骨折的愈合。医源性因素：肱骨近端骨折内固定骨折端固定不牢，钢板过短或放置位置不理想；术后过早进行功能锻炼也会造成内固定松动；多处骨折和粉碎性骨折容易发生骨不连。稳定固定骨折端及保护肱骨的血运，对促进骨折愈合很重要。有研究报道，重建肱骨内侧支撑能够有效减少并发症的发生。

肱骨近端的血供及其破坏是预测肱骨头存活可能性的关键，损伤肱骨头供血动脉导致肱骨头缺血坏死可能性大。一般对于 Neer 分型四部分骨折而言，肱骨头坏死率为 33%~56%。三部分骨折亦有 17%~38% 的坏死率。Hertel 等提出的肱骨头坏死的放射学预测标准在国际上得到了广泛认可，包括：①骨折线向干骺端延伸小于 8mm；②内侧软组织铰链移位大于 2mm；③解剖颈骨折。

创伤性肩关节僵硬是影响肱骨近端骨折疗效的主要因素，术后肩关节活动功能不满意，其主要原因是骨折后的疼痛使肩关节长期固定而未行有效的功能锻炼，关节脱位及严重骨折的出血和软组织损伤造成肩周粘连也是重要原因之一。

肩、肘关节功能障碍多见于长时间使用广泛范围固定的老年患者，应尽早加强肌肉、关节功能活动，若已经发生肩或肘关节功能障碍，更要加强其功能活动锻炼，辅以理疗，尽快恢复关节功能。

（白玉龙　任彩丽）

第二节　肘与前臂的骨折

一、概述

（一）肘关节周围骨折

肘关节周围骨折为肱骨髁上骨折、肱骨小头骨折、尺骨鹰嘴骨折、桡骨头骨折等。

肱骨髁上骨折是指肱骨干与肱骨髁的交界处发生的骨折。肱骨干轴线与肱骨髁轴线之间有30°~50°的前倾角，是容易发生骨折的解剖因素。肱骨髁上骨折多发生于10岁以下儿童。

肱骨小头骨折是指一种肱骨远端的关节面骨折，骨折线大多位于冠状面，常累及肱骨滑车关节面，骨折片较小且隐蔽，而骨折块本身没有或只有很少的软组织。若没有发现骨折时易导致肘关节屈伸功能障碍或肘关节不稳定。临床上并不多见，且常易误诊或误治，占全部肘部损伤的0.5%~1%。各年龄均可发生。单纯肱骨小头骨折以成人多见，合并部分外髁的肱骨小头骨折多发生在儿童。

尺骨鹰嘴骨折是波及半月切迹的关节内骨折。因此解剖复位是防止关节不稳及预防骨性关节炎和其他合并症发生的有效措施。尺骨鹰嘴骨折较常见，多发生在成年人。多由尺骨近端背侧面直接暴力打击导致，肱骨远端关节面如同楔子嵌入尺骨鹰嘴骨折之间。多见于跌倒，肘部直接着地，或肘后部的直接打击、碰撞，骨折表现为无移位或者粉碎性，两种力量联合作用则会造成移位且粉碎性的骨折。

桡骨小头骨折是常见的肘部损伤，桡骨小头骨折是关节内骨折，如果有移位，理应切开复位内固定，恢复解剖位置，早期活动，以恢复肘关节伸屈和前臂旋转功能。桡骨小头骨折多与肘关节脱位同时发生，并伴随内外侧副韧带断裂损伤，肘关节囊前部破裂及尺骨冠状突骨折。高能量前臂轴向负荷损伤可能导致Essex-Lopresti损伤，包括桡骨小头粉碎性骨折、骨间膜撕裂伤、三角纤维软骨复合体损伤。

（二）前臂骨折

前臂由尺桡骨组成，两骨借骨间膜连接。近侧，尺桡骨形成上尺桡关节；远侧，形成下尺桡关节，是前臂旋转功能的重要解剖基础。尺桡骨局部解剖结构较为复杂，一旦发生骨折，极容易出现骨折错位，并且很难对其固定维持，患者多伴有疼痛、局部肿胀等症状，甚至出现前臂旋转功能障碍、肢体畸形等，给患者带来极大的痛苦，严重影响患者的日常生活。不同年龄好发骨折的部位不同，青少年多见尺、桡骨双骨折，即桡骨干和尺骨干同时发生骨折，这是临床上常见的骨折类型，直接或间接暴力均可造成骨折。老年骨质疏松人群易发生桡骨远端骨折，多数在摔倒后容易因骨质压缩缺损和关节面塌陷而引起桡骨远端骨折，桡骨远端骨折可采取手法复位以及手术切开复位。常见的前臂骨折分类有：

（1）Monteggia骨折：尺骨上1/3骨折合并桡骨小头脱位，又称为孟氏骨折，最早由意大利外科医师Monteggia报道，好发于青壮年及儿童，直接或间接暴力均可导致，常使用手法复位的保守治疗方式。

（2）Galezzi 骨折：是指桡骨中下 1/3 骨折，合并下尺桡关节脱位。又称为必须骨折，因此种损伤必须手术治疗。Galezzi 骨折发生率约为孟氏骨折的 6 倍。

（3）Colles 骨折：指发生在桡骨远端关节面以上 2~4cm 的松质骨骨折，且远端向背侧移位。多为间接暴力引起，常由于跌倒、肘部伸展、前臂旋前、腕关节背伸、手掌着地所致。典型者可见餐叉状畸形，局部压痛，可触及向桡背侧移位的远折端。X 线检查可见桡骨远端骨折块向桡侧、背侧移位，形成掌侧成角畸形。

（4）Smith 骨折：又称反 Colles 骨折，桡骨远端骨折，骨折端向掌侧移位。多由跌倒、腕背着地、腕关节急骤掌屈所致。外伤后腕部疼痛、肿胀、出现腕部畸形，与 Colles 骨折相反，腕部活动受限，桡骨远端有压痛，可感知骨擦音，尺桡骨茎突关系异常。X 线上可见骨折端连同腕骨向掌侧移位。

（5）Barton 骨折：桡骨远端背侧、掌侧缘骨折，合并腕关节半脱位者的统称。背侧缘骨折多由间接暴力引起，跌倒时腕背伸而前臂旋前；掌侧缘骨折多为跌倒时手背着地。

远侧尺桡关节（distal radioulnar joint，DRUJ）是连接手和前臂的重要关节，对维持手和前臂的正常旋转功能和腕关节的稳定具有重要作用，DRUJ 脱位严重影响前臂和腕关节正常功能。DRUJ 脱位常伴发于尺桡骨远端骨折，发生率为全身关节脱位的 10%~19%。

二、康复评定

1. 骨折愈合的评定标准

（1）时间：骨折愈合的时间因患者年龄、体质不同而异，并与损伤程度及处理方式密切相关。一般而言，尺桡骨干部骨折临床愈合时间约为 2~3 个月，针对个体患者还要具体分析。

（2）临床愈合标准：①骨折断端局部无压痛，无纵向叩击痛；②骨折断端局部无异常活动（主动或被动）；③ X 线片显示骨折线模糊，有连续性骨痂通过骨折线；④在解除外固定的情况下，上肢能平举 1kg 重物达 1min；⑤连续观察 2 周骨折处不变形。

（3）骨性愈合标准：①具备上述临床愈合所有条件；② X 线片显示骨小梁通过骨折线。

2. 关节活动范围评定　肘与前臂的骨折容易影响腕、肘关节的活动度，因此常用量角器测量相应关节的主动关节活动度（AROM）、被动关节活动度（PROM）来判断活动障碍的程度。

3. 肘关节功能评定　采用 Mayo 肘关节功能评分从疼痛、运动、稳定性、日常生活功能四大方面评定肘关节功能，总分为 100 分，从日常功能出发，具有易于统计，量化具体的特点。

4. 上肢周围肌力评定　肘与前臂骨折时可能损伤的肌肉有：肱三头肌、肱二头肌、旋前方肌、旋前圆肌、旋后肌、桡侧腕伸肌长短头、尺侧腕屈肌、桡侧腕屈肌长头及尺侧腕屈肌。康复阶段尽量恢复这些肌肉的力量。肌力的评定临床上最常用的是徒手肌力测试（MMT），通常采用 6 分法。

5. 神经学检查　通过深、浅感觉检查和运动功能检查了解有无正中神经、桡神经或尺神经受损及损伤程度。

6. 日常生活能力　对肘关节周围骨折患者应重点评估肘关节以及前臂旋前、旋后活动功能障碍对生活自理能力的影响，如穿衣、洗漱、清洁卫生、进餐、写字等。

7. 肌电图检查 怀疑正中神经或桡神经或尺神经受损者,肌电图检查可为损伤程度和预后提供重要的价值。

三、临床治疗

1. 手法复位外固定 对于受伤时间短,局部肿胀轻,没有血循环障碍者,可进行手法复位外固定。

2. 手术治疗 对于手法复位失败,小的开放伤口,污染不重,有神经血管损伤者,选择手术治疗。

四、康复治疗

康复的阶段目标可分为:早期尽可能保持关节肌肉功能;后期恢复肌肉关节功能至受伤前水平。康复治疗措施应着重于早期的消肿、镇痛、促进血液循环及预防并发症。后期在不影响骨折愈合的前提下,教导患者最大限度地主动使用患肢,能做哪些动作和动作程度因骨折部位、状况、固定方法等而异。医师和治疗师的责任之一就是评估和指导患者在骨折愈合期间正确使用患肢,既保持关节肌肉功能,又不对骨折愈合产生负面影响。

(一)肘关节周围骨折

1. 伤后 1 周内 目的为减轻患肢疼痛及肿胀,伤侧肢体不应负重。切开复位内固定者,如内固定较稳定,可尽早行小幅度无痛范围内主动屈伸肘关节练习,关节活动度练习后立即冰敷 20min,以防止肿胀,如感到关节肿、痛、发热明显,可再冰敷,2~3 次 /d。如骨折不稳定,早期要求制动者,可于石膏固定情况下进行肘关节周围肌肉的等长收缩。同时,在不增加肘部负荷的前提下尽可能全范围活动上肢其余关节,以避免制动造成未损伤关节的活动受限及关节周围肌肉的废用性萎缩。

2. 伤后 2~4 周 骨折处于修复期,开始出现软骨痂。切开复位内固定及无移位稳定骨折,可在医务人员指导下小幅度主动屈伸肘关节,在 5°~90° 范围内做主动轻缓无痛的关节活动度练习,在屈伸的终末端维持 30s 左右。术后第 4 周开始行肘关节的被动屈伸,开始时速度为 1~2min 做一次屈伸运动,屈、伸时间基本相同,强度以患者能耐受为度,2 次 /d,10~20min/ 次。物理因子治疗从第 2 周开始,其主要目的为改善患者的肿胀与疼痛。

3. 伤后 4~6 周 骨性骨痂出现并不断增加,患侧勿负重。加大肘关节屈伸主动活动幅度,肘关节勿做强度过大的肌肉力量训练。术后第 5 周开始系统进行肘关节主动屈伸、前臂旋转和肌力练习,运动量根据患者的耐受情况而定,2~3 次 /d,10~20min/ 次。术后第 6 周开始进行肘关节抗阻屈伸和前臂抗阻旋转练习,阻力大小以患者能耐受、不引起明显痛感为宜,3 次 /d,20~30min/ 次,训练后立即进行冰敷。

4. 伤后 7~12 周 骨折处于塑型期,骨性骨痂开始塑型,应避免提、推重物,避免过度扭转肘关节。若为正常愈合,12 周末可全负重,各关节最大限度主动活动及被动活动,屈伸肌肉抗阻力训练以增强肌力和耐力。

(二)尺桡骨干骨折

1~3 周内患侧不负重,除非管型石膏固定,手术固定者均可主动伸、屈肘和腕关节并适度旋前、旋后练习。如为管型石膏固定,活动时避免前臂旋转,以免引起骨折移位。同时进行三角肌、肱二头肌、肱三头肌的等长锻炼。进行消肿治疗:①抬高患肢:肢体远端必须高于近端，近端要高于心脏平面。②主动运动：主动运动是消除肿胀最有效、最可行和花费最少的方法。非受累的相邻关节主张主动运动，每次 10min，每天数次。③物理因子治疗：超短波、磁疗等减轻疼痛，促进血液循环。4~6 周患侧仍避免负重，逐渐增大肘、腕关节活动幅度，包括前臂的旋前和旋后关节活动，6 周末可开始前臂肌肉抗阻力（<3kg）等速训练肌肉力量，可用患侧肢体辅助健侧完成一些轻负重动作。7~12 周逐渐加至全负重，各关节最大限度主动活动，适当增加被动运动，以最大限度地恢复关节活动范围，特别是前臂的旋前和旋后。继续上一阶段肌力训练，并逐渐加大阻力，此期正常愈合者可使用患肢正常生活。

长远规划：可能出现前臂旋前、旋后受限而影响日常活动能力。如出现此限制是由于桡尺骨融合，可能需要二次手术。

（三）尺桡骨远端骨折

1 周内患侧不负重，手指屈伸及对指活动以预防肿胀和僵硬，但早期活动会引起疼痛。除长管型石膏固定外，均可主动屈、伸肘，主动各方向活动肩关节以预防肩关节周围炎。短管型石膏固定活动时避免前臂旋转，以免导致骨折错位。可进行手内在肌等长锻炼。2~3 周患侧仍不负重，保持第 1 周各关节活动，增加掌指关节活动，内外手术固定者可尝试适当屈伸腕关节。保持手内在肌等长锻炼，增加腕伸、屈肌等长锻炼。4~6 周患侧仍避免负重，腕关节可行最大限度关节活动，开始桡偏、尺偏、旋前、旋后等活动。可开始手指及腕掌抗阻力训练。内外手术固定者可用患侧肢体辅助健侧完成一些轻负重动作。7~8 周患肢可逐渐加至全负重，各关节最大限度主动活动，适当增加被动运动，以最大限度恢复关节活动范围。正常愈合者可使用患肢正常生活。9~12 周，此期如无延迟愈合、不愈合等并发症，无特别注意事项。石膏或者外固定器固定者去除石膏或外固定器。患肢可全负重，各关节最大限度主动活动，适当增加被动运动，尤其旋转活动，以最大限度恢复关节活动范围。此期正常愈合者可使用患肢正常生活并支撑身体。

长期规划：约 50% 的患者仍可出现腕关节活动受限、桡侧缩短畸形愈合、尺偏受限，以及握力下降、旋前旋后受限，需要使用相应辅助器具辅助日常生活。

（四）远端尺桡关节脱位

远端尺桡关节脱位的康复治疗应根据脱位的分型不同、骨科的处理方式不同而制订相应的治疗处方。保守治疗适用于单纯下尺桡关节脱位及三角纤维软骨复合体损伤较轻的患者，通过按压突出的尺骨头或横向推挤尺桡骨远端即可恢复正常的解剖关系，下尺桡关节复位后需采用超肘长臂石膏或夹板中立位固定下尺桡关节 6 周，前臂中立位限制了前臂旋转运动，避免了因活动造成的下尺桡关节再脱位，此位置掌背侧尺桡韧带均处于松弛状态，为修复损伤的关节提供良好的外在环境，有利于复位后关节损伤的修复。远端尺桡关节脱位合并骨折的康复治疗处方可借鉴尺桡骨骨折的康复治疗处方。

总的来说，康复治疗目的是尽量完全恢复肩、肘关节的活动度，以及恢复骨折周围肌肉力量。

五、注意事项

肘关节骨折后常见后遗症为肘关节活动受限。因此，当无法完全恢复肘关节活动度时，应尽量确保功能性活动范围达到屈伸 30º~130º。若合并骨化性肌炎，通常在 1 年后手术清除骨化组织以改善肘关节活动。

前臂骨折治疗较为复杂，预后差。尺桡骨骨干稳定性骨折经复位后，石膏固定时间一般为 8~10 周，尺桡骨远端稳定性骨折经复位后，石膏固定时间一般为 7~8 周，根据临床愈合程度决定拆除时间，切勿过早。不稳定性骨折需手术切开复位内固定。外固定期间或者骨折尚未愈合前，不宜进行前臂旋转训练。外固定拆除后可逐步进行主动前臂旋转训练和腕部屈伸训练。由于大量的肌肉及神经经过腕关节，腕骨邻近尺桡骨远端，因此应注重尺桡骨远端骨折及肿胀对腕及手的灵活性和协调性的影响。下尺桡关节脱位的治疗目标是疼痛消失、旋转功能恢复、关节稳定及最终不继发下尺桡关节关节炎等并发症。治疗下尺桡关节脱位应在重视下尺桡关节解剖恢复的同时，也注意三角纤维软骨复合体（TFCC）、骨间膜、韧带的修复。治疗方法的选取需建立在及早诊断的基础上，早期采取闭合复位，晚期采取手术切开复位，同时对 TFCC、韧带、骨间膜保护和重建。下尺桡关节脱位并发症的处理应个性化选取合理治疗措施，而下尺桡关节脱位的早期诊断、早期治疗是取得满意预后的关键。康复治疗的关键是针对损伤及骨科处理方式的不同结合患者具体情况制订合适的治疗方案以促进结果和功能的完美恢复。

（项　洁　党宝齐　梁成盼）

第三节　手部的常见骨折与关节损伤

一、概述

手部骨折是临床上比较常见的骨折，常见的有掌骨、指骨骨折和腕骨中的手舟骨骨折。掌骨、指骨骨折占手外伤的 25% 左右。在所有的手及前臂骨折中，指骨骨折占 23%，掌骨骨折占 18%；指骨骨折多发生在 85 岁及以上老年人，掌骨骨折多发生于 15~24 岁的青年人。腕骨骨折中最常见的是手舟骨骨折，占全身骨折的 2%~7%，经石膏固定后，其中 88%~90% 会愈合。

手部关节损伤主要涉及关节炎，韧带损伤以及关节脱位。手部关节炎分原发性与继发性，原发性关节炎病因虽尚未明确，但一般认为与衰老、慢性损伤、遗传、内分泌改变等有关；继发性关节炎多与内科疾病或创伤有关，女性多见。好发于近、远端指间关节、拇指腕掌关节，以多关节病变为主。手关节韧带损伤发生率最高的是近侧指间关节及掌指关节的桡侧副韧带，常伴掌板损伤；拇指掌指关节以尺侧副韧带损伤多见。常由旋转暴力或侧面受力所致。关节脱位主要发生在近端指间关节背侧，常伴掌板和侧副韧带软组织损伤。

二、康复评定

手功能的评定包括：视诊、触诊、肌力、ROM、协调性及灵活性。

通过视诊、触诊和患者的主动活动，对上述情况应有基本判断，包括手和上肢的完整性、血液循环、伤口情况、皮肤发汗、瘢痕、畸形、肿胀、萎缩、疼痛及关节活动范围。通过 VAS 评分评价患指静止、活动及触压时的疼痛程度。关节活动范围测定：采用手量角器测定主动运动和被动运动的 ROM。测量关节包括腕关节、掌指关节、指间关节。若 ROM 评定小于正常，则需鉴别以下 3 种情况：① AROM 与 PROM 范围相同，障碍原因在于关节本身；②没有 AROM，PROM 正常，障碍原因在于肌腱断裂；③ AROM 或 PROM 随附近关节位置改变而改变，障碍原因在于除骨折外还伴有手外在肌或内在肌挛缩。肌力测定包括患指的屈伸、内收外展肌力；患侧手的握力和捏力。采用手 ADL 功能评定评价手部日常生活活动能力（指腹捏、拿、对指、对掌、系鞋带等）。

手部骨折中，影像学是不可缺少的辅助检查。X 线检查是手舟骨骨折确诊的依据。除拍正、侧位片外，必须拍摄斜位片，斜位片易看出舟状骨腰部骨折线，如果骨折线看不清，可用 CT 扫描法显示出骨折线，同时可看出有无腕骨不稳定现象。舟状骨骨折有移位，正位像易看出，侧位像呈台阶状，同时其桡侧的脂肪阴影带消失。断层 X 线检查对诊断舟状骨骨折很有价值。

手舟骨骨折一般都有手外伤史，疼痛的程度很不一致，腕部活动受限，检查可见“鼻烟壶”肿胀、压痛和手舟骨结节处压痛，腕背伸和沿拇指纵轴的间接挤压痛是其主要体征。腕关节背伸受限，陈旧性骨折患者背伸受限更为严重。患者主诉手掌触地跌倒后桡侧疼痛，手腕的肿胀不如疼痛显著，年轻人通常忽略把它当做轻伤。患者往往数天或数周就医，因此临床医师第一次接诊时必须了解受伤的性质，不要忽略手舟骨骨折的可能性，进行 X 线检查，尤其是腕伸展时跌倒或接触运动项目时手腕突然背伸，特别是年轻男子，要高度警惕。骨折对位对线越差，关节退行性变发生就越多，进展越快，特别是在关节的匹配没有恢复情况下，因此舟骨骨折康复训练尤为重要。

类风湿关节炎活动期和稳定期评定：

（1）晨僵持续 60min 以上。

（2）6 个以上关节压痛或活动时痛。

（3）3 个以上关节肿胀（滑膜肥厚者除外）。

（4）发热持续 1 周以上，体温 37.5℃以上（除其他原因外）。

（5）握力［（捏血压表袖带，卷起充气 3.99kPa（30mmHg）］：男性＜25.54kPa（192mmHg），女性＜19.42kPa（146mmHg）。

（6）红细胞沉降率＞27mm/h。

当患者具备上述 1~4 项中任 3 项和 6~7 项中任 1 项即可确定为活动期。但活动期与稳定期实质上是一个连续性演变过程，其划分也往往是相对的。

三、临床治疗

手部骨折后既要充分固定又要适当早期活动，以利于手功能的恢复。对于未受伤的手指不应予以固定，以保证其他手指的活动。骨折必须正确复位，不能有成角、旋转、重叠移位。关节损伤可行封闭治疗，小针刀治疗以及手术治疗。

针对不稳定、明显移位的骨折多采用手术治疗，治疗方案包括：掌指骨体部骨折（微型钢板螺钉固定）；关节面骨折，腕骨骨折，长斜型或螺旋型掌指骨基底部骨折，一般采用交叉克氏针或联合张力带固定；闭合复位经常用于前臂尺桡骨骨折或掌骨骨折；外固定架一般应用于桡骨远端骨折或前臂、手软组织损伤严重及感染者。对于没有移位的骨折采取保守治疗，通常使用石膏或支具功能位固定。指骨稳定骨折经手法复位后，用“丁”字铝板或石膏托外固定于生理位（手指掌指关节屈曲 90°，指间关节伸直位）。

手舟骨骨折一经诊断就应固定，无移位骨折 8~12 周，其中 88%~90% 会愈合，有移位骨折复位后，在桡偏掌屈位用长臂石膏固定 12~16 周，在手舟骨位 X 线片上确认骨折线消失后才能解除固定，若舟骨骨折不愈合时不及时治疗，通常在五年内会发展成腕关节炎，10 年后都将在 X 线上有关节炎表现。陈旧性手舟骨骨折的治疗应根据患者的职业、训练项目、骨折的病程及病理情况的不同，采用不同的治疗方法。骨折断面尚未出现硬化病例一般仍可采用石膏固定。固定时间较长，约需 4~6 个月。若陈旧性手舟骨骨折断面已硬化，应行手术治疗。

四、康复治疗

1. 术后 0~2 周　①控制肿胀和减轻疼痛，遵循 RICE 原则，水肿明显可用压力手臂套。非受累关节 AROM 训练，肩关节、肘关节、前臂及手指关节各个方向全范围关节活动度练习，逐日增加动作幅度及用力程度。如有伤口注意伤口管理。手术内固定患者可以进行温和的功能性运动。②拆线 24h 后，开始瘢痕治疗。③安全位支具固定，韧带损伤中禁止其侧向运动。

2. 术后 3~4 周　①继续控制水肿，预防瘢痕形成；②医生判断骨折或韧带临床愈合情况，采取手术内固定建议取下支具，进行适当活动；③对受限的关节开始进行辅助主动和被动训练，以无痛或轻度疼痛为度。进行未累及关节的抗阻训练；④轻量的功能性活动，如：铁钉板练习、打字、书写、拿筷子进食等。

3. 术后 5~6 周　①继续控制水肿并进行瘢痕治疗；②视愈合情况进行渐进性力量练习，如使用治疗泥胶、握力器、哑铃等；③功能性活动：内固定者 4 周开始在穿戴矫形器的情况下进行拧螺丝、拿取大木块等活动，进行穿衣、进食、刷牙等日常生活能力活动训练。

注意事项：治疗方案的制订要根据骨折或韧带的愈合情况，由手术医生来决定是否可以开始主被动活动和使用支具的时间和频率。

4. 术后 7~8 周　①此期可强化关节活动度练习，强化关节肌肉肌力训练。②可对受限关节进行关节松动治疗，关节牵伸等，或利用矫形器和屈指手套等。治疗后进行适当冰敷。③功能性活动：骨折愈合较好者可恢复日常生活活动，进行职业康复训练。

五、预后

发生骨折及关节损伤后若救治不当，未及时介入系统化康复治疗常并发手指关节畸形、骨不连、僵硬等，导致关节活动受限，进而影响手功能。掌骨、指骨骨折的患者早期合理救治有益于日后手功能的恢复。同时，有研究表明早期康复不但能使手功能尽早恢复，缩短疗程，减轻痛苦，而且必要的康复治疗对降低患者的直接经济损失和间接经济损失都是有利的。

（叶伟胜　戚　艳　寄　婧　李　奇）

第四节　上肢关节损伤

一、概述

上肢各关节在发生创伤时，肩关节的损伤主要包括肩锁关节脱位、肩关节脱位、创伤性肩关节前不稳定（Bankart 损伤）、肩关节上盂唇损伤（SLAP 损伤）、肩峰撞击综合征等；肘关节的损伤则较易发生尺侧副韧带，损伤多集中于其前束；除此之外，上肢其他关节的损伤以远端尺桡关节脱位较为多见，其中其背侧脱位更加常见。

（一）肩锁关节脱位

肩锁关节是锁骨和肩胛骨唯一的连接，肩锁关节脱位并非少见，多有肩部或上肢外伤史，出现局部疼痛、肿胀及压痛，患肢外展或上举困难，前屈和后伸运动受限，活动后局部疼痛加剧。临床上按照 Rockwood 分型将其分为Ⅰ～Ⅵ型。

（二）肩关节脱位

肩关节脱位最常见，约占全身关节脱位的 50%，多发生在青壮年，男性较多。间接暴力引起的前脱位最常见。肩关节脱位的常见分型有：半脱位、前脱位、后脱位。临床表现为患者肩肿胀，疼痛，主动和被动活动受限。肩三角肌塌陷，呈方肩畸形；搭肩试验阳性。

（三）Bankart 损伤

创伤性肩关节前不稳定（traumatic anterior shoulder instability，TASI）即所谓的 Bankart 损伤。该损伤常由直接或间接受到较大的外力、肩关节反复过顶运动劳损或者用力不当、韧带松弛或过度使用，引起关节过度向前移动，导致前盂唇撕脱，前关节囊撕裂、撕脱，甚至盂缘骨折。表现为肩前部疼痛，肩关节活动受限、前向不稳定、肌力下降、肌萎缩以及本体感觉减退等功能障碍。

（四）SLAP 损伤

肩关节 SLAP 损伤（superior labrum anterior and posterior，SLAP）指肱二头肌长头腱在上盂唇止点从前至后的损伤，可表现为盂唇撕脱和肱二头肌长头腱撕裂等。SLAP 损伤的主要原因是牵拉和直接撞击。临床表现为肩关节深部疼痛，肩关节外展、外旋过头活动时疼痛加重。肩关节活动度正常或稍受限，过顶活动时，可出现关节内弹响或交锁及不稳的症状。

（五）肩峰撞击综合征

肩峰撞击综合征是喙肩弓及肩峰的前 1/3 处的骨赘和增生引起肩关节前屈、外展或内旋时肱骨大结节与喙肩弓反复撞击，导致肩峰下滑囊炎症、肩袖组织退变甚至撕裂。多数患者有肩部过度活动及外伤史；临床表现为肩关节前方或前外侧压痛，休息后不能缓解；肩外展、外旋以及后伸活动受限。

（六）肘关节尺侧副韧带损伤

肘关节尺侧副韧带是维持肘关节稳定的重要解剖结构，其损伤是肘关节韧带损伤中最常见的类型，多集中于前束，急性损伤多为肘关节外翻应力创伤，常合并肘关节骨折脱位，慢性损伤常见于投掷运动伤。

（七）远端尺桡关节脱位

当遭遇暴力作用下，掌侧尺桡韧带或背侧尺桡韧带发生撕裂时，尺骨小头会向背侧或掌侧脱出，造成临床常见的下尺桡关节脱位，该脱位常伴发于尺桡骨远端骨折，发生率为全身关节脱位的 10%~19%，因骨间膜能够很好地约束尺骨头的掌侧脱位，但其对背侧脱位的约束较少。因此临床中背侧脱位比掌侧脱位更加常见。

二、康复评定

（一）肩关节损伤

1. 复位情况　通过 X 线、CT、B 超以及 MRI 检查评价，明确肩关节复位情况以及周围软组织损伤情况。

2. 关节活动度　包括肩关节活动度、肩胛骨活动度以及肩肱节律。

3. 肌力　耸肩、肩关节外展/内收、前屈/后伸、内/外旋肌力。

4. 感觉　包括三角肌表面的轻触觉评价。

5. Barthel 指数　日常生活能力的评估。

6. 心理评价　汉密尔顿焦虑量表、汉密尔顿抑郁量表评价焦虑和抑郁情况。

7. Moberg 拾物试验　评价上肢功能，更偏向于日常生活的实际应用。

8. 肩关节评分量表　Constant-Murley 肩关节评分（CMS 表），Rowe 肩关节功能评分（Rowe 表），美国加州大学洛杉矶分校肩关节功能评分标准（UCLA 表）以及美国肩肘外科医生评估表（ASES 表）。

（二）肘关节损伤

1. 肘关节功能评定方法较多，目前较常用的有 Broberg-Morrey 肘关节功能评分、纽约特种外科医院（Hospital for Special Surgery，HSS）肘关节评分、改良 HSS 肘关节评分、Mayo 肘关节评分及改良 Mayo 肘关节评分，这些评分从日常功能出发，具有易于统计、量化具体的特点。

2. 其余评定同肩关节。

（三）远端尺桡关节脱位

远端尺桡关节脱位的康复评定同肩关节。

三、临床治疗

（一）肩锁关节脱位

1. 手术指征　Rockwood Ⅰ/Ⅱ型均采用保守治疗；Rockwood Ⅳ/Ⅴ/Ⅵ型均需手术治疗；Rockwood Ⅲ型年老体弱的患者建议保守治疗，对于运动水平要求较高或从事体力劳动的患者应手术治疗。

2. 手术方式包括　经肩锁关节固定，喙锁间固定，韧带重建等。

3. 手法复位固定可采取　胶布固定法/石膏条固定法；可调式外展架；锁骨弹性复位固定带；ZERO 位固定。

（二）肩关节脱位

1. 对于不合并骨折的初次肩关节脱位以保守治疗为主。如存在肩关节不稳的情况，需根据患者的意愿确定是否进行手术治疗。

2. 常用手法复位手法有四种：足蹬法、科氏法、牵引推拿法、改良 Milch 复位法。

（三）Bankart 损伤

1. 通常根据损伤的时间和程度确定采用非手术治疗还是手术治疗。

2. 手术治疗主要通过关节镜下修复 Bankart 损伤，恢复前方关节囊盂唇复合体张力，恢复正常关节解剖结构。

3. 非手术治疗主要通过休息制动 3 周左右配合抗炎药物的使用以减轻局部疼痛，同时增强肩周肌群力量，以增加肩关节的稳定性。

（四）SLAP 损伤

1. 手术指征　对于症状明显影响到日常生活或运动的患者、对肩功能要求高的运动项目的运动员，通常保守治疗 3 个月，如无效应接受关节镜手术治疗。

2. 非手术治疗　主要通过休息制动合并抗炎药物的使用以减轻局部疼痛，同时增强肩周肌群力量，以增加肩关节的稳定性。

3. 手术治疗 包括单纯SLAP损伤刨削术（适合Ⅰ型和Ⅱ型SLAP损伤）和盂唇前后损伤缝合修复术（适合Ⅱ型、Ⅲ型、Ⅳ型SLAP损伤）。

（五）肩峰撞击征

1. 非手术治疗 包括患肩休息，避免肩关节前屈、外展过度活动，并配合抗炎药物的使用。

2. 手术治疗 经规范保守治疗3~6个月，肩关节疼痛及功能受限无明显改善，可采取手术治疗。

3. 手术方式 分为开放式和关节镜下手术，治疗目的是去除肩峰下间隙内引起撞击的结构，关节镜下肩峰下间隙减压术主要包括肩峰成形、肩峰下滑囊切除和肩锁关节骨赘切除术。

（六）肘关节尺侧副韧带损伤

1. 非手术治疗 对于韧带轻度损伤的患者，如仅为部分撕裂伤，症状多较轻，被动肘外翻畸形亦轻或无，可以采用非手术治疗。

2. 手术治疗 对于有证据表明韧带完全性撕裂，症状严重，被动肘外翻畸形明显，且对肘关节功能有较高要求的患者，应考虑手术治疗。

3. 手术方法 包括韧带修复术、韧带重建术等。术毕，石膏外固定，3周后拆除外固定，进行主动和被动功能锻炼。

（七）远端尺桡关节脱位

1. 不同病例可能并发多种病理表现，所以有学者提出采用“四叶草”方案来指导治疗下尺桡关节脱位，针对不同的病理损伤采取有针对性的治疗措施。

2. 对骨骼畸形采取截骨矫形术，力求达到骨性解剖学复位。

3. 对软骨严重损伤可采用下尺桡关节置换术来减缓疼痛。

4. 对TFCC的损伤，关节镜下TFCC修补术效果较为肯定；对不可修复的TFCC损伤，推荐韧带重建的术式。

5. 尺侧腕伸肌不稳者需要稳定尺侧腕伸肌。

四、康复治疗

（一）运动疗法和支具固定

1. 肩锁关节脱位

（1）Rockwood Ⅰ~Ⅲ型：在损伤1周后，在保护下开始小幅度的钟摆运动、被动外旋并持续2~3周，第4周增加有控制的肩关节小范围主动活动。8周后逐渐增加负重训练，直至恢复损伤前的功能状态。

（2）Rockwood Ⅳ型及以上：患者术后需佩戴颈腕吊带制动4~6周。4周内进行肩关节周围肌肉静力收缩，以及临近关节的肌力训练。4~6周开始进行肩关节及肩胛骨无痛范围内无负重主动活动，肩关节活动度应达到健侧的80%~85%。6~12周逐渐增加负重训练，术后4~6个月时允许恢复体育运动。

2. 肩关节脱位

（1）伤后早期（3~4周）或术后（2周）早期训练以患侧邻近关节各方位的肌力训练以及肩周静力收缩训练为主，肩关节用吊带或三角巾固定。

（2）伤后4周或术后2周开始进行健侧手臂辅助下患侧肩关节无痛范围被动活动以及

小范围主动活动，训练结束后冰敷。

（3）伤后2个月或术后1个月后开始逐渐增加关节活动幅度，增加等长肌力训练，增加肩关节周围肌肉的耐力，稳定肩关节。

3. Bankart损伤

（1）采用肩关节外展位支具（上肢外展60°、前屈30°、屈肘90°）固定4~6周。

（2）术后康复第1阶段（术后0~6周）：为制动阶段，术后第1天开始进行邻近关节的主动活动、握拳练习；术后1周，患侧邻近关节主动活动；术后2~4周，开始进行Codman训练，不同角度进行肩周肌肌力等长收缩和肩周肌闭链训练。术后6周，进行肩关节被动活动，防止肩关节周围组织粘连，但限制外旋至中立位、水平外展至肩胛骨平面以下，保护前方关节囊，避免牵拉。肩带肌力量训练，侧卧位手法稳定训练，耐受量治疗球闭链练习促进关节稳定性和本体感觉训练。术后8周内，避免肩关节外展、外旋和后伸运动。

（3）术后康复第2阶段（术后6~12周）：保护及功能恢复阶段：继续第1阶段的基础康复治疗。术后6周，采用肩滑轮或肩梯在无痛范围内进行肩关节主动助力训练，活动范围控制在肩胛骨平面以下，继续限制肩关节外旋运动。术后8周，开始肩关节各方向主动运动（无痛范围内），进行肩胛骨稳定性训练。术后12周，开始日常生活能力训练。应用弹力带进行三角肌、肩袖肌群、肱二头肌、胸大肌和背阔肌渐进性抗阻训练，亚极量内外旋力量训练，在肩胛骨平面以下进行肩胛骨运动控制训练，治疗球肩胛稳定训练。外旋限制在45°，避免过度牵拉前关节囊。

（4）术后康复第3阶段（术后12~16周）：术后12周，增加肩袖肌群、三角肌和肱二头肌等肩周动力肌群的肌肉力量和耐力训练。练习肩肱关节2∶1的运动节律，恢复正常肩胛胸壁活动。加强肩胛肌力、肩袖肌力、神经肌肉控制能力和肩胛骨稳定性训练，恢复肩胛骨运动控制能力。术后16周，继续肩袖肌群等抗阻训练。

4. SLAP损伤

（1）支具要求同Bankart损伤，固定时间为6~8周。

（2）术后康复第1阶段（术后0~6周）：为制动阶段，具体康复治疗方法同Bankart损伤。需注意：此阶段进行肩关节被动活动时，外旋限制在30°以内，前屈限制在90°以内。

（3）第2阶段（术后6~12周）：为保护及功能恢复阶段，具体康复治疗方法同Bankart损伤。因损伤机制，此阶段应避免肱二头肌的抗阻训练。

（4）术后康复第3阶段（术后12~16周）：具体康复治疗方法同Bankart损伤。

5. 肩峰撞击征

（1）支具要求同Bankart损伤，单纯的肩峰下间隙减压术支具固定1周；进行肩袖修补手术的患者，支具固定2~4周；肩袖撕裂大于3cm者，支具固定8周左右。

（2）各阶段运动方法同Bankart损伤和SLAP损伤，需注意在术后12周内避免肩关节主动外展。

6. 肘关节尺侧副韧带损伤　根据韧带修复的状况，康复治疗划分为三个阶段：早期、中期和后期康复。

（1）早期康复：术后0~3周。目的是消除肿胀、缓解疼痛、保持损伤关节最大活动范围、预防相邻关节粘连。

（2）中期康复：术后3~6周。目的是增加关节的活动范围、增强肌力。

（3）后期康复：术后6周以上。目标是增加活动度接近正常、增强肌力、恢复关节功能。

7. 远端尺桡关节脱位

（1）支具固定：下尺桡关节复位后需采用超肘长臂石膏或夹板中立位固定下尺桡关节6周。前臂中立位限制了前臂旋转运动，避免了因活动造成的下尺桡关节再脱位。

（2）康复治疗措施应着重早期的消肿、镇痛、促进血液循环及预防并发症。

（3）部分患者随着炎症、水肿消退导致石膏松动，可能会出现下尺桡关节脱位复位后再移位，康复的过程中应重点关注。

（4）远端尺桡关节脱位合并骨折的康复治疗处方可借鉴尺桡骨骨折模块。

（二）物理因子治疗

1. 超声波治疗　双氯芬酸二乙胺乳胶剂药透下超声波治疗：改善局部微环境，减轻炎症反应；增加局部血流量；减轻疼痛。药物分子透过皮肤进入体内，协助药物分子扩散。采用双氯芬酸二乙胺乳胶剂直接作为超声耦合剂使用，患处以1~2cm/s移动，2次/d，5~10min/次，治疗4周，可加强疗效。

2. 冲击波　产生生物学效应促使组织细胞再生、毛细血管及上皮细胞新生、松解组织粘连。患者局部血液循环加快、新陈代谢增强，促进组织愈合。治疗方法：压力在0.8~2bar之间，选择冲击次数2 000次，频率7Hz，每周治疗1次，3~5次为一个疗程。

3. 超短波治疗　超短波疗法可促使局部血液及淋巴液流动加速，改善血液循环，还可减少炎症介质释放，减轻炎症反应。治疗方法：采用冲击波治疗，每周1次，共治疗4周；超短波治疗，1次/d，20min/次，10次为1疗程。

4. 冷疗　局部冷疗可以缓解局部组织肿胀和疼痛，减缓细胞代谢，减轻炎症反应，治疗时间每次10~20min。

（三）日常活动能力训练

1. 肩关节日常生活运动　包括梳头、揽腰、爬墙、划圈运动等。

2. 肘关节屈伸　大量参与的日常活动，如进餐、接打电话等。

3. 对远端尺桡关节脱位患者应重点训练前臂旋前、旋后及需要腕关节大量参与的日常活动，如穿衣、洗漱、清洁卫生、进餐、写字等。

（崔　芳　项　洁　梁成盼）

第五节　上肢常见软组织损伤疾病

一、概述

肩袖损伤是肩部常见的软组织损伤，肩袖是由冈上肌、冈下肌、肩胛下肌和小圆肌组成的肌群。肩袖损伤是指肩袖肌腱和肩部滑囊（包括肩峰下滑囊、三角肌下滑囊、肩胛下肌腱下滑囊）的创伤性炎症，冈上肌和肩胛下肌最易发生损伤。运动性肩袖损伤最常见。此外肩袖也存在退行性改变引起的损伤。

肱二头肌肌腱断裂的部位多为肌腱穿出关节囊处，其次为肌腱肌腹结合部位，有急性外伤性断裂及慢性断裂两种。前者多为间接暴力引起，常合并肩关节的前脱位或肱骨颈骨折；或使肱二头肌处于紧张收缩状态时，再突然有暴力作用于前臂，引起断裂。后者因肱二头肌长头腱经过肱骨头部弯曲的角度较大，随着年龄的增长而退变，及结节间沟的骨质增生和磨损，加之肌肉突然收缩的暴力而断裂，多见于 40 岁以上的中年人。

肘部常由前臂肌肉反复牵拉造成慢性损伤。肱骨内上髁炎（internal humeral epicondylitis）是肱骨内上髁肌腱起点的慢性损伤性炎症，多见于旋前圆肌和桡侧腕屈肌的慢性撕裂拉伤，这些肌肉反复收缩牵拉肌肉起点造成损伤，也可见于直接的撞击或突然、极限性的收缩导致，主要症状表现为肘关节内侧疼痛。肱骨外上髁炎（external humeral epicondylitis）是一种肱骨外上髁处伸肌总腱起点附近的慢性损伤性炎症，是前臂伸肌起点特别是桡侧腕短伸肌的慢性撕拉伤，造成累积性损伤，主要症状表现为肘关节外侧疼痛。因早年发现网球运动员易患此病，故又称网球肘（tennis elbow）。

桡骨茎突狭窄性腱鞘炎和腱鞘囊肿是腕部常见的损伤。桡骨茎突狭窄性腱鞘炎由瑞士外科医生 Fritz de Quervain 在 1895 年首次提出，描述了腕背第一筋膜室产生的腱鞘炎疾病，因此也被称为 de Quervain 腱鞘炎。桡骨茎突狭窄性腱鞘炎是一种常见疾病，占手和手腕腱鞘炎病例的 1/3 以上。腱鞘囊肿是指发生于关节或腱鞘附近的囊性增生，临床以腕关节背侧为多见，也有发生在腕掌侧、手指和足背侧。青壮年、女性多见。腕背侧腱鞘囊肿占手部和腕部腱鞘囊肿的 60%~70%。患者常常因为担心肿块是恶性肿瘤，或者疼痛、无力而求诊，囊肿大多是逐渐发生的，生长缓慢，致病原因可能与长期劳损或反复小创伤有关，与职业无明显关系。

二、康复评定

（一）一般评估

1. 关节活动范围。
2. 肩关节周围肌力评定。
3. 疼痛评定。
4. 日常生活活动能力评定。

（二）特殊检查

1. 肩撞击试验（impingement test） 向下压患侧肩峰部，被动上举患臂，在上举 60°~120°范围内出现肩峰下间隙部位疼痛或上举受限即为阳性。肩峰撞击试验和撞击注射试验阳性等可帮助明确诊断。

2. 疼痛弧征（pain arc syndrome） 患臂外展上举 60°~120°范围内出现疼痛为阳性。

3. Jobe 征（空罐试验） 臂部外展 90°前屈 30°拇指向下，检查者用力向下按压上肢，患者抵抗，与对侧相比力量减弱，提示冈上肌损伤。

4. 抬臂离背试验（lift-off test） 患者将手背至下背部手心向后，嘱患者将手抬离背部（必要时给予阻力），不能完成动作为阳性，提示肩胛下肌损伤。

5. Finkelstein 试验 让受检查者手腕尺偏，检查者将其拇指屈曲向掌心，观察是否有局部疼痛，如有则提示桡骨茎突腱鞘炎。

（三）Mayo 肘关节功能评分（表 5-5-1）

表 5-5-1 Mayo 肘关节功能评分

功能	评分	功能	评分
疼痛（45 分）		稳定性（10 分）	
无疼痛	45	稳定（无明显内外翻松弛）	10
轻度疼痛：偶尔疼痛	30	中度稳定（≤10° 内外翻松弛）	5
中度疼痛：偶尔疼痛，需要止痛药，活动受限	15	不稳定（>10° 内外翻松弛）	0
严重疼痛：丧失活动能力	0		
运动（20 分）		日常生活功能（25 分）	
大于 100°	20	梳头	5
50°~100°	15	自己吃饭	5
小于 50°	5	清洁会阴	5
		自己穿衣	5
		自己穿鞋	5
总分：　　/100			

优：≥90 分；良：75~89 分；中 60~74 分；差≤60 分

三、临床治疗

肩袖损伤的治疗包括保守治疗和手术治疗。对于轻微肩袖损伤，特别是损伤后 3 个月内者，首先采用保守治疗；保守治疗无效或严重的肩袖撕裂者应进行手术治疗。老年人的肱二头肌肌腱断裂多无明显功能障碍者，一般不需治疗，对有严重功能障碍的青壮年患者可早期手术治疗。

肱骨内外上髁炎为一种自限性疾病，非手术治疗常能奏效。对于疼痛症状严重、局部压痛明显，可在压痛点注射醋酸泼尼松龙 1ml 和 2% 利多卡因 1~2ml 的混合液。极少数症状严重、非手术治疗无效者，可行手术治疗。

桡骨茎突腱鞘炎和腱鞘囊肿首选保守治疗，当保守治疗和缓解疼痛的诊断性注射失败后可以考虑手术。

四、康复治疗

康复治疗原则：消除疼痛、促进修复帮助组织愈合，增强肌群的肌力和运动控制能力，恢复关节的正常功能。

（一）肩袖损伤

肩袖损伤患者的康复目的是改善肩袖损伤部位局部组织的血液循环、减轻组织肿胀和疼痛、加速组织愈合，减轻或防止关节及周围组织粘连，加强对损伤的肩袖肌腱及静力性稳定结构的保护，增加动力性稳定结构的强度，建立肩关节正常的稳定性。

1. 运动疗法

（1）非手术治疗运动疗法：主要包括肩关节主被动关节活动训练、软组织牵伸、肌力及耐力训练和神经肌肉运动控制和协调训练等。急性期以制动为主，急性期过后，早期在无痛或轻微疼痛下进行肩关节各个轴向的主被动活动。

恢复期进行肩关节各个轴向的主动活动范围达到正常的练习。肌力训练以增加三角肌及肩袖肌群的力量训练为主。运动疗法包括：肩关节活动范围训练：由于肩袖损伤后，影响肩关节上举的力学特征的后部肩袖和后关节囊挛缩，因此肩关节后关节牵拉和松解是治疗的重点。肌力训练：上肢的位置和肩袖肌力会影响肩峰下间隙的压力。体侧外旋肌力训练可以减少肩峰下间隙的压力，减轻疼痛，增加肩关节外展时肩袖压抑肱骨头的能力，使前后部肩袖肌力保持平衡。可以使用弹力带进行渐进性抗阻练习，以增强肩袖肌群和稳定肩胛骨肌肉的力量和耐力。此外前锯肌和背阔肌力量及耐力的训练也很重要。本体感觉的训练可以纠正肩胛骨的运动障碍，减少继发性肩峰下撞击的发生恢复运动功能，可以采用模拟正常活动的离心式肌肉力量练习和等长收缩练习，恢复肩胛骨正常运动功能。

（2）术后的运动治疗：运动治疗的方案是根据肩袖撕裂程度、手术方式、修补质量及患者自身情况制订的。

1）第1阶段：制动阶段，术后第1日~4周。

康复目标：减轻肩袖修补肌腱组织水肿及炎症，缓解疼痛。减小肩袖修复肌腱组织的张力。

肩关节支具或肩前臂吊带休息位固定。术后第1日，可以做患侧肘关节、腕关节及手指关节的主动屈伸练习，前臂的旋前、旋后练习。肘关节的伸直练习尤为重要，可以避免因悬吊制动继发的屈曲挛缩。在不引起疼痛的状态下，可以做患肩的Codman钟摆式练习，以减轻疼痛，改善肩关节的活动。术后2周，可以在无痛情况下，开始肩周肌等长收缩抗阻练习。每组10下，治疗1~2组，逐渐增加训练量，每日2次。治疗后冰敷15~20min。

2）第2阶段：保护性阶段，术后4~8周。

康复目标：促进肩袖组织愈合，防止肩袖肌萎缩和关节及周围组织粘连。

肩袖撕裂>1cm，继续用肩关节支具或肩前臂吊带固定。术后3周，进行肩关节前后、左右的钟摆练习和顺时针、逆时针划圈练习，逐渐增大活动范围和训练量。以关节松动术（Ⅰ级、Ⅱ级）被动活动肩关节促进被动活动度的恢复。侧卧位进行肩胛稳定性练习逐渐增加徒手阻力。进行不同角度肩周肌等长收缩训练。术后4周，在不引起疼痛的情况下，进行肩关节最大范围内的被动活动。开始进行肩周肌闭链抗阻训练，闭链训练可从肩外展45°或肩前屈60°开始，如手触桌子、墙壁或体操球进行抗阻训练。进行耸肩、肩关节向前和向后运动等缓慢的肩胛带运动。术后6周，开始肩胛肌、冈上肌、三角肌、前锯肌、背阔肌肌力训练，但应避免做肩外展抗阻训练。

3）第3阶段：功能恢复阶段，术后8~16周。

康复目标：加强肩袖肌主动活动和肌肉力量，促进肩关节的稳定，恢复肩关节正常活动范围。

撕裂>5cm继续用肩关节支具固定。术后6周开始，应用关节松动术（Ⅲ级、Ⅳ级）缓解关节囊的紧张和粘连，仰卧位后侧关节囊牵伸。继续使用体操棒进行肩关节前屈、内旋和外旋训练，恢复盂肱关节全范围的被动活动。术后8周开始，逐渐增加肩关节主动活动范围的训练，在不引起肩关节疼痛的情况下，尽可能完成所有平面上肩关节最大范围的运动。可以用肩滑轮、肩梯及肩关节训练器械辅助训练，每日2次，逐渐增加运动量和治疗次数。继续肩袖肌群抗阻训练，如肩袖撕裂累及冈下肌和小圆肌或肩胛下肌，应延缓相应肌群的力量训练。术后10周，进行肩关节的外展和内旋、外旋肌力抗阻训练，继续肩袖肌群抗阻训练。术后12周，重点进行肩胛骨正常运动及控制训练、姿势矫正训练，增强肩关节的稳定性。使用弹力带进行肩胛后缩练习和肩关节伸展训练以增强三角肌后群、菱形肌、斜方肌中间群和背阔肌的力量。肌肉的等张抗阻训练应遵循低负荷、高重复的原则，以增强肩袖肌群的耐力。增加肱二头肌、肱三头肌渐进抗阻训练。

4）第4阶段：运动功能恢复阶段，术后16~24周。

康复目标：恢复肩周肌群正常的肌力、运动控制能力和柔韧性及协调性，恢复肩关节正常运动功能和日常生活活动能力。

术后16周开始，重点进行重建正常的肩肱节律的训练。应用等速的内外旋训练以增强肩袖肌群的强度和耐力。增强斜方肌下部和前锯肌肌力和耐力的训练。术后20周，对于重复过肩运动或从事投掷运动的体育爱好者及运动员开始进行肩关节水平面以下的功能性往复运动，如使用哑铃、杠铃进行负重上举训练，逐渐增加上举次数和负荷重量。普通患者应强调在日常生活活动中不断地进行肩关节的力量和灵活性及协调性训练。

2. 物理因子疗法　物理因子疗法是肩袖损伤重要的治疗方法之一。急性期肩关节滑囊炎或术后早期局部冷疗可以减缓细胞代谢，减轻炎症反应，缓解局部组织肿胀和疼痛，治疗时间为每次10~20min。小剂量的短波、超短波、磁疗、毫米波、紫外线和半导体激光等物理因子治疗能降低感觉神经兴奋性、改善循环、加速镇痛物质释放、促进组织修复，从而产生减轻疼痛和肿胀、缓解肌肉痉挛等作用。恢复期可采用超声波药物离子导入、半导体激光、音频电、低频脉冲电疗法、蜡疗和红外线等以松解粘连、软化瘢痕和增强肌力和神经肌肉功能以促进肩关节功能的恢复。

水疗：水疗在术后恢复期非常重要，因为水疗过程中组织应力很小。水疗的益处与浮力效应相关。在外展90°和前屈90°时，浮力可以将手臂的重力减少到原来的1/8。在水疗过程中活动肩关节可以避免发生组织损伤。

体外冲击波：治疗钙化性肩袖损伤有较显著疗效，可以帮助组织间松解，促进微循环，压应力可促使细胞弹性变形，改善细胞携氧能力，达到治疗目的。此外由于体外刺激较强，局部可对神经末梢产生超强刺激，降低神经敏感性，减慢传导，缓解疼痛。

3. 肌内效贴扎治疗技术　可促进皮肤下的血液和淋巴液的回流，减轻水肿，协助三角肌收缩，放松肩袖肌，保护软组织，缓解疼痛，促进损伤恢复，并可在康复期增加关节活动度，加强目标肌的肌力，帮助患者更好地完成康复训练。

（二）肱二头肌肌腱断裂

1. 运动疗法

（1）关节活动度训练：术后1~3周，以肩关节被动活动为主，术后肩关节被动外展范围在30°~90º，肩内收不超过中立位，肩被动前屈范围在30°~90º内，肩被动后伸不超过中线；肩被动内旋不受限，肩外旋不超过中立位。辅助下主动肩外旋可达到中立位。术后4~6周，被动肩内收不超过中立位，辅助下主动肩外展范围在30°~90º，被动肩前屈范围可达到30º以上范围，肩后伸仍不过中立位，辅助下主动前屈范围30°~90º。术后7周，肩关节辅助下主动活动全关节活动范围。术后9周，主动肩关节活动不受限。

（2）加强肌力训练以代偿肌腱功能：手术患者3~4周拆除固定后，伤侧肢体进行肩肘关节相应肌力训练。可以开始肩袖肌、肩胛肌和肱二头肌肌力从被动、辅助、主动肌力训练，维持肩胛骨的稳定和肩胛骨正常运动训练，恢复正常肩肱的节律性运动。

2. 物理因子治疗 术后早期局部冷疗可以减缓细胞代谢，减轻炎症反应。无热量的短波、超短波治疗可以改善循环、减轻炎症。恢复期可采用超声波药物离子导入、半导体激光、音频电、低频脉冲电疗法、蜡疗和红外线等以松解粘连、软化瘢痕和增强肌力和神经肌肉功能以促进关节功能的恢复。

（三）肱骨髁上炎症

1. 物理因子治疗 红外线局部照射、超短波治疗、超声波治疗、超声导入药物透皮治疗可控制炎症；经皮神经电刺激疗法、低强度氦氖激光或半导体激光治疗可控制疼痛。

2. 体外冲击波疗法。

3. 运动疗法 包括：①肌肉放松；②被动牵拉训练；③肌力训练。

（四）桡骨茎突腱鞘炎及腱鞘囊肿

1. 物理治疗 支具制动和物理治疗是保守治疗中最重要的部分。根据桡骨茎突腱鞘炎的损伤机制，可采用支具制动，将腕关节固定在中立位或背伸 20°位，拇指桡侧外展位，提供保护，使受累肌腱得到休息。对于囊肿患者可单独将腕关节制动在中立位或腕关节略背伸位，限制腕关节的活动。但是支具的制动绝非 24h 不间断的，一天当中需要适时取下，适当活动制动的腕及拇指各个关节，以免带来不必要的关节不适。热敷、冷敷都可缓解症状。

2. 注射治疗 注射治疗是临床常用的治疗方法。

（1）桡骨茎突腱鞘炎：注射治疗时，首先定位桡骨茎突对应的表皮区域，在病人外展伸展拇指时触诊，拇长展肌和拇短伸肌比较容易被找到。针头刺入腱鞘，最初可能会感觉到阻力，然后将针头慢慢退出，当阻力减少时，注射一半的糖皮质激素和利多卡因溶液。在注射部位的近端和远端可以触及到液体流动。这时针头应改变方向，向尺侧移动进入拇短伸肌腱的腱鞘中，注射完剩余的药物。

（2）腱鞘囊肿：通常是在局麻下用粗针头穿刺，尽量抽尽胶状液，注入醋酸氢化可的松 12.5~25mg 或强的松龙 15mg，加压包扎，每周 1 次，连续 2~3 次即愈。

3. 手术治疗 当保守治疗和缓解疼痛的诊断性注射失败后可以考虑实施手术。

（1）桡骨茎突腱鞘炎：术后的并发症主要包括拇指活动受限、伤口出血、感染和感觉麻木。手术后第 7~10 日使用支具固定。如果重建腱鞘，则需要使用将腕关节保持在约 20° 背伸的静态支具 3 周。如果腱鞘没有重建，前两周可使用腕中立位、拇指外展位支具，注意控制手术后的疼痛和肿胀。在术后早期应该开始轻微的主动活动和肌腱滑动训练。大约 2 周后，开始握力和捏力的渐进性力量练习。6 周后，患者通常能够恢复更强有力的活动。

（2）腱鞘囊肿：腕背腱鞘囊肿位于拇长伸肌腱和指总伸肌腱之间，手术中往往需要将上述肌腱向两侧牵拉，暴露囊肿及其蒂部到深面的关节囊和舟月韧带。术中同时还可能同时牵拉到桡侧腕长短伸肌腱，所以手术后的康复治疗方案应注意上述受牵拉肌腱的功能恢复。

1）术后 3d：①减少敷料包扎，开始腕和手部的主被动关节活动练习，每次 10min，6~8 次 /d。②使用腕关节制动支具，练习时取下。③重点强调下述练习：腕关节屈伸、桡偏、尺偏，增加桡侧腕长短伸肌腱的滑动度；腕关节和手指的同时屈伸活动，尤其强调拇指的屈伸活动，防止外在肌紧张；单独的指总伸肌腱滑动练习。如果腕关节被动活动受限的话，开始负重牵伸练习。

2)术后 10~14d:拆线后第 2 日,开始瘢痕治疗。

3)术后 3 周:①开始手部和腕部的渐进性力量练习。②开始超声波治疗,同时被动牵伸腕关节到完全屈曲位。尤其在恢复腕关节被动屈曲活动度困难时,可使用这种方法。此时不再需要使用支具。

4)术后 6 周:重点强调恢复手在日常生活和工作中的正常使用,但应嘱咐患者减少过度屈伸运动。

(崔 芳 王 骏 任彩丽 党宝齐 戚 艳)

第六节 上肢常见周围神经损伤

一、概述

(一) 定义

周围神经由神经节、神经丛、神经干、神经末梢组成,可分为脊神经、脑神经、内脏神经。周围神经多为混合神经,含有感觉纤维、运动纤维和自主神经纤维。周围神经损伤是指周围神经干或其分支受到外界直接或间接力量作用而发生的损伤。

(二) 损伤原因

周围神经损伤可分开放伤与闭合伤,开放伤包括锐器伤(如刀、玻璃等割伤),撕裂伤,钝器损伤(如挫伤、机器伤),火器伤,手术损伤。闭合伤包括牵拉伤(如臂丛损伤)、神经挫伤、挤压与卡压伤、注射伤、烧伤及电击伤。

(三) 周围神经损伤的分类

最常用的分类方法是 Seddon 分类,根据周围神经功能恢复的预后与周围神经内在结构破坏程度密切关系,将周围神经损伤分为三类。轻度损伤为神经失用、神经震荡、神经传导阻滞,中度损伤为轴突断裂,重度损伤为神经断裂。

1. 神经失用　神经受伤轻微,神经可发生节段性脱髓鞘、神经内肿胀,但是神经轴突和鞘膜完整,也没发生 Waller 变性,轴突的连续性存在。神经传导功能障碍,表现为运动瘫痪和感觉减退,而电生理反应异常。预后良好,大多可以恢复。

2. 轴突断裂　神经损伤较重,神经轴突断裂或严重破坏,有 Waller 变性,但鞘膜及其周围的支持结构完整,神经的连续性尚存,可以引导近端再生轴突沿原来的远端神经内膜管长至终末器官,故有恢复的可能。

3. 神经断裂　神经受伤严重,完全断裂或是不能自发恢复的严重结构破坏。神经干失去连续性,神经纤维完全离断,存在 Waller 变性,神经断端出血、水肿,日后形成瘢痕。从近端长出的轴突难以跨越完全离断的瘢痕,如不手术则神经功能难以恢复。

二、康复评定

全面的康复评定可以准确判断周围神经损伤的性质、部位、程度、治疗效果以及预后情况,为周围神经的损伤提供合理的治疗方案。

对周围神经损伤的评定应从解剖定位、感觉功能、运动功能、自主神经功能、神经电生理、肢体功能、个人整体能力等方面给予全面评定。评定内容包括肢体基本功能的评定、实用功能的评定以及并发症的评定。

肢体基本功能的评定包括：肌力测定、感觉检查、自主神经检查、肌腱反射检查、肢体周径、关节活动度测定，以及神经电生理检查等。实用功能评定包括：ADL 评定，个别作业能力的评定，职业能力的评定。

在周围神经损伤的感觉功能评定中，一般可以测定该神经皮肤支配区域的痛觉、触觉、两点辨别觉、实体觉等。

三、康复治疗

（一）促进周围神经再生的康复治疗

周围神经具有一定的再生能力，神经损伤后，溃变和再生的过程是相互交叉的，在时间进程上两者彼此重叠，溃变过程中包含再生活动。周围神经再生，需要达到有周围神经再支配组织的功能恢复才是成功再生，也有称有效或有用再生。

1. 周围神经损伤的变性

（1）神经元：周围神经损伤后，相应的神经元胞体会出现溃变、死亡或在短期退变后再恢复正常。神经元的变化依据损伤程度而异，严重的导致胞体死亡，中度损伤的处于无活性的“休眠”状态，轻度损伤的依旧存活并能使轴突再生。

（2）损伤神经纤维近段：轴索断裂、溶解、消失；髓鞘破裂、溶解、吸收；施万细胞增生。变性范围局限在上行 1~2 个郎飞结。于损伤后 4 日，再生开始，其远侧端呈球状胀大，轴突分枝，伸向远端，如能与原生质囊相遇，则再生能成功，再生速率为每日 1~3mm。

（3）损伤神经纤维远段：远段神经干因与神经胞体分离，中断了轴浆流的营养和酶供应，因此发生变性。轴突首先变形、肿大，3~4 日后破裂，髓鞘开始在其表面呈现深而横的凹陷，该变化称为 Waller 变性。

（4）运动终板的神经末梢变化：伤后 3 个月内无变化，3 个月后则开始退化，2~3 年以后几乎完全消失不见。神经末梢的变化包括较快的触觉小体消失、较慢的环层小体消失以及游离神经末梢的恢复。

（5）肌肉的变化：当运动神经变性和死亡后，肌肉失去神经支配，将出现肌纤维萎缩、变性、纤维化等。前 3 个月内肌肉动脉变厚，静脉瘀血。3 个月至 1 年内，肌肉进一步皱缩，肌纤维直径减少 5~20μm，结缔组织增生。1 年后横纹变得不清楚。3 年之内，血管改变和结缔组织增生持续进行。3 年以后肌纤维连续性亦开始丧失。因此若在 1 年内神经支配恢复，则预后较好；3 年后则预后差。

2. 周围神经损伤后的再生

（1）神经再生的特异性：神经再生的特异性是指周围器官靶向重新获得原来的神经支配的精确程度，它表示神经再生的最大准确性。

（2）周围神经成功再生的条件：周围神经再生，并不等于就有周围神经在支配组织的功能恢复，即成功再生。综合起来，周围神经成功再生包括以下几个要点：损伤神经元胞体的存活；近段轴突的芽生与伸延；再生轴突与相应末梢靶器官重建突触联系；神经再支配的靶器官复原；神经元合成神经介质及相关酶类等一些特殊物质；中枢神经系统理解、整合周围神经的信号。

（3）影响周围神经再生的因素：影响周围神经再生的因素包括：损伤程度、生物物理因素、损伤局部状态、机体的全身状况，以及激素状态（如胰岛素、雄性激素等）等。

3. 促进周围神经再生的治疗

（1）药物：促进神经再生的药物众多，药物治疗对损伤周围神经的修复具有一定的促进作用，但依然缺乏确切有效的药物，其作用机制尚有待研究。

（2）超短波疗法：对置或并置，微热量或无热量，每次 10~20min，20 次为一疗程。可增加巨噬细胞的吞噬能力，使局部微血管持久扩张，血流加快，有助于水肿消退，炎性产物的吸收和改善局部营养状况，有利于神经的再生。

（3）热疗：水疗、蜡疗、红外线、干热等热疗均可促进神经再生，1 次 /d，每次 20min。

（4）弱磁场：在一定强度磁场作用下，微血管的舒缩发生某些改变，使微血管扩张，血流加快，血液循环得到改善，产生消炎、消肿、软化瘢痕、镇痛作用。电磁场可能是通过对周围神经再生过程中的多个环节调控和促进，通过多种协同机制，促进周围神经的再生和功能恢复。

（5）激光：用于周围神经损伤治疗激光有氦氖激光、CO_2 激光、半导体激光，氦氖激光照射包括氦氖激光针灸穴位治疗，以上均应使用小功率，具有促进神经修复作用。有研究发现用低能量氦氖激光辐射挫伤的大鼠坐骨神经或相应的脊髓节段均能促进轴突的再生，并发现能量密度为 $3.5\sim10J/cm^2$ 的激光辐射均有此作用。

（二）矫形器在周围神经损伤康复中的应用

矫形器是用于改变神经肌肉和骨骼功能特性或结构的体外使用装置。在周围神经损伤后上肢及下肢的康复治疗中具有一定的替代及辅助治疗作用。

1. 矫形器的基本作用　矫形器在周围神经损伤时的作用包括：①稳定和支持作用，通过限制关节的异常活动或运动范围来稳定关节，减轻疼痛和恢复功能；②固定和保护，通过对病变肢体的固定和保护来促进病变修复；③预防和矫正畸形，神经损伤造成肌群间力量不平衡而易引起关节的失衡和畸形，矫形器可起到一定的矫正作用；④减轻体重，可以帮助减少肢体、关节长轴的承重；⑤改进肢体功能，提高生活自理能力和工作能力，同时对运动疗法起辅助作用。

2. 上肢周围神经损伤矫形器的应用

（1）桡神经损伤：桡神经损伤后上肢伸肌瘫痪，肘关节、腕关节、掌指关节不能主动伸直，拇指不能主动伸直和外展，症状因损伤部位不同而异，以垂腕和垂指最常见。可应用夹板使腕关节处于略伸展位以保证抓握的训练和操作。

（2）正中神经损伤：正中神经损伤后表现为拇指对展，食指、中指可受累而握拳无力，可应用夹板使拇指处于外展位，以帮助日常活动的完成、防止虎口的挛缩。

（3）尺神经损伤：尺神经损伤后主要表现为手部小肌肉运动能力丧失，影响手的精细动作，呈爪形手畸形。可使用夹板防止小指和环指的掌指关节过伸，使手指呈屈曲位而不影响抓握。

尽管矫形器为失神经肌肉提供了辅助作用，但主动、被动运动仍必不可少。在 ROM 练习时可将夹板取下。要注意夹板合适于患者，并注意有无压伤，预防并发症。

（三）周围神经损伤后感觉重建训练

1. 概述　感觉重建训练，感觉再训练及感觉再教育，是指帮助周围神经损伤修复后的患者学会感知由再生神经传入的、与原来性质不同的神经冲动，重新建立中枢与外周神经正确联系的一种康复训练方法。感觉重建训练是一种方法，用它可以学会解释由周围神经系统传导的异常类型的冲动。所谓感觉重建，是当在周围神经传向中枢的冲动不同于损伤前形成的冲动时，需要进行的康复训练。

2. 训练原则　感觉重建训练的基本原则是：在康复的不同时期，应用不同的再教育练习。即在感觉恢复的适宜时间采用相应的训练方法和时间。不同的模式是由感觉恢复的模式来确定的。

任何一种能使患者集中精力改变感觉冲动的信息，并学着去正确辨认它们的方法，都属于感觉重建训练的范畴。

3. 训练方法　感觉重建训练的技术方法多种多样，没有统一的、单一的方法。它是一种技术和方法的组合，其目的是通过感觉重建训练帮助神经损伤的患者学会重新解释那些由伤后接受的刺激所传达到意识水平的信息。感觉重建训练可以根据不同患者、不同病情、不同地点、不同条件等因地制宜。

感觉重建训练的方法要依照患者的日常生活和今后工作的基本要求，以及手功能恢复的基础（如手指的缺失、肌肉的瘫痪、挛缩等限制其功能的恢复）进行改良。

通常感觉重建训练可分三个阶段进行，即脱敏和保护阶段、早期训练阶段和后期训练阶段。

四、并发症

周围神经损伤后，常会发生某些并发症或后遗症，如，肌肉无力及肌肉萎缩、粘连或瘢痕、肢体肿胀、挛缩畸形。这些并发症或后遗症的预防和治疗对促进周围神经损伤的修复以及患者的最终康复有着重要的意义。

（一）肌肉无力及肌肉萎缩的康复治疗

1. 发生机制　失神经肌肉的萎缩变性，不仅是由于肌肉失去动力的废用性萎缩，同时也是肌肉失去神经的营养作用所致。

2. 预防与治疗　①热疗：一切热疗作用于麻痹肌，均可改善血液循环，维持肌肉营养；②按摩与压力治疗：向心性按摩可明显改善组织的供血与营养，现在多以间歇性压力治疗代替；③电体操：电体操能生理性地发挥肌肉运动的唧筒作用，从而改进血液循环，促进肌肉的主动代谢过程，延缓、减轻失神经肌肉的萎缩，但不能阻止肌肉萎缩的趋势，更不能使已萎缩的肌肉恢复正常；④肌力训练：训练中应根据受损神经所支配肌肉的肌力而采用不同的训练方法，如助力运动、主动运动、抗阻力运动等。

（二）粘连或瘢痕的康复治疗

1. 发生机制　由于周围神经损伤常常伴有软组织、骨关节、血管等的损伤，手术修复的二次创伤，以及神经损伤后的循环障碍，因此通常会遗留有局部软组织粘连或瘢痕形成。粘连的软组织或形成的瘢痕又会限制损伤神经的完全修复及肢体功能的恢复。

2. 预防与治疗　包括石蜡疗法、中频电疗、直流电离子透入疗法（对术后粘连和瘢痕增生，用碘、透明质酸酶直流电导入，效果较好）、超声波疗法、磁场疗法、激光疗法、按摩等。

（三）肢体肿胀的康复治疗

1. 发生机制　由于周围神经是混合神经，当其受损后，必然导致血管神经的障碍，循环失常，加之受损组织的组织液渗出增多，淋巴回流受阻，发生不同程度的水肿，此亦是造成组织挛缩的原因之一。

2. 预防与治疗　包括抬高患肢、弹力绷带压迫（由远端向近端缠绕）、向心性按摩、主动与被动运动、温热治疗、水疗、冷疗等。

（四）挛缩的康复治疗

1. 发生机制　由于水肿、疼痛、肢位、受累肌与拮抗肌之间失去平衡等因素的影响，往往容易出现肌肉、肌腱挛缩，而导致关节功能受累。挛缩一旦发生，难以治疗，影响运动并导致畸形。

2. 预防与治疗　保持关节活动度，预防挛缩畸形极为重要，方法有：①夹板或支具：腓神经损伤后需用足踝托，使踝关节保持在 90° 功能位，预防跟腱挛缩。桡神经损伤后应使用支具使腕背伸 30°，指关节伸展、拇外展，以避免屈肌腱挛缩。②主动与被动运动：如已出现挛缩，则应进行挛缩肌肉、肌腱的被动牵伸。

五、预后

一般说来周围神经损伤在病因去除后及手术修复后可以自行恢复，每天恢复 1~3mm，目前有报道表明积极的康复治疗可使再生达到每天 5mm。但治疗不当可能每天仅恢复 0.5mm，甚至不恢复。

预后存在下列因素限制：①不去除病因者不能恢复；②神经连续性中断未进行手术修复者难以恢复；③恢复速度太慢或恢复距离过长，加上治疗不当等，可以造成肌肉高度变性或完全变性，神经再生后也无法恢复运动功能；④神经外伤后局部瘢痕组织过多，再生的神经轴索不能穿过瘢痕而找到远端的髓鞘，因而功能不能恢复。由于以上一些原因，完全失神经反应者再生神经完全恢复功能比较困难。

（刘宏亮　张继荣　李飞舟）

第七节　手部肌腱损伤

一、概述

手部肌腱损伤康复是指在手部肌腱损伤经手术修复的后续治疗，包括手部屈肌腱损伤和伸肌腱损伤修复术后的关节活动范围受限、肌力下降等问题，使手功能恢复一定的日常生活活动能力和参与适当的工作。

（一）应用解剖

指屈肌肌腱分浅深两类：指浅屈肌止于中节指骨，屈近指间关节；指深屈肌止于末节指骨，屈远指间关节。

指总伸肌肌腱跨越掌指关节后，部分肌腱附着于掌指关节囊背侧，大部分肌腱经掌指关节时为三束，中间束止于中节指骨基底背侧，两侧束与骨间肌、蚓状肌肌腱互相结合，斜行经过近指间关节两侧，在关节轴的背侧，向中节指骨背侧集中，组成终腱，止于末节指骨基底背侧。

1. 屈肌腱的分区　指屈肌腱的分区见图 5-7-1。

Ⅰ区：中节指骨中部至指深屈肌腱止点。

Ⅱ区：远侧掌横纹至中节指骨中部。

Ⅲ区：腕掌横韧带远测缘至远侧掌横纹。

Ⅳ区：腕部屈肌支撑带下方，位于腕关节内。

Ⅴ区：腕横纹起至前臂。

拇长屈肌腱参照指屈肌腱分为5个区。

2. 伸肌腱分区　指伸肌腱从前臂背侧到手指末节背侧，均行走行于皮下，仅腕部一段肌腱位于纤维鞘和滑膜鞘内。根据 Verdan 分法，将指伸肌腱分为7个区。其中奇数区与关节对应，偶数区与骨干对应（图5-7-2），从远至近依次为：

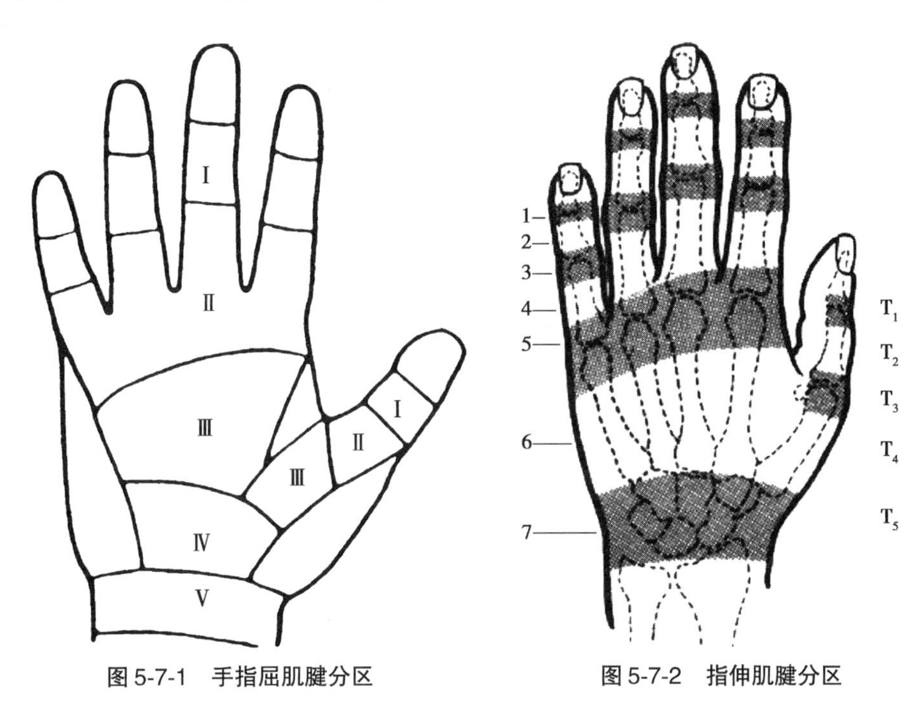

图5-7-1　手指屈肌腱分区　　图5-7-2　指伸肌腱分区

Ⅰ区：远端指间关节及其远端。

Ⅱ区：远端指间关节与近端指间关节间的区域。

Ⅲ区：近端指间关节所在的区域。

Ⅳ区：近端指间关节至掌指关节间的区域。

Ⅴ区：掌指关节所在的区域。

Ⅵ区：掌指关节至腕骨间的区域。

Ⅶ区：腕骨所在的区域。

拇指遵从上述原则也分为5区。

（二）肌腱损伤修复后引起手功能障碍的因素

肌腱修复的生理机制分为内源性机制和外源性机制两大类。20世纪90年代，随着对肌腱愈合机制研究的深入，发现肌腱内部有细小的血管穿行，腱细胞获得滋养，可以自行分裂增殖，对损伤的肌腱进行内源性修复，从而使断端愈合。由此研究者认为肌腱内源性愈合是腱细胞增殖而产生的自愈过程，但其生长速度较周围结缔组织缓慢，因此如何加速内源性愈合是预防粘连、促进恢复的关键。

（三）临床诊断

1. 指屈肌腱断裂的临床诊断

（1）固定患指中节时，不能屈远指间关节，应考虑指深屈肌腱断裂。

（2）固定其他指于伸直位，患指不能屈近指间关节，应考虑指浅屈肌腱断裂。

（3）若用上述两种方法检查，指间关节均不能屈，但掌指关节仍能屈曲，则可能是指深、浅屈肌腱均断裂。

（4）固定拇指，远节指骨不能屈曲，考虑为拇长屈肌腱断裂。

2. 伸肌腱断裂的临床诊断

（1）指伸肌腱止点断裂或者在远指间关节与近指间关节之间断裂，则不能主动伸直远指间关节，出现"锤状指"畸形。

（2）掌指关节与近指间关节之间的中央束断裂，侧束向掌侧滑移，导致近指间关节不能伸直，掌指关节和远指间关节仍能伸直。

（3）如果断裂在手背伸肌扩张部（腱帽），包括侧束完全断裂，则损伤部位以下的所有关节伸展活动均丧失。

（4）如断裂发生在掌指关节近侧，由于有侧束和与其相连的横纤维，两个指间关节仍能伸展，而掌指关节则不能完全伸直。如只有一指的伸肌腱断裂，因腱联合关系仍可部分或完全伸直。

（5）拇长伸肌肌腱断裂，当固定掌指关节时，指间关节不能伸直。

二、康复评定

（一）关节活动范围的评估

1. 测量手指关节活动范围的方法　测量手指关节活动范围时，需采用外形较小、专为测量指关节而设计的量角器。测量时，量角器应放在手指的背部，其轴心需与测量的关节对齐。量角器的长臂应贴放在近端骨缘上，短臂则贴于远端骨缘。

2. 测量拇指对掌幅度方法　先将拇指向掌心屈曲，将带有刻度的量角器长臂垂直放在远端掌纹之上，测量出指尖至手掌的距离。

3. 第一指蹼距离的测量方法　第一指蹼距离（虎口）可采用指距尺测量器测出拇指和示指间的距离。

（二）肌力的评估

1. 握力评定　主要反映屈肌肌力，正常值约为体重的50%。使用标准可调的手测力计，常用Jamar测力计评定双手握力。握力正常值一般用握力指数来表示。握力指数＝健手握力（N）/体重（kg）×100%。

2. 捏力评定　主要反映拇对指肌力，约为握力的30%。使用标准捏力计测试捏力。捏力包括掌捏（拇指尖对示指尖），侧捏（拇指对示指中节侧面），三点捏（拇尖对示、中指指间），分别检测3次，并双侧对比。

（三）功能评估量表

1. Purdue钉板测定　需要捏取小的铁枝、垫环，以评定手的精细协调能力。测定包括：①右手；②左手；③双手；④右、左手及双手；⑤装配。

2. Jebson-Taylor手功能评定　这种方法对上肢协调能力的需求最低，所需要的费用也不高，而且易操作。该评定法包括7个部分：①书写；②翻转卡片；③捡起小的物体；④模拟进食；⑤堆棋子；⑥捡起大的、轻重的物体；⑦捡起大的、重的物体。每个部分都要求被测试者分别使用优势手和非优势手各完成一次，并用秒表记录每只手在每个部分完成任务所需要的时间（以秒为单位）与标准数据对照。

3. 手部日常生活功能的评定　日常生活能力的评定范围（如扣纽扣、使用筷子、系鞋带等）测试尚未标准化，测定方法局限为观察法，测定的结果是由完成指定活动所需时间量化的。

三、康复治疗

屈、伸肌腱损伤修复术后干预包括：

（一）支具固定

支具固定是手部损伤后非常有效的方法，按功能分为静态和动力两种类型。早期支具具有支持保护作用，后期支具具有矫正作用。

（二）改善关节活动幅度

肌腱修复术后，手指的早期活动应建立在将上肢固定在相对稳定的位置上，进行有控制的关节活动。

（三）肌肉力量训练

手部肌肉力量训练常用等长收缩和等张收缩，治疗师应了解肌腱修复质量，肌腱长度变化，组织完整性，邻近组织状况及可能改变治疗方案的其他病理情况在术后不同时期选择肌力训练方式。

（四）超声波治疗

脉冲超声波治疗可以在康复早期使用，一定频率和强度的超声波治疗是有效且安全的，适用于早期关节活动的康复。

（五）其他物理治疗

分米波结合早期康复治疗，能使损伤的肌腱获得比较满意的功能恢复。在早期保护性功能训练基础上，还可以配合红外线、电刺激等物理治疗。

（六）传统医学治疗

中药熏洗可应用于术前和术后，做为缓解疼痛等辅助治疗。

（七）作业治疗

1. 屈肌腱修复术后

（1）术后1周：背侧限制位支具使腕屈曲20°~30°，掌指关节屈曲45°，指间关节伸直。开始：①被动屈、主动伸指训练；②腕和掌指关节保持屈曲时被动伸直指间关节。

（2）术后2~3周：支具第3周逐渐调整为腕中立位。开始：①“手指屈曲-保持”练习；②Ⅰ~Ⅲ区肌腱修复术后在手指放松情况下，逐渐主动屈曲和背伸腕关节练习；③Ⅳ、Ⅴ区肌腱修复术后在支具限制范围内进行手指关节主动活动。

（3）术后4周：支具同前。Ⅰ~Ⅲ区肌腱修复术后开始同时主动伸腕伸指活动、肌腱滑动练习和低强度肌力训练；Ⅳ、Ⅴ区肌腱修复术后开始轻微关节锁定练习。

（4）术后5周：支具仅在保护和夜间使用。开始：①轻度抗阻活动，如使用橡皮泥；②继续肌腱滑动训练；③继续关节锁定练习。

（5）术后6周：不再使用限制位支具，可以开始使用纠正支具。可以进行不受限制的主、被动活动。

（6）术后7~8周：主要进行灵活性和渐进性肌力训练。

（7）术后9~12周：恢复日常生活活动和工作。

2. 伸肌腱修复术后

（1）Ⅰ、Ⅱ区损伤

1）术后0~6周：支具固定远指间关节伸直位，近指间关节与掌指关节活动，预防关节僵硬。

2）术后6~8周：白天取下支具，远指间关节开始主动屈曲练习，休息和夜间佩戴支具予以保护。

3）术后8~12周：如果远指间关节不存在伸直受限，开始逐渐去掉支具。远指间关节开始进行渐进性抗阻训练，例如运用橡皮泥进行练习。

（2）Ⅲ、Ⅳ区损伤

1）术后0~6周：支具固定近指间关节伸展位，远指间关节活动。

2）术后6~8周：休息时支具固定，活动时取下支具，掌指关节屈曲位下进行远指间关节的主动屈伸。

3）术后8~10周：强化主动屈伸，开始进行渐进性抗阻力量训练，多个关节可以同时被动屈曲。

4）术后10~12周：恢复全范围关节活动度。

（3）Ⅴ、Ⅵ区损伤

1）术后0~4周：支具固定腕背伸30°，掌指关节中立位，指间关节开放。指导患者支具佩戴下进行指间关节轻度主动活动。

2）术后4~5周：支具继续使用，练习时取下。开始：①保持腕关节背伸位、近侧指间关节伸直，做掌指关节屈曲40°~60°、伸直的活动；②伸肌腱滑动：保持腕背伸，掌指关节由自然屈曲松弛位做主动过伸活动；③主动做腕关节背伸30°位到完全背伸位的活动；④继续指间关节的屈伸练习。

3）术后6~7周：仅保护性使用支具或夜间使用，如果有掌指关节伸直受限超过25°，继续使用支具。如果没有掌指关节欠伸超过25°，伸肌腱比较紧张，可以使用掌指关节屈曲支具。开始进行握拳、屈腕活动性练习。

4）术后8~12周：开始屈伸肌腱渐进性抗阻训练。

（4）Ⅶ、Ⅷ区损伤

1）术后0~3周：支具固定腕关节背伸30°位，掌指关节完全伸直位，指间关节开放。支具保护下开始近侧指间关节和远侧指间关节的主、被动活动；进行腕主动屈、被动伸训练。

2）术后4~5周：①开始腕关节在屈曲和伸展的不同角度进行手指的屈曲和伸展练习；②伸肌腱紧张情况下进行主动屈指，然后屈腕练习；③腕关节屈曲位旋前，腕关节背伸位旋后（获得伸肌腱的最大滑动距离）；④指间关节捆绑在屈曲位，做单独的指总伸肌练习，以获得指总伸肌最大滑动距离；⑤手指的复合屈曲和伸直。

3）术后6周：开始使用“拳击手套”包扎或动力型屈指支具。开始腕关节和手指的被动活动。

4）术后7周：逐渐减少支具的使用时间，开始渐进性力量训练。

5）术后8周：如果没有超过25°欠伸的话，不再使用支具。

四、并发症

手部屈肌腱Ⅱ区损伤后肌腱极易发生粘连，此区又称“无人区”。伸肌腱Ⅰ区损伤易出现“锤状指”，Ⅲ区和Ⅳ区损伤易出现纽扣畸形。手外伤程度较轻者，多可经对症治疗或无需特殊处理即可完全康复，而损伤较为严重者，常存在不同程度的手部甚至上肢功能丧失，严重时可能致残。同时，在肌腱吻合术后，由于肌腱在愈合过程中会出现瘢痕粘连，进而影响关节活动范围、能力等方面，导致手功能受限。

五、预后

肌腱断裂损伤经过手术缝合，及时合理的康复介入，能降低关节僵硬、肌腱粘连等合并症的发生，可以有效改善手功能，降低致残率，使患者参与到正常的日常生活活动中，重返工作岗位。

（叶伟胜　王　骏　李　奇）

第八节　断肢（指）再植的康复

一、概述

离断肢体的再植是指将身体完全或不完全离断的部分组织重新建立血供循环，不仅要建立动脉供血，还要保障良好的静脉回流。最近的文献综述显示手指再植的成活率介于53%~96%。随着断指再植技术的不断普及，及手术成功率的不断攀升，人们开始关注再植手术的结果，关注手术后可能带来的关节僵硬、感觉丧失、疼痛和冷不耐受等功能障碍，重新评价手术适应证和禁忌证。本章主要介绍再植手术的术前评估、手术步骤和手术后的康复治疗。

二、康复效果的评估方法

离断肢（指）体再植以后的功能评价是多方面、综合性的，包含临床常用的生理性功能评估指标，手部各个关节的主、被动活动度，握力、捏力等肌肉力量的评估，还有关于疼痛、感觉功能恢复、日常生活活动能力、手的协调能力和灵巧性的评估。

（一）陈中伟断肢再植评定标准

该标准是由陈中伟院士于1984年针对离断肢体再植术后的功能评估提出的，因其评估简洁方便，目前在国际上被采纳较多。

（二）中华医学会手外科学分会上肢部分功能评定试用标准

中华医学会手外科学分会上肢断肢再植功能评定试用标准包括六个评估大项，手关节活动度（30分）、肌力（20分）、感觉（20分）、外形（10分）、遗留症状（10分）和工作情况（10分）。断指再植功能评定试用标准也包括六个评估大项，运动功能（主要指关节活动度，20分）、日常生活活动ADL（20分）、感觉恢复（20分）、血液循环状态（10分）、外观（20分）和恢复工作情况（10分）。两种评估标准的总分均为100分，分为四个等级：优（100~80分）、良（79~60分）、差（59~40分）、劣（<40分）。

（三）DASH评分

DASH是一种主观评定，适用于手和上肢外伤后的功能评定，包括30个问题，每个问题为1~5分，1分表示容易完成，2分表示较易完成，3分表示完成困难，4分表示完成很难，5分表示不能完成。由患者对其过去一周内完成日常活动的情况进行评分（评估表见附录）。通过每个项目的分数相加获得总分，再使用公式：

评分=（总分/n−1）×25（n为完成的项目数目）。

计算出百分制中患者的评分。分数越高，失能情况越严重。但需要注意的是，患者需要完成不少于27个项目，DASH评分才有效。

（四）Jebsen-Taylor手功能评定

Jebsen-Taylor手部功能评定包括七个部分：①书写；②翻转卡片；③捡起小的物体；④模拟进食；⑤堆棋子；⑥捡起大的、轻重量的物体；⑦捡起大的、重的物体。每个部分都要求被测试者分别使用优势手和非优势手各完成一次，并用秒表记录每只手在每个部分完成任务所需要的时间（以秒为单位）与标准数据对照。该评定方法适用于多指离断、断掌和断肢再植等严重损伤后的疗效评价。

三、手术方法

传统观点认为组织离断后需要尽早恢复组织的血供，以确保组织的成活率。有研究显示离断肢（指）体的缺血时间小于6h，其存活率显著增加，因此推荐再植手术应在6h内实现恢复离断肢体的血供。总体来说，再植组织的冷缺血时间不应超过12h，热缺血时间不超过6h，在此前提下，推荐手指再植手术可延后至第二天早上8点进行。

再植手术过程中，尤其是撕脱伤或挤压伤导致的离断，通常需要将骨骼充分短缩，以确保动脉、静脉、神经和肌腱可以在无张力状态下吻合。当遇到骨骼短缩会导致关节功能丧失的情况时，就会考虑静脉移植避免短缩骨骼。

骨折固定后，可用4-0线缝合伸肌腱，对于近节指骨水平的离断，注意伸肌腱侧腱束的修复，有利于远侧指间关节伸直功能的恢复。屈肌腱应该尽可能在一期修复，但指浅、深屈肌腱在Ⅱ区同时行走在腱鞘内，如果同时断裂，往往选择仅修复指深屈肌腱，是为了避免腱鞘内拥挤，降低肌腱粘连的概率。

损伤动脉在吻合前，必须锐性修剪至血管内膜完全正常的部位。对于撕脱离断或是挤压伤的再植，其血管损伤范围往往超出受伤的局部，需要术者向损伤部位的远端和近端分别探查，确保吻合口两侧的血管内膜完全正常。

四、康复治疗

在断肢（指）再植康复治疗开始之前，康复治疗师要理解并掌握以下几点原则：

手术医生和治疗师应就损伤造成的远期后果、艰难的康复过程对患者进行沟通和宣教，甚至可以让有过类似经历的患者帮助沟通，可以增加患者对治疗的依从性，并提高康复治疗质量，让患者对可能达到的功能状态和需要接受的康复治疗有良好的心理准备。此外，每一个案例都是独立的，治疗师应该在此基础上针对每个案例的个性特点，设计细致的个性化治疗方案。

（一）早期康复

在断肢（指）再植手术之后，首先要考虑的是保证再植肢（指）体的血液供应。有经验的护士在术后48h内会每小时观察指尖颜色和毛细血管反应来监测再植手术后的血液再灌情况。为了防止血管危象的出现，需要注意保持室温，患者要注意受伤局部的保暖。

断肢（指）再植手术7~10d后，再植是否成功大多可确定。此时需去除笨重的石膏外固定，治疗师为其制作功能位支具以供保护。如果达不到功能位，可以随后再次调整，以达到理想的制动位置。

可以开始肩、肘、腕等未损伤关节的主动、被动活动，保持其正常的活动范围和肌肉力量，可以避免由于制动造成的肩手综合征。对于手部其他未受损伤手指的关节，也需要开始适当的被动活动，以保持关节的活动范围。同时需要注意肿胀的控制。

（二）术后第3周

断肢（指）再植手术3周，如果伤口已经完全愈合，可以拆线、清除伤口局部的干痂。拆线后24h，开始指导患者进行瘢痕治疗。

利用手部腱固定术让修复的伸、屈肌腱在轻度张力下做滑动练习。还可以指导患者做些内在肌收缩的锻炼，有利于促进肿胀的消除。

（三）术后第4~6周

术后4~6周期间，采用克氏针纵行固定的患者需要复查X线片，如果骨折已达到临床愈合，需要尽早拔出克氏针，以开放被固定的关节，避免关节僵硬。

继续瘢痕和肿胀的治疗，治疗师要定期进行瘢痕和肿胀的评估，观察患者治疗的情况，以随时根据治疗的进展、肿胀消退的情况，调整支具、压力垫和压力手套/衣的大小。对于伤口愈合的瘢痕可以开始音频电疗、超声波治疗、蜡疗等物理治疗，以软化瘢痕。

如果未受伤部位的关节出现僵硬或活动受限，要及时开始关节松动术的治疗，并指导其主动活动，防止损伤相邻部位关节僵硬的出现。再植部位的骨折内固定如果未涉及关节，内固定稳定，则可开始单关节的轻柔主动、被动活动。术后第5周即可开始温和的抗阻练习。

（四）术后第7~12周

这一阶段，患者开始渐进性抗阻训练，逐步增加阻力。指导患者在日常生活中逐步使用患手，完成对指等精细动作。

需要对患者再植肢（指）体的感觉功能进行检查，如果存在感觉过敏，要及时指导其脱敏治疗；如果感觉减退或缺失，则需要对其进行感觉再教育训练。

（五）术后第13周以后

继续前一阶段的感觉评估和治疗。开始职业康复治疗，帮助患者逐步回归生活和工作。

五、预后

不同平面的肢体离断，其手术后康复治疗的效果也存在较大的差异。一般而言，损伤平面越高，就意味着修复神经需要更多的生长时间重新支配靶向肌肉，神经功能恢复的概率明显降低。糜菁熠随访了17名上臂离断再植的患者，随访时间3~10年，平均4.2年。17例DASH上肢功能评定平均为58.35±19.42；按陈中伟断肢再植功能评定标准，70.6%为良，29.4%为可，无优及差；64.7%患者对外观满意或较满意，47.1%患者对功能满意或较满意。

（王 骏 李 翔）

参考文献

[1] Ter Meulen DP, Janssen SJ, Hageman MG, et al.Quantitative three-dimensional computed tomography analysis of glenoid fracture patterns according to the AO/OTA classification[J].Journal of shoulder and elbow surgery, 2016, 25(2): 269-275.

[2] Kraeutler MJ, Currie Dw, Kerr ZY, et al.Epidemiology of shoulder dislocations in high school and collegiate athletics in the United States: 2004/2005 Through 2013/2014[J].Sports Health, 2018, 10(1): 85-91.

[3] Imhoff AB, Beitzel K, Stamer K, et al.Rehabilitation in orthopedic surgery[M].2nd ed.Berlin: Springer-Verlag Berlin Heidelberg, 2016.

[4] 王予彬, 王惠芳. 关节镜手术与康复[M]. 北京: 人民军医出版社, 2007.

[5] Dilek B, Gulbahar S, Gundogdu M, et al.Efficacy of proprioceptive exercises in patients with subacromial impingement syndrome: a single-blinded randomized controlled study[J].American Journal of Physical Medicine & Rehabilitation, 2016, 95(3): 169-182.

[6] 高天昊, 白玉龙, 肩袖损伤康复治疗进展[J]. 中国康复医学杂志, 2016, 31(11), 1264-1268.

[7] Chillemi C, Petrozza V, Franceschini V, et al.The role of tendon and subacromial bursa in rotator cuff tear pain: A clinical and histopathological study[J].Knee Surgery, Sports Traumatology, Arthroscopy: Official Journal of the ESSKA, 2016, 24(12): 3779-3786.

[8] 胥少汀, 葛宝丰, 徐印坎. 实用骨科学[M]. 北京: 北京人民军医出版社, 2012.

[9] 文玉伟, 王强. 儿童肱骨髁上骨折的诊疗进展[J]. 中华小儿外科杂志, 2017, 38(5): 390-394.

[10] Imhoff B, Beitzel K, Stamer K, et al.Rehabilitation in orthopedic surgery[M].Berlin: Springer, 2016.

[11] 燕铁斌. 骨科康复评定与治疗技术[M].4版. 北京: 人民军医出版社, 2015.

[12] 黄其军. 钢板内固定治疗尺骨鹰嘴骨折疗效评价[J]. 临床研究, 2018, 26(10): 95-96.

[13] 唐佩福, 王岩, 卢世璧. 坎贝尔骨科手术学[M]. 北京: 北京大学医学出版社, 2014.

[14] 曹晶晶, 唐金树, 周谋望. 肘关节骨折术后早期康复的临床疗效观察[J]. 中国骨与关节杂志, 2016, 5(3): 194-198.

[15] Van Schie P, Benders K E M, Van Den Bekerom M P J.Letter to the editor involving the article "Comparison between corticosteroids and lidocaine injection in the treatment of tennis elbow: A randomized, double-blinded, controlled trial"[J].American Journal of Physical Medicine & Rehabilitation, 2018, 97(9): e85-e86.

[16] 张培楠, 成垚昱, 杨新明, 等. 肘关节内侧副韧带前束损伤的诊治研究进展[J]. 中国运动医学杂志, 2017(7): 633-638.

[17] 胥少汀, 葛宝丰, 徐印坎. 实用骨科学[M].4版. 北京: 人民军医出版社, 2015.

[18] Wong VW, Higins JP.Evidence-based medicine: management of metacarpal fractures[J].Plastic and Reconstructive Surgery, 2017, 140(1): e140-e151.

[19] Milicin C, Sîrbu E.A comparative study of rehabilitation therapy in traumatic upper limb peripheral nerve injuries[J].NeuroRehabilitation, 2018, 42(1): 113-119.

[20] Korus L, Ross DC, Doherty CD, et al.Nerve transfers and neurotization in peripheral nerve injury, from surgery to rehabilitation[J].J Neurol Neurosurg Psychiatry, 2016, 87(2): 188-197.

[21] López-Álvarez VM, Cobianchi S, Navarro X.Chronic electrical stimulation reduces hyperalgesia and

associated spinal changes induced by peripheral nerve injury[J].Neuromodulation，2019，22(5)：509-518.

[22] Wang ML，Rivlin M，Graham JG，et al.Peripheral nerve injury，scarring，and recovery[J].Connect Tissue Res，2019，60(1)：3-9.

[23] 陈中伟.周围神经损伤的基础与临床[M].济南：山东科学技术出版社，1998.

[24] 顾立强，裴国献.周围神经损伤基础与临床[M].北京：人民军医出版社，2001.

[25] 缪鸿石.康复医学理论与实践[M].上海：上海科学技术出版社，2000.

[26] 吴在德、吴肇汉.外科学[M].7版.北京：人民卫生出版社，2008.

第六章 骨盆骨折康复

随着社会经济及交通运输的发展，骨盆骨折临床发生率逐年升高。骨盆骨折包括骨盆、髋臼骨折，该部位损伤多由于高能量外力所致，不仅导致骨盆本身（包括髋臼骨折）的严重损伤，而且常常伴有复杂严重的并发症，致残率较高，严重影响患者的生活质量，因此是骨科创伤康复工作的重点。

第一节 骨盆骨折康复

一、定义与术语

（一）定义

骨盆骨折多由高能量外力所致，多为直接暴力撞击、挤压骨盆或从高处坠落冲撞所引起的骨盆区域损伤，在骨盆环受到破坏的同时常合并广泛的软组织、盆腔脏器伤或其他骨骼及内脏损伤。

（二）术语表达

因骨盆由多块骨骼构成，故每个单独骨性结构的破坏均可认为是骨盆骨折，主要包括：骨盆边缘骨折、髂骨骨折、骶骨骨折、耻骨骨折、坐骨骨折、耻骨联合分离、骶髂关节分离等。

二、流行病学

随着社会经济及工业等发展，交通运输密集，交通事故伤的发生率大为增加，严重的骨盆损伤在临床上会经常遇到。流行病学资料显示：骨盆骨折的发生率为3%~8%，死亡率为3%~42%，是骨科中死亡率较高的骨折之一。骨盆骨折合并伤、并发症以及永久性残疾的发生率都非常高，合并伤发生率为9%~21%，并发症发生率为11%~25%，永久性残疾发生率为8%~13%。高能量损伤导致的骨盆骨折常伴有其他组织损伤，其损伤程度非常严重，通常会有生命危险；早期容易出现失血和不可逆的休克，晚期则容易出现败血症和多器官功能衰竭。

三、病因及损伤机制

常见原因有交通事故、意外摔伤或高空坠落等。年轻人骨盆骨折主要由交通事故和高空坠落引起。老年人骨盆骨折最常见的因素是摔倒。

骨盆损伤多由于高能量外力所致，多为直接暴力撞击、挤压骨盆或从高处坠落冲撞所引起的骨盆区域损伤，在骨盆环受到破坏的同时常合并广泛的软组织、盆内脏器伤或其他骨骼及内脏伤。因骨折导致骨折部位疼痛、髋关节活动受限。因盆腔内容纳膀胱、直肠、子宫等许多重要脏器，骨折时断端及碎片易刺破或损伤周围脏器，导致盆腔脏器出血，直肠、尿道损伤，周围神经或脊神经根损伤，并常伴有其他脏器损伤。

骨盆及髋臼骨折的恢复期或后遗症期，由于骨折内固定等制动因素，加上软组织损伤、出血、血肿机化、组织挛缩等影响，引起关节活动受限、肌肉萎缩、疼痛等表现。

四、骨盆骨折分型

（一）依据骨盆骨折后形态分类

可分为压缩型、分离型和中间型。

1. 压缩型　骨盆侧方受到撞击致伤，先使其前环薄弱处耻骨上下支发生骨折，应力的继续，使髂骨翼向内压（或内翻），在后环骶髂关节或其邻近位置发生骨折或脱位，侧方的应力使骨盆向对侧挤压并变形。耻骨联合常向对侧移位，髂骨翼向内翻。骨盆为环状，伤侧骨盆向内压、内翻，使骨盆环发生向对侧扭转变形。

2. 分离型　系骨盆受到前后方向的砸击或两髋分开的暴力，前环耻、坐骨支骨折或耻骨联合分离，应力的继续，髂骨向外翻，使骶髂关节或其邻近发生损伤。骨盆环的变形是伤侧髂骨翼向外翻或扭转，使之与对侧半骨盆分开，故称分离型或开书型。由于髂骨外翻，使髋关节处于外旋位。

3. 中间型　骨盆前后环发生骨折或脱位，但骨盆无扭转变形。

（二）依据骨盆环稳定性分类

前环骨折如耻骨支骨折，髂前上棘撕脱骨折等均不破坏骨盆的稳定性，后环骶髂关节及其两侧的骨折脱位和耻骨联合分离，都破坏了骨盆的稳定性，为不稳定骨折。

（三）依据骨折部位分类

除前述稳定骨折的部位外，不稳定骨折的骨折部位和变形如下：

1. 骶髂关节脱位。
2. 骶髂关节韧带损伤。
3. 髂骨翼后部直线骨折。
4. 骶孔直线骨折。
5. 骶骨骨折。

（四）Tile 分类

Tile 总结了各种骨盆骨折的分类后，提出了系统分类：

A 型（稳定型）：骨盆环骨折，移位不大，未破坏骨盆环的稳定性，如耻骨支，坐骨支骨折，髂前上棘撕脱骨折，髂骨翼骨折等。

B 型（旋转不稳定型）：骨盆的旋转稳定性遭受破坏，但垂直方向并无移位，仅发生了旋转不稳定，根据损伤机制不同分为 B1 分离型骨折，B1 骨盆裂开<2.5cm；B1 骨盆裂开>2.5cm，B2 骨盆侧方压缩骨折，即压缩型，受伤的同侧发生骨折，B3 骨盆受侧方压缩，对侧发生骨折，同前述压缩型骨折。

C 型（旋转与垂直不稳定型）：骨盆骨折既发生旋转移位，又发生垂直移位，C1 单侧骶髂关节脱位，C2 双侧骶髂关节脱位，C3 骶髂关节脱位并有髋臼骨折。

五、临床表现

除骨盆边缘撕脱骨折与骶尾骨骨折外，都有强大暴力外伤史，主要是车祸、高空坠落和工业意外。是一种严重多发伤，低血压和休克常见；如为开放性损伤，病情更为严重。

（一）临床表现与体征

1. 患者有严重的外伤史，尤其是骨盆受挤压的外伤史。

2. 疼痛广泛，活动下肢或坐位时加重。局部压痛、肿胀、瘀血，下肢旋转、短缩畸形，有泌尿系统损伤时伴有尿道口出血。

3. 骨盆分离试验与挤压试验阳性。

4. 肢体长度不对称 有移位的骨盆骨折，可用皮尺测量胸骨剑突与两髂前上棘之间的距离，向上移位的一侧长度较短，也可测量脐孔与两侧内踝。

5. 会阴部瘀斑是耻骨和坐骨骨折的特有体征。

6. X线检查可提示骨折类型及骨折块移位情况，但骶髂关节情况以CT检查更为清晰。只要情况许可，骨盆骨折病例都应该行CT检查。

（二）诊断

1. 密切监测血压，建立输血补液路径。骨盆骨折可伴有盆腔内血管损伤，输液路径不宜在下肢建立，应建立在上肢或颈部。

2. 视病情情况及早完成X线和CT检查，并检查有无其他合并损伤。

3. 嘱患者排尿，如尿液清澈，表示尿道无损伤；排出血尿表示有肾或膀胱损伤。如不能自主排尿，应导尿。导出尿液清澈，提示泌尿道无损伤；导出血尿，提示肾或膀胱损伤；导不出尿液，可于膀胱内注入无菌生理盐水后再予以回抽，注入多抽出少提示有膀胱破裂可能。尿道口流血，导尿管难以插入膀胱内提示有后尿道断裂。

4. 诊断性腹腔穿刺 有腹痛、腹胀及腹肌紧张等腹膜刺激症状者可进行诊断性腹腔穿刺。如抽吸出不凝血，提示腹腔内脏器破裂可能。阴性结果不能否定腹腔内脏器损伤可能，必要时可重复进行。随着后腹膜间隙的血肿蔓延至前壁，穿刺的针头有可能误入已形成的血肿内，因此多次诊断性穿刺才得到的阳性结果比初次穿刺准确。

（三）并发症

骨盆骨折常伴用严重合并症，而且常较骨折本身更为严重，应引起重视，常见的有：

1. 腹膜后血肿 骨盆各骨主要为松质骨，邻近许多动脉、静脉丛，血液供应丰富。骨折可引起广泛出血，巨大血肿可沿腹膜后疏松结缔组织间隙蔓延至肠系膜根部、肾区与膈下，还可向前蔓延至侧腹壁。如为腹膜后主要大动脉、静脉断裂，患者可迅速死亡。

2. 腹腔内脏损伤 分实质性脏器损伤与空腔脏器损伤。实质性脏器损伤为肝、脾、肾破裂，表现为腹痛与失血性休克；空腔脏器损伤指充气的肠曲在暴力与脊柱的夹击下爆破穿孔或断裂，表现为急性弥漫性腹膜炎。

3. 膀胱或后尿道损伤 尿道损伤远比膀胱损伤多见，坐骨支骨折容易并发尿道损伤。

4. 直肠损伤 较少见，是会阴部撕裂的后果，女性伤员常伴有阴道壁撕裂。直肠破裂如发生在腹膜反折以上可引起弥漫性腹膜炎；如在反折以下，则可发生直肠周围感染。

5. 神经损伤 主要是腰骶神经丛与坐骨神经损伤。腰骶神经丛损伤大都为节前性撕脱，预后差；骶骨Ⅱ区与Ⅲ区的骨折则容易发生S_1和S_2神经根损伤。骶神经损伤会发生括约肌功能障碍。

六、临床治疗

（一）治疗原则

根据全身情况决定治疗步骤，有腹腔内脏器损伤及泌尿道损伤者应与相关科室协同处理。在进行腹腔手术时，应注意是否合并后腹膜血肿。重度骨盆骨折送入外科监控室治疗，如休克应积极抢救，首先处理危及生命的合并症。

（二）治疗方法

1. 骨盆边缘性骨折　无移位者不必特殊处理。髂前上、下棘撕脱骨科可于髋、膝屈曲位卧床休息 3~4 周；坐骨结节撕脱骨折，则在卧床休息时采用大腿伸直、外旋位。只有极少数骨折片翻转移位明显者才需手术处理。髂骨翼部骨折只需卧床休息 3~4 周，即可下床活动；但也有主张对移位者采用长螺钉或钢板螺钉内固定的。

2. 骶尾骨骨折　采用非手术治疗，以卧床休息为主，骶尾部气垫圈或软垫。3~4 周疼痛逐渐消失。有移位的骶骨骨折，可将手指插入肛门内，将骨折片向后推挤复位，但易发生再次移位。陈旧性尾骨骨折疼痛严重者，可在尾骨周围局部注射皮质激素。

3. 骨盆环单处骨折　由于这一类骨折无明显移位，只需卧床休息，症状缓解后即可下床活动。用多头带作骨盆环形固定可以减轻疼痛。

4. 单纯性耻骨联合分离　较轻者，可用骨盆兜悬吊固定，依靠骨盆挤压合拢的力量，使耻骨联合分离复位。注意此法不宜用于来自侧方挤压力导致的耻骨支横形骨折。骨盆兜悬吊治疗耻骨联合分离时间长，愈合差，目前大都主张手术治疗，在耻骨弓上缘用钢板螺钉作内固定。

5. 骨盆环双处骨折伴骨盆环断裂　大都主张手术复位及内固定，再加上外固定支架。

七、康复评定

骨盆创伤的康复评定旨在了解骨折所致损伤及功能障碍的程度，对制订康复治疗方案和检查康复治疗效果有重要意义。

（一）功能障碍

骨盆骨折后引起的主要功能障碍有：

1. 活动受限。

2. 肌肉、肌腱、韧带和关节囊等软组织损伤，导致瘢痕粘连和关节、肌肉挛缩、疼痛等。

3. 废用性肌萎缩、关节僵硬和骨质疏松。

4. 卧床引起的心肺功能水平下降。

5. 关节内骨折可继发创伤性关节炎。

（二）评定项目

1. 髋关节活动范围（ROM）测定　包括髋关节的屈伸、内收、外展、内旋、外旋。

2. 肌力评定　包括髋关节周围肌肉肌力的评定，采用徒手肌力检查法分别评定髋关节周围髂腰肌、臀大中小肌、内收肌群、外展肌群、内外旋肌群、股四头肌、腘绳肌的肌力。

3. 肌肉体积的评定　包括髋关节周围肌肉体积的评定，通过两侧臀部和大腿肌肉饱满程度的对比，可以评定患侧肌肉萎缩的程度，包括大腿围、小腿围和臀围的测量。

4. 下肢长度测量　方法：患者仰卧，骨盆摆正，如有一侧畸形，则健侧下肢应放在与患侧下肢相同的位置上。相对长度为脐至内踝尖的距离，绝对长度为髂前上棘到内踝尖，正常两侧误差不到 1cm。

5. 步态分析　骨盆和髋臼骨折后由于早期卧床制动出现髋膝关节活动受限以及臀部和下肢肌肉萎缩，肌肉无力会导致步态异常。

6. 疼痛的评定　确定疼痛部位等，可采用视觉模拟量表法（VAS）、McGill 疼痛问卷来进一步评定疼痛的程度和性质。

7. 长期卧床者，特别是老年患者，应注意心肺功能评定，如肺功能、膈肌活动度、呼吸肌功能、血气分析、代谢当量等。

八、康复治疗

（一）康复治疗作用

1. 促进肿胀消退　损伤后由于组织出血、体液渗出，加上疼痛反射造成的肌肉痉挛，肌肉的唧筒作用丧失，静脉血液、淋巴液回流障碍，导致局部肿胀。在骨折复位、固定的基础上，早期指导患者进行肌肉等长收缩训练，有助于血液循环，促进肿胀消退。

2. 减轻肌肉萎缩　骨折后肢体长时间制动，必然引起肌肉的废用性萎缩和肌力下降。肌肉收缩训练能够改善血液循环和肌肉营养，促进肌肉的生理功能恢复，预防废用性肌萎缩。

3. 防止关节挛缩　康复治疗可促进局部血液循环，加速新生血管成长，正确的功能锻炼可保持骨折端的良好接触，产生轴向应力刺激，促进骨折愈合。

（二）康复治疗的原则

1. 早期康复　在骨折复位、固定后就应该开始康复治疗。长时间制动会造成肌肉萎缩、关节挛缩、骨质疏松等废用性综合征，延长患者的恢复时间。早期功能训练可以防止或减少并发症、后遗症，加速骨折愈合，缩短疗程，促进功能恢复。关节内骨折，通过早期的保护性关节运动训练，可以使关节面塑形，减少创伤性关节炎的发生。

2. 整体恢复　骨折后的康复治疗不应仅注重促进骨折的愈合，而是应该着眼于患者整体功能的恢复。如骨盆骨折的患者，由于长时间不做膝关节功能训练，在原骨折完全治愈后，膝关节反而遗留功能障碍。因此，康复治疗应包括局部的和整体的功能训练。

3. 循序渐进　骨折愈合是一个较长的过程，康复治疗应循序渐进，随着骨折愈合、修复的进程，采取重点不同的康复治疗手段。循序渐进的原则使康复治疗更有针对性，从而更加安全、有效。

（三）康复治疗目标

1. 近期目标　促进骨折愈合及恢复，减轻术后早期疼痛、肿胀等不适症状；预防长期制动引起的肌肉萎缩、关节僵硬、挛缩等并发症；增强心肺功能，为进一步康复治疗及功能锻炼做好铺垫；改善关节活动度，改善肌肉力量与耐力，改善步行功能。

2. 远期目标　使患者重获功能，达到日常生活自理，回归家庭，回归社会。

（四）康复治疗方法

1. 第一阶段（愈合期）　由骨折复位、固定处理后，到骨折临床愈合，一般需要一个月到数个月的时间，期间骨折部位及相关肢体需要制动。这一阶段康复治疗的主要目标是促进骨折愈合及恢复，减轻术后早期疼痛、肿胀等不适症状；预防长期制动引起的肌肉萎缩、关节僵硬、挛缩等并发症；增强心肺功能，为进一步康复治疗及功能锻炼做好准备。

（1）骨折后未被固定的关节：如膝关节、踝关节、足趾关节等，应做各方向、全关节活动范围的主动运动训练，必要时可给予辅助。下肢尤其应注意踝关节背曲训练，被动牵伸跟腱，防止长期失去重力牵伸作用导致跟腱挛缩，踝关节活动受限。每次持续时间 20~30min，1~2 次 /d。

（2）在骨折复位、固定后，即可开始有节奏、缓慢的肌肉等长训练：即肌肉主动发力，但不引起关节运动的肌力训练，以预防废用性肌萎缩，可使骨折端保持良好的接触，有利于骨折愈合。每次持续时间 20~30min，1~2 次 /d。

（3）对累及关节面的骨折：为减轻关节功能障碍的程度，在伤后 2~3 周，尽可能每天短时间去除外固定，对受损关节进行不负重的主动活动训练，并逐渐增加活动范围。对有坚固内固定的术后患者，可早期应用 CPM 等器械训练装置，进行关节持续被动活动训练，训练角度由小到大，循序渐进，CPM 训练时间为 20~30min，1~2 次 /d。

（4）指导卧床患者：做肢体活动体操，以维持健侧肢体和躯干的正常活动。鼓励患者早期离床活动以改善全身状况，预防并发症。

（5）应用物理因子治疗：可以起到改善局部血液循环、促进血肿及渗出液吸收、减少瘢痕粘连、减轻疼痛、促进骨折愈合等作用。常用的方法有：①光疗法，包括红外线、白炽灯、紫外线治疗等；②直流电钙、磷离子导入法；③超短波疗法，早期肿胀局部可设置为无热量、电极对置、空气间隙 1~2cm、时间 10min；④低频率磁场疗法，骨折部位磁极对置，顺磁强度 8 档，治疗时间 40min；⑤超声波疗法，局部瘢痕或考虑粘连可行超声波治疗，若伴有疼痛，可用扶他林软膏作为耦合剂采用接触移动法，$0.8\sim1.0w/cm^2$，1∶4 或 1∶6，时间 15~20min；⑥音频电，病变区域电极并置或对置，音频处方，耐受量，20min，以帮助松解粘连、促进局部血液循环、消炎、镇痛等；⑦中频电疗法，受影响肌肉电极并置，运动阈，时间 20min，行功能性电刺激以帮助肌肉被动收缩，预防废用性肌萎缩。

（6）心肺功能训练：早期可循序渐进地增加活动量，生命体征稳定即可开始，根据患者的自我感觉，尽量进行可以耐受的日常活动。如床上活动、呼吸训练、进食、穿衣、洗漱、大小便训练等。

2. 第二阶段（恢复期） 当骨折达到临床愈合，去除外固定装置之后，骨折的康复治疗进入第二阶段。此阶段要求使用康复治疗的各种手段，治疗目标为改善关节活动度，改善肌肉力量与耐力，改善步行功能。使患者重获功能，达到日常生活自理、回归家庭、回归社会的目的。

（1）恢复关节活动范围：运动疗法是恢复关节活动度的基本治疗方法，以主动运动为主，辅以助力运动、被动运动和物理治疗等。①主动运动和助力运动：对受累关节做各方向的运动，尽量牵伸挛缩、粘连的组织，以不引起明显疼痛为度，逐步扩大运动幅度。每一动作应多次重复，每日进行多次训练。刚去除外固定的患者，关节自主活动困难，可先采用助力运动，其后随关节活动改善而减少助力。②被动运动：对组织有挛缩或粘连严重、主动运动和助力运动困难者，可采用被动运动牵拉挛缩关节，但动作应平稳、柔和，不应引起明显疼痛，切忌使用暴力引起新发或二次损伤。③关节功能牵引：对僵硬关节，可进行关节功能牵引治疗。固定关节近端，在其远端施加适当力量进行牵引。牵引重量以引起患者可耐受的酸痛感觉，又不产生肌肉痉挛为宜。④间歇性固定：当关节挛缩比较严重时，为减少纤维组织回缩，保持治疗效果，在两次功能锻炼间歇期间，可采用夹板、矫形器固定患肢，随着关节活动范围增大，夹板、矫形器等也应做相应的更换或调整。⑤物理治疗：进行功能训练之前，应用适宜的物理治疗有助于训练的进行，在做关节功能牵引时，同时做热疗，可明显提高牵引疗效。常用的物理治疗有蜡疗、水疗、电疗法等，具体治疗参数根据不同患者不同病变程度而定，可参考上文愈合期部分的物理因子治疗。

（2）恢复肌力：恢复肌力的有效方法是逐步增强肌肉的工作量，引起肌肉的适度疲劳。

通过肌力评定，针对不同的肌力水平选择适宜的肌力训练方法：①当肌力不足2级时，可采用按摩、低频脉冲电刺激、被动运动、助力运动等。②当肌力为2~3级时，肌力训练以主动运动为主，辅以助力运动，还可采用摆动运动、水中运动等。③当肌力达到4级时，应进行抗阻运动，争取肌力的最大恢复。一般采用渐进抗阻训练法，肌肉训练的方式可选用等长收缩、等张训练或等速肌力训练等。

（3）心肺功能训练：方法可参照愈合期。骨折愈合良好的情况下，可适当增加训练的量和强度，适当增加缓和的有氧运动。

（4）日常生活活动能力训练：可给予步行、上下楼梯等日常生活活动能力训练，使患者尽可能生活自理，尽早回归家庭和社会。

九、康复护理

（一）术前康复护理

1. 让患者了解在急性期和恢复期会遇到的护理问题，学会自我管理来促进疾病的有效康复。

2. 向患者讲解术后康复训练的重要性，使之能积极参与配合，制订适合患者的康复计划。指导患者练习踝泵运动、股四头肌及腘绳肌的舒缩练习等；指导患者利用握力器、小哑铃等辅助装置练习握力及双上肢肌群的肌力；练习深呼吸、腹式呼吸及有效咳嗽，如吹气球训练，提升心肺功能。

3. 重视患者的情绪变化，为患者提供准确、全面的心理疏导。

（二）术后康复护理

1. 观察患者意识和手术部位、下肢的变化，切口早期，冰袋持续冷敷24h；注意引流管及留置尿管，保持通畅。

2. 体位管理　护理人员应指导患侧卧位、平卧位和健侧卧位的变换和交替。分离型骨折患者术后7日可向患侧翻身60°以内，压缩性骨折可向健侧翻身90°以内。翻身时保持轴位滚动，平卧时应在患肢内侧垫软枕，以免肢体内旋和外翻。术后健侧卧位或肢体牵引制动患者，可以3人翻身法改变体位。每2h更换1次体位。在抬臀时注意动作轻柔，用力一致，避免牵拉切口。更换床单时应观察局部皮肤受压情况，做好皮肤护理，预防压疮。便器使用应从健侧置入，放入时适度抬起臀部。避免用力拖、推，增加皮肤摩擦，造成皮肤破损或擦伤。影响骨盆完整的骨折，伤后平卧，尽量减少搬动，如需要搬动时则由多人平托，以免引起疼痛、增加出血。

3. 饮食护理　术后第1日禁食，第2~3日进食富营养，易消化，清淡低渣食物；5日后进食高蛋白、高热量、富含维生素食物，每日2次行腹部顺时针按摩。总之，饮食有节制，多食水果蔬菜及富含蛋白质、钙、锌等食物，如蔬菜、水果、蛋类、豆制品、瘦肉等，忌辛辣刺激性食物。食欲不佳者，可少量多餐，伴有脏器损伤患者应遵医嘱进食。

4. 加强心理疏导　鼓励患者保持心态平和，开朗乐观，多与亲人交流，树立战胜疾病的信心，积极配合治疗及护理，促进骨折及创伤的早日康复。

5. 功能锻炼

（1）未损伤骨盆后部负重弓者

1）伤后1周练习下肢肌肉收缩及踝关节屈伸活动。

2）伤后2周练习髋关节与膝关节的屈伸活动。

3)伤后3周遵医嘱可带拐下地站立活动。

4)伤后4周,不限制活动,练习正常行走及下蹲。

(2)骨盆后弓损伤者

1)伤后宜卧硬板床休息并进行上肢活动。

2)伤后2周开始半卧位,牵引期间应进行下肢肌肉舒缩和关节屈伸活动,如股四头肌收缩、踝关节背伸和跖屈、足趾伸屈等活动。

3)伤后3周在床上进行髋膝关节的活动,先被动锻炼。

4)伤后6~8周,拆除牵引固定后,电动直立床渐进性负重训练后可扶拐行走。

5)伤后12周逐渐锻炼并弃拐负重行走,后主动锻炼解除固定后在医师指导下即可下床开始扶拐站立与步行练习。

6. 出院指导

(1)饮食:合理安排饮食,补充营养,提高体质,促进骨折愈合。

(2)体位:禁止早期下床活动,防止发生骨折移位,一般卧床休息8~12周。

(3)功能锻炼:按康复计划进行功能锻炼。

(4)复查:出院后1个月、3个月复查,检查内固定有无移位及骨折愈合等情况。

(熊 伟 冯 珍 钟颖君)

第二节 髋臼骨折康复

髋臼骨折以损伤重、致残率高、并发症多为特点,可以分为单纯的髋臼骨折,也可以是骨盆骨折的一部分。髋臼解剖位置深、解剖关系复杂、不规则的骨性结构使髋臼骨折类型复杂,有时手术治疗也很难达到完全解剖复位。目前髋臼骨折仍是骨科治疗的难点,近年来不断探索改进髋臼骨折的诊断、分类、手术适应证、选择手术入路、复位技巧、内固定方法和内固定器械、术后康复训练等,在髋臼骨折的治疗方面取得了很大进展。

一、概述

髋臼骨折为高能量损伤所致的关节内骨折,由于髋臼复杂的解剖特点、功能的重要性,加之骨折治疗困难,此类损伤的救治对于创伤骨科医生是一个挑战,也一直是临床研究的热点。以往采用非手术治疗,由于无法恢复股骨头与髋臼的匹配关系,疗效不佳,但是随着对髋臼骨折的详细论述、学习加深以及目前外科治疗观念的确立,对于不稳定,复杂的髋臼骨折多进行手术治疗,提倡解剖复位、有效内固定和早期功能锻炼。而随着国内对于髋臼骨折手术治疗日益关注,相关知识、技术不断推广和普及,诊疗水平不断提高,而患者也获得了满意的疗效。

二、流行病学

近年来,随着建筑业和交通业的发展,髋臼骨折发生率呈明显上升趋势,髋臼骨折占全身骨折的3%~8%。髋臼骨折属于关节内骨折,晚期多出现严重的并发症,严重影响患者生活质量,是创伤骨科临床治疗的一大难题。切开复位内固定术是移位型髋臼骨折治疗的“金标准”。

三、病因及发病机制

（一）病因

髋臼骨折大多由直接暴力引起，一般由外界暴力直接作用于股骨大粗隆，经股骨颈、股骨头传至髋臼，发生骨折。如受伤时大腿呈轻度外展旋转中立位，暴力作用于髋臼中心，即发生髋臼横折、“T”形骨折、“Y”形骨折或粉碎性骨折。如受伤时大腿轻度外展并内旋或外旋，暴力沿股骨头作用于髋臼前壁或后壁，则产生后柱或后壁骨折，或者前柱或前壁骨折。间接暴力所致损伤机制也类似。直接暴力和间接暴力都是股骨头直接撞击髋臼，所以髋臼骨折同时可并发股骨头骨折。

（二）发病机制

前后两柱之间的髋臼窝较薄弱，外伤时，股骨头可由此向内穿透进入盆腔，在静息状态下，一侧髋关节承受的压力约为体重的20%~31%；单足静止站立时，承载侧髋关节承受的压力约为体重的81%。在步态周期中站立相时关节有两个负重高峰，即足跟着地时（约为体重的4倍）和足尖离地前（可达体重的7倍）。摆动相时，伸肌的影响使大腿减速，髋关节反应力约与体重相等。步行速度越快，髋关节受力越大，当跑步或跳跃时，股骨头上所受的载荷约为体重的10倍。即使在不负重的状态下，如仰卧位直腿抬高或俯卧位伸髋时，肌肉的收缩亦可使受力大于体重。目前，多数学者均认为髋关节骨折治疗的关键在于髋臼顶负重区的复位，该区的复位程度与预后显著相关。若负重顶受累且复位不良，髋关节因负重面积减小而发生应力集中，关节软骨变性而继发创伤性关节炎。对于那些未波及髋臼顶负重区的骨折可通过牵引等侵袭性小的措施治疗，而且预后好，较少发生创伤性关节炎。

四、髋臼骨折分类

（一）Letournel 分类

Letournel 分类为 10 种，前五类为简单骨折，基本都有 1 条骨折线，后五类为复杂骨折，每类都有 2 条骨折线，前者为后壁、后柱、前壁、前柱、横行骨折，后者为“T”形骨折，前柱与后半横骨折，横行与后壁骨折，后柱与后壁骨折，前柱加后柱骨折。

（二）脱位程度

脱位程度可分为三度：

Ⅰ度脱位：股骨头向中心轻微脱位，头顶部仍在臼顶负重区之下，不论复位完全与否，髋关节活动功能可基本保持。

Ⅱ度脱位：股骨头突入骨盆内壁。头顶部离开臼顶负重区，正在内壁与臼顶之间的骨折线内，如不复位，髋关节功能会受到严重破坏。

Ⅲ度脱位：股骨头大部或全部突入骨盆壁之内，如不复位，则髋关节功能完全丧失。

五、临床表现

有明确的外伤史，前述损伤机制可提示本病，髋部疼痛及活动受限，主要依据 X 线片检查诊断，CT 有很大参考价值。髋臼后壁骨折股骨头后脱位，常见患肢呈内旋内收畸形并缩短，臀后可触及股骨头。

六、辅助检查

（一）X线检查

应拍摄骨盆的正位即前后位片和两斜位片，即髂骨斜位和闭孔斜位。

1. 前后位　观察5条线和“U”形的改变。

（1）髂耻线：为前柱的内缘线，如该线中断或错位，表示前柱骨折。

（2）髂坐线：为后柱的后外缘线，如该线中断或错位，表示后柱骨折。

（3）后唇线：在平片上位于最外侧，为髋臼后缘的游离缘形成，如该线中断或大部分缺如提示后唇或后壁骨折。

（4）前唇线：位于后唇线之内侧，为髋臼前缘的游离缘构成，如该线中断或大部分缺如，提示髋臼前唇或前壁骨折。

（5）髋臼顶线和臼内壁线：为髋臼顶和髋臼底构成，如该线中断，表示髋臼顶骨折；如髋臼顶线和后唇线均破坏，表示后壁骨折；如髋臼顶线和前唇线均破坏，表示前壁骨折；如髋臼底线中断，则表示髋臼中心骨折。“U”形线系自最下和最前面的部分边缘和髂骨四边形前面平坦部分相连而成，可判断髂坐线是否移位。

2. 闭孔斜位（3/4内旋斜位）　患者仰卧，健侧部抬高向伤侧倾斜旋转45°，投照伤侧前后位，能清楚显示伤侧自耻骨联合到髂前下棘的整个前柱以及髋臼的前内缘和前唇。

3. 髂骨斜位（3/4外旋斜位）　患者仰卧，伤侧髋后抬高，向健侧倾斜或旋转45°拍伤侧前后位片，可清楚显示从坐骨切迹到坐骨结节的整个后柱，后柱的后外缘和髋臼前缘。

（二）CT

在X线片上髋臼顶部骨折，由于错位不大，前后重叠，可能显示不清，CT有助于显示髋臼顶骨折，髋臼后缘骨折、前后柱骨折和髋关节有无骨块等情况。

（三）弧顶角测量

弧顶角测量是Matta在1988年提出的，当髋臼骨折时，测量X线片正位、闭孔斜位、髂骨斜位3张片上髋臼前、中、后3个弧形关节面的角度，用以定量测定髋臼骨折移位后髋臼负重区的剩余量。髋臼覆盖股骨头为保持稳定有一个最低值，用弧顶角可测出骨折是否达到了最低值。

七、临床治疗

（一）治疗原则

髋臼骨折股骨头中心脱位是关节内骨折，因此治疗的关键是良好地复位。应当遵守Letournel 3原则：①熟知髋臼部的解剖；②了解并能区分Letournel关于髋臼骨折的分型；③能做到对骨折良好复位。

1. 适应证　骨折移位＞3mm；合并股骨头脱位或半脱位；合并关节内游离骨块；CT显示后壁骨折缺损＞40%；移位骨折累及髋臼顶；无骨质疏松。

2. 治疗时机　髋臼骨折的治疗分为三个时期：①伤后21d以内；②21~120d；③120d以后。21d以内骨折线清晰可见，可以做到良好复位。21~120d者，虽然骨折已稳定并已愈合，但仍可见愈合时的骨折线，按此骨折线达到复位是有可能的，而120d以后骨折线已看不见，复位就很困难。

3. 手术指征　根据Letournel原则，凡错位的髋臼骨折均应手术复位，以达0~1mm错位的要求。只有对于错位较小，在1mm以内者，可以保守治疗。

4. 入路选择　为了达到良好复位，入路选择是重要问题。

（1）髂腹股沟入路：此入路可处理几乎所有髋臼骨折、股骨头中心脱位，包括前柱及前壁，前柱加后半横，但主要用于前柱与后柱。

（2）髋后入路：主要用于后柱与后壁面骨折、横骨折加后壁、横骨折加后脱位以及某些"T"形骨折。

（二）复位及固定

为了达到良好复位，协助复位的器械必不可少，主要是特制的大钳子和推顶器，大钳子可直接夹住移位的前柱或后柱与髂骨翼，使其复位，或利用拧在骨折线两侧的螺丝钉，夹住螺丝钉使骨折复位。对陈旧骨折的复位，钳夹更为重要，复位良好与否与术者的经验密切相关。复位达到良好程度后，以髋臼的弧形钢板固定髂骨内面骨折线两侧，耻骨柱及坐骨柱的固定可用直或弧形钢板，髋臼后壁固定用螺丝或弧形钢板。复位固定的程序是先前柱，后后柱，后柱加后壁者，先后柱，后后壁；先固定非粉碎性骨折。

（三）术后处理

负压引流24~48h，无外固定，3~4d后可练习坐位及被动活动关节，亦可用CPM，练习股骨肌肉收缩，3周可起床，用双拐下地，3个月骨折愈合后逐渐弃拐。

（四）治疗效果

根据其经验，在髋臼3个方向的错位中，复位后的错位在0~1mm者为解剖复位并行确切的内固定，83%可获得优良结果。如复位后留下错位在2~3mm为满意复位，其优良率仅达68%，而残留错位＞3mm者为不满意复位，则仅有50%为优良。此外年龄对预后也是重要因素，在40岁以下者81%为优良，而40岁以上者仅68%为优良。

（五）并发症

术后并发症有坐骨神经损伤、肺栓塞、股骨头缺血坏死。术中行坐骨神经及股神经诱发电位监护，有助于预防神经损伤。

（六）伴发伤的处理

髋臼骨折常伴发附近的骨或关节损伤，与髋臼骨折处理有关。

1. 同侧骶髂关节脱位　在复位时，应先将骶髂关节脱位复位并内固定，再整复髋臼骨折。

2. 髋臼骨折加后脱位　应尽快将脱位股骨头闭合复位，延迟复位则有可能提高股骨头缺血坏死的发生率。

3. 髋骨折加股骨头骨折　分圆韧带以下头骨折和圆韧带以上头骨折。对髋臼后柱骨折并后脱位，圆韧带以下头骨折者，选择后切口入路进行复位；而对圆韧带以上头骨折，后壁骨折块很小，复位后稳定者，用前切口显露处理；但如后壁骨折块很大，并有头圆韧带以上骨折者，则需后切口复位后壁骨折，前切口处理头部骨折。

4. 髋臼骨折加股骨颈骨折　对65岁以下者分别行复位内固定，对65岁以上者，髋臼骨折复位固定，股骨颈骨折可行人工关节置换，二期全髋置换。

八、康复评定

康复治疗在髋臼骨折的治疗过程中占有十分重要的地位，手术只是治疗过程的一部分，髋臼骨折术后的康复治疗为获得理想的功能状态提供了保障。髋臼骨折在手术治疗结束后或在保守治疗期间（无手术指征者），即应开始施行有效的康复治疗措施，使原发损伤达到尽可能理想的愈合，并尽可能地减少后遗症。根据病情尽早行康复评定、制订康复计划、进行早期康复训练，对髋关节恢复正常功能，预防关节内及关节周围粘连、肌肉萎缩和骨质疏松以及其他并发症十分重要。

正确了解髋部相关肌肉的正常肌力，作用方向以及髋关节的正常活动范围之后，才能正确指导和评价髋臼骨折的最终康复情况。

（一）相关肌肉的检查方法

徒手肌力检查法，不需要特殊器械就可得出评测结果。手法检查肌肉能大致评定肌肉活动力量。

1. 髂腰肌

（1）神经支配：髂肌由股神经（$L_{2\sim4}$）支配，腰大肌由腰丛（$L_{1\sim4}$）支配。

（2）作用：使大腿在腹部屈曲。

（3）检查方法：①坐位，屈大腿，膝部能抵抗检查者的阻力而抬高；②仰卧位，直腿抬高能离开检查床并能抵抗检查者自上而下的阻力。

（4）参与的肌肉股直肌和缝匠肌（股神经，$L_{2\sim4}$），阔筋膜张肌（臀上神经，$L_{4\sim5}$、S_1）。

2. 大收肌、长收肌、短收肌

（1）神经支配：由闭孔神经（$L_{2\sim4}$）支配，大收肌的部分由坐骨神经（L_5）支配。

（2）作用：主要使大腿内收。

（3）检查方法：①患者双腿紧贴，检查者试图将其分开；②可分别检查双腿，并可触及这些肌肉。

（4）参与的肌肉臀大肌（臀下神经 L_5、$S_{1\sim2}$），股薄肌（闭孔神经，$L_{2\sim4}$）。

3. 髋外展肌　主要为臀中肌、臀小肌，阔筋膜张肌部分参与。

（1）神经支配：臀上神经（$L_{4\sim5}$、S_1）。

（2）作用使大腿外展和内旋。阔筋膜张肌辅助大腿在髋部屈曲。

（3）检查方法：①坐位，双膝抵抗检查者的阻力而分开。在坐位时，臀大肌和其他一些股外旋肌起外展的作用，因此降低了这一检查的准确性。②仰卧位，检查方法同上，但较准确。③侧卧位，检查者向下压患者小腿并固定其骨盆，患者髋部外展（向上运动）阔筋膜张肌和小部分臀中肌可触及。

4. 股内旋肌　同髋外展肌。检查方法：坐位或仰卧位，屈膝 90°。患者大腿抵抗检查者作用到膝与踝部使股骨外旋的阻力而内旋。

5. 股外旋肌

（1）主要有臀大肌、闭孔内肌和上孖肌、股方肌、下孖肌和闭孔外肌。

（2）神经支配：①臀大肌：臀下神经（L_s，$S_{1\sim2}$）；②闭孔内肌、上孖肌：闭孔内神经（L_5、$S_{1\sim2}$）；③股方肌、下孖肌：臀上神经（$L_{4\sim5}$，S_1）；④闭孔外肌：闭孔神经（$L_{2\sim4}$）。

（3）作用：使大腿外旋。

（4）检查方法：坐位或俯卧位，膝关节屈曲 90°，患者大腿抵抗检查者使其内旋的阻力而外旋。

6. 臀大肌

（1）神经支配：臀下神经（L_5、$S_{1\sim2}$）。

（2）作用：使髋关节后伸和外旋。

（3）检查方法：俯卧位，患者充分屈膝以使腘绳肌的参与降至最低程度。患者大腿抵抗检查者在股远端向下压的阻力而抬离床面。

7. 股四头肌

（1）神经支配：股神经（$L_{2\sim4}$）。

（2）作用：使小腿在膝部伸展。股直肌辅助大腿在髋部屈曲。

（3）检查方法：坐位或仰卧位，小腿适度伸展。患者抵抗检查者使其小腿在膝部屈曲的阻力而维持小腿的伸展位。

8. 腘绳肌（股二头肌、半腱肌、半膜肌）

（1）神经支配：坐骨神经（$L_{4\sim5}$、$S_{1\sim2}$）。

（2）作用：使小腿在膝部屈曲，股二头肌辅助大腿在髋部伸展。

（3）检查方法：坐位或俯卧位，患者抵抗检查者作用于小腿的阻力而屈膝。当腘绳肌收缩时，在腘窝处可望及并可触及腘绳肌及肌腱。

（二）髋关节的正常活动范围测定

关节活动范围测量常用关节角度测量法，是评定肌肉、神经和骨骼功能的基本方法。要了解髋臼骨折患者的日常生活活动能力和适应环境的能力，首先需测知其身体各部（特别是髋关节）耐受被动或主动活动的程度。仔细检查髋关节及其他相关关节的活动，除了有助于判定髋臼骨折的康复期患者有无功能丧失外，还可提示损伤累及的范围，为确定有效的康复计划提供客观标准。

1. 屈曲 - 伸展

（1）检查体位：患者可取仰卧、侧卧或站立。

（2）测量方法：在患者皮肤上自髂前上棘至髂后上棘画一条线，在股骨大转子的前上面的皮肤上一点画一线与此线垂直。测角计的一臂置于后一线上，其轴心位于股骨大转子的前上面上，另一臂置于大腿外侧面，与股骨纵轴平行。当髋关节移动至屈曲和伸展位时，须注意保证皮肤上所画的标志仍旧在骨性标志上。

（3）正常活动范围：膝关节屈曲时，50°~170°；膝关节伸展时，90°~ 170°。

2. 外展 - 内收

（1）检查体位：仰卧或站立位。

（2）测量方法：在皮肤上画一条线连接两侧髂前上棘，测角计的一臂置于此线上，另一臂与大腿中线平行放置。

（3）正常活动范围：135°~195°。

3. 外旋 - 内旋

（1）检查体位：取仰卧位，在髋屈曲位测量时髋和膝均要屈曲近 90°；在髋伸展位测量时，大腿平行放在桌面而小腿在桌缘处垂下，膝关节屈曲呈 90°。

（2）测量方法：测角计中心对准膝关节，其双臂置于胫骨前面，与胫骨纵轴平行。髋关节外旋或内旋后，测角计的一臂移至胫骨前面，另一臂仍然处于髋旋转前的位置。

（3）正常活动范围：外旋（髋伸展）45°，内旋（髋屈曲）45°，内旋（髋伸展）40°。

九、康复治疗

（一）运动疗法

运动疗法也称医疗体育，是一种应用人体生物力学活动的治疗方法，目前已成为康复治疗的主要方法之一。由于髋臼骨折的存在以及由骨折所造成的周围韧带、肌肉和软组织损伤破坏了骨盆及髋关节周围运动器官的形态结构，直接限制了功能，而且由于功能的减退或丧失，还会促使形态进一步恶化。要改变这种情况，就要恢复必需的功能活动，以促使形态和功能向好的方向发展。运动能加快局部血液循环，增加髋关节滑液分泌，改善软骨营养；并可牵伸骨折及髋关节周围的韧带、肌肉和软组织，促使挛缩组织延伸，使粘连得以松解，恢复和改善关节活动范围；可使肌纤维增粗，萎缩肌肉逐渐肥大，使肌力和耐力逐渐得到增强和恢复，从而改善主动运动能力，有利于维持骨代谢平衡，减轻骨组织脱钙，使骨皮质增厚，从而改善骨的支撑和承重能力。合理和系统的功能锻炼对于改善和恢复髋臼骨折后髋关节的运动功能并且促进形态恢复是至关重要的。

1. 运动疗法中肌肉收缩的形式

（1）等张收缩：是指肌肉收缩时整个肌纤维的长度发生改变，张力基本保持不变，可产生关节运动。采用等张收缩进行的锻炼为等张练习。又分为：①等张缩短或向心性收缩，即肌肉收缩时肌纤维向肌腹中央收缩，使肌起止点缩短、接近。此类收缩应用最多，是大多数锻炼方法的基本形式。②等张延伸或离心性收缩，即肌肉收缩时肌纤维逐渐变长。其主要功能是使动作的快慢或肢体落下的速度得到控制。

（2）等长收缩（静力性收缩）：是指肌肉收缩时起止点的距离无变化，其肌纤维长度虽然稍有缩短，肌腱部反而稍被拉长，因而肌长度基本不变，亦不发生关节运动，但肌张力明显增高。采用等长收缩进行的锻炼为等长练习。在日常活动和工作中，等长收缩常用于维持特定体位和姿势。在运动疗法中，等长练习是增强肌力的有效方法。

2. 按患者在运动中主动用力的程度，运动疗法可分为四种基本类型。

（1）被动运动：指患者完全不用力，全部靠外力来完成的运动。外力可来自医务人员或器械，也可由患者自己用健肢协助进行。

（2）助力运动：通常由健肢帮助或通过简单的器械或医务人员的帮助，对患肢的主动运动施加辅助力量，兼有主动运动和被动运动的特点。

（3）主动运动：完全由患者主动用力收缩肌肉来完成的运动。运动时既不需要克服外来阻力，也不需要助力，在运动疗法中应用最为广泛。患者可根据疼痛的感觉控制用力程度，不易引起损伤，对早期或轻度髋关节挛缩效果较好，但对后期较牢固的关节挛缩不够理想。

（4）抗阻运动：在运动的过程中，需克服外力才能完成的运动。阻力可由人力施加，亦可用重物或器械提供。

3. 髋臼骨折后（或骨折术后）常用的运动疗法

（1）肌力练习：①当骨盆及髋部肌肉肌力为 0~1 级时，应进行按摩活动和试图引起肌肉主动收缩的练习。并可采用低频脉冲电疗等肌肉电刺激疗法刺激肌肉收缩。②当肌力为 1~2 级时，可做助力运动，在减轻重力负荷的条件下，做主动运动。③肌力为 3~4 级时，应做主动运动及抗阻运动，此为增强肌力的主要运动之一。

（2）髋关节活动度练习：关节活动度（range of motion，ROM）障碍可分为骨性和纤维性两种，髋臼骨折后（或骨折术后）早期所发生的，关节活动障碍一般为纤维性。骨性活动度障碍一般需要手术治疗，而纤维性活动度障碍通常用关节活动度练习、手法松解和手术松解三种方法处理，关节活动度练习是最常用的基本方法。恢复关节活动度的关键在于牵伸关节内外挛缩和粘连的纤维组织。纤维组织在外力的牵引下，发生塑性延长及黏弹性延长，这是关节活动度练习的基本原理。其基本方法有：①做关节各方向的主动运动，逐步扩大运动幅度，用力至髋关节有轻度疼痛为宜。此法对于早期或轻度关节挛缩效果较好，但对后期较牢固的关节挛缩不够理想。②被动运动由患者自己或他人进行。动作较主动运动明显，能较有力地牵伸挛缩粘连组织。但动作不应引起明显的疼痛和肌肉痉挛，以免引起新的损伤和骨化性肌炎。③助力运动由患者本人或他人施加助力，或利用棍棒滑轮和一些专用器械，对患肢的主动运动施加辅助力量，兼有主动运动和被动运动的特点。④抗阻运动是一种主动运动，肌肉抵抗外加阻力进行静力性或动力性收缩。它是增强骨盆及髋关节周围肌力与耐力、改善全身功能常用而有效的方法。根据施加阻力的方式不同而分为手法抗阻练习与器械抗阻练习。

（3）髋关节功能牵引：需要扩大活动范围的关节运动并持续一定时间的牵引，使挛缩和粘连的纤维组织产生更多的塑性延长，取得很好的效果。关节功能牵引力量稳定并可以控制不会引起新的损伤，牵引力的大小以引起髋关节适当紧张疼痛感觉但可忍受为度。

（4）持续被动活动（continuous passive motion，CPM）：CPM 通过持续而温和的牵引，可以活动髋、膝关节周围组织，防止纤维组织挛缩和松解粘连，加速髋、膝关节液的流转和更新。与一般被动运动相比，CPM 作用时间长，运动缓慢而稳定可控，更为安全舒适。在髋臼骨折的康复过程中，CPM 的应用是最有效和实用的一种运动疗法。

4. 其他的运动疗法　包括有氧训练、牵张练习、平衡练习、协调性练习等，可在髋臼骨折康复的中晚期，根据患者的实际情况选择使用。

5. 髋臼骨折康复过程中运动疗法的应用原则

（1）持之以恒：要做到经常性、系统性锻炼，掌握锻炼内容，通过长期锻炼，逐步积累效果。

（2）循序渐进：锻炼的目的是要提高患者的适应能力，从而改善功能。因此，所采用的负荷应略高于患者现有的能力水平，使患者通过努力才能完成。为使锻炼既安全又有效，必须做到：一方面，运动量要由小到大，动作和内容要求要由易到难，使身体逐步适应；另一方面，随着病情好转，也要不断加大负荷和难度，对患者提出更高要求，以增强其适应能力，使功能得到更大程度的改善。

（3）个别对待：制订运动疗法方案时，必须根据患者的具体情况，充分考虑到个体差异。

（4）密切观察：要经常了解锻炼的情况和反应，定期复查，并向患者交代注意事项和自我观察的方法，取得患者合作。

（二）物理因子疗法

物理因子疗法简称理疗，是运用人工和自然的物理因子，如电、磁、光、声、冷、热作用于患病机体，引起机体内一系列生物学效应而达到防病治病目的的一种治疗方法。在髋臼骨折康复中常用的物理疗法：

1. 电疗法

（1）直流电及直流电药物离子导入疗法：利用方向不变的电流作用于人体以治疗疾病的方法称为直流电疗法。而利用直流电场的作用，使药物离子经过皮肤或黏膜进入人体，达到治疗疾病的目的，称为直流电离子导入疗法。此两种方法具有明显改善局部血液循环的作用，能促进炎性产物的排除，并能调整自主神经、软化瘢痕、促进骨折愈合，适用于髋臼骨折的早、中期。

（2）低频脉冲电疗法、中频脉冲电疗法及高频脉冲电疗法：通过应用不同频率的脉冲电流来治疗疾病。能够刺激肌肉收缩，可消炎、消肿、减轻疼痛，防止肌肉与周围组织粘连，促进肢体的静脉和淋巴回流，改善局部血液循环，软化瘢痕、松解粘连，促进组织再生等，有利于骨盆或髋臼骨折及周围软组织的愈合。

2. 光疗法　利用日光或人工光线（红外线、可见光线、紫外线、激光等）预防和治疗疾病的方法称为光疗法。目前常用的光疗法主要有红外线疗法、可见光疗法、紫外线疗法和激光疗法等。

（1）红外线疗法主要的生物学作用是热作用，它可使局部组织血管扩张，血流加速，从而改善局部血液循环；热可加速细胞代谢过程，促进局部渗出物的吸收，具有消肿抗炎作用；能促进肉芽组织和上皮细胞生长，加速伤口愈合，松解粘连，减轻瘢痕挛缩等。

（2）可见光疗法其主要作用也是使局部组织血管扩张血液循环加速，从而产生消肿和抗炎的作用。

（3）紫外线疗法主要作用为促进细胞分裂增生以及肉芽组织和上皮细胞的生长，缩短伤口愈合时间；改善局部血液循环，有利于消肿抗炎；降低感觉神经的兴奋性，使疼痛得以缓解；杀菌消炎。

（4）激光疗法能改善局部血液循环，减少炎性渗出；降低末梢神经兴奋性，并能抑制致痛物质的合成与加快致痛物质排除，故具有镇痛作用；刺激蛋白质合成以及胶原纤维、成纤维细胞的形成，因而可加速伤口愈合，促进神经再生和骨折愈合。

3. 超声波疗法　对髋臼骨折的康复，超声波疗法主要起以下作用：超声波能使结缔组织胶原纤维束分散，抑制其增生，从而能软化瘢痕、松解粘连，降低神经兴奋性，使其传导速度减慢，具有镇痛作用；由于超声波的热效应能改善局部血液循环，促进渗出物吸收，故能消炎消肿；超声波能使骨、软骨、骨膜、骨髓等骨组织局部升温，骨髓充血，改善其营养，故能加速骨折的愈合。

4. 磁疗法　磁场可降低末梢神经的兴奋性，提高痛阈，并能促进致痛物质的分解，从而缓解疼痛，使血管扩张，改善局部血液循环，从而促进渗出液的吸收及炎性物质的清除，因而有利于炎症消散和水肿的消除；磁场可软化瘢痕、松解粘连；磁场作用于骨折部位可引起机体生物电变化，促进成软骨细胞、软骨细胞与骨细胞释放大量的钙，加快了骨折区的钙沉淀，有利于骨痂的生长。

（三）作业疗法

作业疗法（occupational therapy，OT）是应用有目的、经过选择的作业活动对病伤残者进行训练与治疗，以增进其适应环境的能力，使其最大限度地恢复身体、心理和社会方面的功能、增进健康，是一项重要的康复医疗手段。髋臼骨折的患者如果在治疗后期还遗留某种程度的髋关节或下肢的功能障碍，则可运用作业疗法进行康复，使其最大限度地恢复肢体功能。作业疗法的程序为：先由康复医师对髋臼或骨盆骨折晚期患者的各项功能进行评测，确定功能障碍的程度，明确患者要求与能力之间的差距从而定出训练目标（近期目标和远期目标）和计划，确定训练方法。通过作业训练，可增强髋部肌肉的肌力和耐力，恢复和维持髋关节的正常活动范围，预防髋关节及软组织挛缩与肌肉萎缩，保持髋关节各向运动的柔韧性、协调性和灵巧性。

（四）中国传统康复疗法

中国传统康复疗法是以中医理论为基础，以减轻各种疼痛与改善患者肢体运动功能、生活自理能力及提高生活质量为目的的一系列康复治疗措施与方法。髋臼骨折康复相关的传统康复治疗技术主要有：中医、中药疗法；针灸疗法；推拿、按摩疗法等。为了更好地掌握这些技术，临床上做到灵活运用，充分发挥其作用，提高其疗效，就必须熟练掌握相关中医理论。

（五）髋臼骨折的一般康复步骤

髋臼骨折后（包括手术后）的康复步骤一般分三个阶段。

1. 早期　指伤后2周内，此时患肢肿胀、疼痛，骨折断端不稳定，容易发生再移位。此期康复训练的主要目的是促进患肢血液循环，以利于消肿和固定。而消除水肿最有效、最可行、花费最少的方法是进行主动运动。由股四头肌及髋部肌肉等长收缩运动开始，以后随着疼痛的逐渐减轻，逐步增加轻度的等张收缩、助力运动和髋关节持续被动活动（CPM）以及患肢踝、膝关节的主动运动，然后再配合一定的物理疗法，如光疗、电疗等，以消除患处水肿，防止肌肉萎缩和髋关节粘连。

2. 中期　指伤后2周至骨折的临床愈合。此期患者患肢肿胀逐渐消退，疼痛减轻或消失，骨折处日趋稳定。此期除继续做患肢股四头肌肌肉收缩及CPM外，逐渐由被动活动转为主动活动，若骨折较轻，应尽早起床进行全身活动。伤后5~6周，骨折处有足够的骨痂形成，可进一步扩大活动的范围和力量，由一个关节到多个关节逐渐增加关节的主动屈伸及各向活动，防止肌肉萎缩，避免关节僵硬。髋臼骨折者可促进关节软骨的生化与修复，并使关节面有较好的塑形，同时也可防止关节内粘连。健肢与躯干应尽可能维持其正常活动，可能时应尽早下床活动。在卧床治疗期间，应每日做床上保健操，以改善全身状况，防止并发症的发生。为改善血液循环、消炎消肿、减轻疼痛、减少粘连、防止肌肉萎缩，以及促进骨折愈合，应及时采取合理的物理治疗并配合针灸、推拿按摩等传统康复治疗技术。如用超声波疗法或磁疗可以使骨再生区代谢过程加强，经治疗后纤维细胞和成骨细胞出现早，而髋臼骨折因骨折部位较深，更适合于超短波治疗。为防止肌肉萎缩，可用低中频电流（电疗法）刺激骨折部位两端的肌肉。为减少瘢痕与粘连，可采用音频或超声波治疗。

3. 后期　是指骨折已达到临床愈合或已去除外固定后的时期。此时X线显示骨性骨痂已明显形成，骨骼有了一定的支撑力，但多存在髋关节及邻近关节的活动度下降、肌肉萎缩等功能障碍。因此，此期康复治疗的主要目的是恢复受累关节的活动度、增强肌肉的力量，使肢体功能恢复正常。功能锻炼的主要形式是加强患肢关节的主动活动和负重练习，使各关节迅速恢复到正常活动范围，同时最大限度地恢复肌力，恢复肢体的正常力量。在此基础上，恢复日常生活活动能力与工作能力。康复治疗的基本方法有：

（1）恢复髋、膝关节的活动范围：要恢复关节的活动范围，就要牵伸、松解关节内外粘连、挛缩的组织，增强血液循环，为此要进行主动及被动的牵伸运动，并配合应用物理治疗及按摩等。①主动运动：受累关节应进行各向的主动运动，以温和牵伸挛缩粘连的组织。膝关节主要练习屈伸运动，而髋关节除了练习屈伸运动以外，还要练习外展、内收、外旋、和内旋，直到能盘腿坐为止。运动以不引起明显疼痛为度，幅度应逐渐增大。每一动作要重复多遍，每日练习数次。②助力运动与被动运动：开始患者可先采取助力运动，以后随着关节活动范围的增加而减少助力。对于关节周围组织挛缩粘连严重而用助力运动与主动运动难以奏效者，可使用被动运动或持续被动活动（CPM），但运动方向与范围应符合解剖功能，动作应平稳、缓和，不应引起明显疼痛及肌肉痉挛，不可使用暴力以免引起新的损伤与骨化性肌炎。③关节功能牵引：对髋关节或膝关节比较僵硬者，可加做关节功能牵引，即将受累关节近端适当固定，在远端按需要的方向（屈、伸、内收、外展、内旋、外旋）用适当的重量进行牵引。每次牵引时间为15min左右，每日可进行数次。牵引重量的大小以不引起明显疼痛或肌肉痉挛为宜。④理疗与按摩：为促进钙质沉着与镇痛，可行局部紫外线照射；为促进血液循环，改善关节活动功能，可采用红外线、短波、湿热敷等疗法；为软化瘢痕、松解粘连可用碘离子导入疗法；针灸、按摩等可促进血液循环、松解粘连，按摩治疗时手法宜偏重，以作用到深部组织。

（2）恢复肌力：恢复肌力的唯一有效的方法是逐步增强肌肉的运动量，引起肌肉的适度疲劳。具体的肌力训练方法见本章节运动疗法部分。

（3）恢复日常生活活动能力及工作能力：可通过作业疗法及健身训练活动来改善动作技巧，恢复日常生活活动能力及工作能力。

（六）髋臼骨折术后CPM机的使用及康复要点

1. CPM机的使用　CPM下肢关节恢复器是以持续被动运动理论为基础，通过模拟人体自然运动，激发人的复原力，发挥组织代偿作用，进行下肢关节功能恢复练习的一种仪器。它具有帮助手术后下肢迅速恢复活动功能，使恢复后的膝关节、髋关节活动自如。适用于不同身高的患者，可按不同的腿长对支架及关节活动角度进行调节达到康复练习目的，调节范围大，操作简单。但只有早期、正确地使用CPM机，才能提高其使用效果。

（1）使用前准备：使用前应根据患者患肢大腿及小腿的长度，调节好CPM机杆的长度，拧紧旋钮，将患者患肢放于CPM机支架上，患肢的脚和脚套要套实，与水平线呈90°，患肢脚到膝关节距离要与脚套到机器夹角的距离相等，患肢膝关节与机器夹角要处于同一水平线，并将患者的大腿和小腿缚于CPM机上。

（2）一般使用方法：练习角度：从小角度（0°~30°）开始，逐步增加活动度（每日增加10°）直至患者的最大耐受程度。使用时间：在术后24h后开始使用，每日2~4次，每次30~60min，一般使用2~3周。运行的速度：由慢到快，循环周期调节在0.75~8min，膝关节速度可调0°~4°/s。

（3）改进使用方法：对膝关节伸直障碍的患者，延长CPM机活动杆使实际起始角度小于0°，再按一般使用方法使用。对于膝关节伸直障碍（或屈曲障碍）的患者来说，当CPM机运行到患者能耐受伸直（或屈曲）的最小（或最大）角度时暂停2~5min后再继续运行。

（4）使用范围：下肢骨折，包括关节内骨折、长骨干骨折、干骺骨折经切开复位内固定术后及全膝关节置换术后。髋部骨折，包括骨盆、髋臼骨折，股骨颈骨折及粗隆间骨折经切开复位内固定术后；全髋关节置换术后。类风湿关节炎，关节滑膜切除术后，创伤后骨化性肌炎术后。

（5）注重事项：在应用CPM机前向患者讲解注重事项和治疗过程中可能出现的情况，讲解功能锻炼的作用，争取患者主动配合，愉快接受治疗。使用前一定要调节好杆件长度，拧紧旋钮，肢体摆放符合要求，上好固定带，防止肢体离开机器支架，从而不能达到要求的活动角度。应用CPM机时应关闭负压吸引管，停机时再放开，防止负压作用使吸引管内液体回流而造成感染发生。使用过程有伤口渗血、疼痛等不良反应时，要及时停止使用并及时处理。应用CPM机过程中，增加角度要循序渐进，速度由慢到快，以患者能够接受为宜，从而减少患者的不舒适感。

2. 康复要点

（1）术后早期：指麻醉清醒后至术后第2日，用海绵枕固定患侧髋关节于外展15°、屈曲30°位。鼓励患者主动膝、踝关节的屈伸活动及股四头肌的等长收缩锻炼以加速下肢静脉回流减轻肿胀。

（2）术后中期：指术后第3~14日，此期已拔除负压引流，应开始应用关节持续被动活动机（CPM）做下肢持续被动活动，从30°开始，2次/d，每次50~60min，隔日关节活动度增加5°。鼓励患者每日做2~3次主动髋、膝关节屈伸运动，并持续股四头肌等长收缩锻炼，同时配合助力运动及针灸、按摩、理疗等康复措施。

（3）术后后期：指术后2周以后，手术切口已愈合，患者多数可出院继续治疗，但一定要注意维持患肢的牵引。简单的髋臼骨折一般维持4~6周，而较复杂的不稳定髋臼骨折最少要牵引6周，牵引重量为体重的1/16~1/14。此时医生应教会患者在家中继续进行康复训练的方法，包括下肢主动屈伸的股四头肌锻炼。床边站立、扶拐不负重行走、继续理疗等。术后第8周随访，根据X线片及查体情况，增加髋关节外展肌群及腘绳肌的锻炼。开始髋关节主动内收外展运动练习。根据骨折类型、固定的坚固程度逐渐开始部分负重行走，术后12~14周后完全负重行走。

（七）髋臼骨折康复治疗过程中的心理治疗

1. 患者进行康复训练前，除需了解患者的病情外，还要对患者及家属进行一次诊断性访谈，以尽可能多地获取患者的有效信息，如工作、年龄、背景、经验、爱好、文化程度、性格、受伤原因、受伤时的场景等，并于患者初次进行康复训练时就给予心理支持，以逐步获取其信任。

2. 向患者家属讲明抑郁症的危害及表现，指出康复训练的重要性，以争取患者及家属的积极配合。

3. 向患者及家属介绍其他患者的康复经验，并尽可能使同类型患者能够相互交流治疗心得。

4. 采用简单、通俗的语言帮助患者分析导致其骨盆骨折或髋臼骨折的原因以及积极进行康复训练的重要意义。

十、髋臼骨折并发症的康复与预防

（一）神经损伤的康复

虽然在髋臼骨折患者中神经损伤出现的概率较小，但属于较严重的并发症。神经损伤多见于髋臼骨折有严重移位的患者，多为神经根、腰丛、骶丛的损伤，有时可见坐骨神经损伤。在骶骨有骨折时更容易发生神经损伤，而组成腰骶神经干的S_1及S_2最易受伤，受伤后可出现臀肌腘绳肌和小腿腓肠肌群的肌力减弱，小腿后方及足外侧部感觉丧失。在S_1神经损伤严重时可出现踝反射消失，但很少发生括约肌功能障碍。其预后与神经损伤的程度有关，轻度损伤预后较好，一般一年内有望恢复；严重损伤者则预后较差。神经损伤的康复措施有：

1. 保持功能位　即当髋臼骨折并发神经损伤时，若神经损伤较为严重，应将损伤部位以及髋关节及其他受累关节保持在功能位，可预防关节挛缩，保留最实用的功能。在大多数情况下，可采用矫形器来固定关节，防止发生挛缩畸形。

2. 促进神经再生　①应用促神经再生药物；②早期应用短波、微波、紫外线、超声波、磁疗等物理疗法，可改善局部血液循环、缓解疼痛、松解粘连、促进水肿消退、炎症吸收，改善局部组织的营养状况，从而促进受损神经的再生。

3. 维持关节活动度　维持髋关节的活动度在神经损伤的康复中占有非常重要的地位。①被动活动的主要作用为增加关节活动度，防止肌肉挛缩变形，其次能保持肌肉的生理长度和肌张力，改善局部血液循环；②当肌力达到 2 ~3 级时，应进行助力运动；③局部按摩可改善血液循环，防止软组织粘连，也能延缓肌肉萎缩。

4. 保持肌肉质量 为神经再生恢复支配肌肉创造条件，当神经受损较严重，肌电图检查无任何动作电位或仅有极少的动作电位时可采用电疗按摩、被动活动、传递神经冲动等方法，以防止、延缓、减轻失神经肌肉的萎缩，保持肌肉质量。

5. 增强肌力，促进运动功能的恢复 一旦受累肌肉的肌电图检查出现较多的动作电位时，就应开始增强肌力训练，以促进运动功能的恢复。

6. 促进感觉功能的恢复 当神经损伤的患者有麻木感或异常感觉时，可采用低频电疗法、按摩、针灸等方法治疗，以促进感觉功能的早日康复。

（二）压疮的防治

1. 压疮的预防

（1）认真了解患者有无导致压疮发生的潜在危险因素，如患者的精神状态、大小便的控制力、营养状况以及皮肤的外观、张力和皮肤感觉是否正常等。对高危患者及时提供护理并根据患者的具体情况制订护理计划。

（2）髋臼骨折患者应每 2h 翻身一次。建立床头翻身记录卡，护理人员要床头交接班，每日做两次全面的皮肤检查。

（3）护理人员帮助患者翻身时，动作要正确、轻柔，注意臀部必须离开接触面，切勿在床上拖拉患者，以免造成皮肤损伤。

（4）注意患者皮肤的清洁卫生，大小便污染后要及时用中性肥皂清洗皮肤。

（5）纠正贫血，改善全身营养状况，指导患者选择高蛋白、高维生素及含锌食品。

（6）保持床单平整、清洁，患者避免穿宽松的衣服，以免出现皱褶而产生压力集中点。

（7）选用理想的床垫和坐垫以减轻皮肤的压力，如减压床垫或坐垫。

（8）向患者及家属提供皮肤护理的健康教育，掌握预防压疮的基本方法。

2. 压疮的康复

（1）对处在压疮红斑期的患者要加强护理和增加翻身次数，以防局部再受压，避免摩擦、潮湿和排泄物的刺激，局部可外敷碘伏等药物。

（2）对已发生的压疮进行全面评估，包括大小、程度及合并症。局部创面做细菌培养和药敏试验，为选择抗生素提供依据。

（3）对已经形成溃疡的创面，要彻底、反复清创，加强局部换药，伤口引流要通畅，创面可外用碘伏等药物。

（4）骶尾部的压疮要防止粪便的污染，加强对大小便的护理，一旦污染要立即清洁创面、更换敷料。

（5）物理疗法：可用紫外线、红外线局部照射或超短波等理疗，可以消除炎症、减少渗出、促进局部血液循环，有利于组织的修复和再生。

（6）保护创面，局部应用促进压疮愈合的药物。

（7）进行全身综合性治疗。改善营养状况，纠正贫血或低蛋白血症；应用敏感抗生素；积极治疗原发病，如控制糖尿病。

（三）胃肠道功能的康复

髋臼骨折患者由于创伤较大、长期卧床以及有可能并发腹膜后血肿等，腹胀、便秘、腹泻等胃肠功能紊乱的情况比较常见，应引起注意。胃肠道功能的康复主要注意以下几点：

1. 合理膳食 髋臼骨折后(或术后)早期的患者要注意进食容易消化及富含纤维素的食物,如新鲜蔬菜、水果、粮食类等,少食油腻食物。

2. 注意观察患者情况变化 注意有无腹胀,肠鸣音是否正常。

3. 对胃肠蠕动减弱的患者,24h 内禁食,水入量 30ml/h,如无恶心、呕吐并可闻及肠鸣音,第 2 日水入量加至 60ml/h。第 3 日开始进软食,可置胃管或行肛管排气。

4. 骨折平稳后,要尽早开始肠道训练,养成定时排便的习惯。3 日无大便者给予缓泻剂,顽固便秘者可给予灌肠。于预计排便的前 1 日睡前服用适量缓泻剂,预计排便日晨空腹饮咖啡或热茶 300ml,以刺激胃肠蠕动,有利于大便的排出。

5. 训练患者排便时按摩腹部或屏气以增加腹压有利于大便排出。排便费力时可用开塞露。

6. 配合使用针灸、按摩、推拿以及电疗等物理疗法,有助于改善胃肠功能,恢复胃肠的正常蠕动。

(四)骨化性肌炎的康复

在髋臼骨折的愈合过程中,软组织和骨的周围可发生钙化,常见于血液渗入肌肉和组织间隙而形成血肿之后。患者诉髋部疼痛和活动受限,查体可触及局限性硬结,位于软组织深部。X 线检查显示肌肉中有弥散性钙化或钙化局限于筋膜平面。

康复方法:用毛巾、浴巾或其他隔热物品包裹发病部位,再以绷带固定防止热的散失,然后进行短波治疗。如为住院患者,则每 2h 做一次短波治疗,每次半小时;如为门诊患者,则每日 2~3 次,每次 1h。在短波治疗期间,不去除隔热垫以保持局部充血。如此治疗持续 1 个月后,复查 X 线可见病变部位可能已开始吸收,但常需 2 个月甚至更长时间才有可能治愈。治疗期间对挛缩肌肉不能做特殊锻炼和牵伸,因为外伤可进一步损伤肌肉并增加钙化。在进行短波治疗的同时可配合磁疗、针灸、按摩等康复措施,效果会更好。当肌肉中的钙质基本消失,髋关节活动范围接近正常时,可停止治疗。存留于筋膜平面的钙化无临床意义,可不予处理。骨化性肌炎进入成熟期,严重影响关节功能,可考虑手术治疗。

(熊 伟 张巧俊 乔鸿飞 田 林)

第三节 全髋关节置换术康复

全髋关节置换是治疗切开复位内固定无法治疗的髋部骨折的有效手段。全髋关节置换术可以有效地解决由骨关节炎、类风湿关节炎、缺血性股骨头坏死和脑瘫性肌张力异常等原因造成的难治性髋关节骨质破坏的问题,大部分患者可以通过全髋置换术解决非手术疗法所无法缓解的疼痛,并显著提高生活自理能力。加速康复外科(ERAS)是采用有循证医学证据证明有效的围术期处理措施,降低手术创伤的应激反应,减少并发症,提高手术安全性和患者满意度,从而达到加速康复的目的。ERAS 在髋关节置换术可以降低手术风险、提高手术安全性和患者满意度。

一、概述

(一)定义

全髋关节置换又称作人工髋关节置换,是将人工假体(包含股骨部分和髋臼部分)利用骨水泥和螺丝钉固定在正常的骨质上，以取代病变的关节，重建患者髋关节的正常功能，是一种较成熟、可靠的治疗手段。

（二）全髋关节置换的适应证及禁忌证

骨性关节炎、股骨头坏死、股骨颈骨折、类风湿关节炎、创伤性关节炎、良性和恶性骨肿瘤、强直性脊柱炎等，只要有关节破坏的 X 线征象，伴有中度至重度持续性的关节疼痛和功能障碍，其他各种非手术治疗无法缓解的症状，都有进行全髋关节置换术的指征。人工假体的材质随着科技发展有不锈钢、钛合金、陶瓷等多种。部分患者有手术后疼痛和明显的假体松动等。全髋关节置换术的禁忌证包括：髋臼骨缺损、髋关节周围结构异常、严重的医学危险因素、有感染的迹象，以及缺乏康复依从性的患者。另外，预计术后关节功能无显著改善也是手术禁忌之一。

二、流行病学

目前全髋关节置换术中应用的假体预计使用寿命为 20 年。因此，行全髋关节置换术的患者往往年龄超过 60 岁。而年轻患者只有在关节功能受损严重并且疼痛难忍时才会选择该类术式。比如在髋部骨折的病例中，年轻患者考虑到全髋假体的使用寿命，往往在数十年后需要进行翻修手术，因而通常选择更实用的切开复位内固定术。事实上，全髋关节置换术显而易见地提高了各类患者的关节功能，缓解了患者的疼痛。据报道，全髋关节置换术后 2 年患者基于功能改善和疼痛缓解的满意度（包括良好和优秀）可高达 98%。在术后 15 年的长期随访中，该项满意度也可高达 87.3%~96.5%。

三、临床治疗

从本质上讲，全髋关节置换术包括两个步骤：第一步，术者应用工具去除髋臼处病变累及的骨质和关节软骨，并利用压配的原理将含聚乙烯内衬的金属臼杯装入髋臼。第二步，去除病变累及的股骨头，并用人工股骨头和股骨柄假体代替，操作中需要确保股骨柄假体装入股骨上段髓腔。

手术中有几项因素会影响患者术后康复。首先，上述两步被广泛应用在全髋关节置换中，每种都有各自的优势和缺点；其次，关于应用骨水泥型假体还是非骨水泥型压配式假体目前仍然存在一定争议。非骨水泥型假体价格更高，在安装过程中对术者操作有较高要求，但假体失效时翻修较容易。目前如何使关节置换更耐久仍未有定论，目前公认非骨水泥型假体更适合年轻患者、好动患者和复杂翻修患者。最近，许多医生推荐年轻的股骨头缺血性坏死患者行股骨头表面置换术。表面置换术保留了原有的骨结构，在日后出现假体失效或髋部疼痛需要翻修时有较大的优势。许多医生认为，应用非骨水泥型假体的患者术后 6 周应禁止负重，而骨水泥型假体术后即可负重。这个观点最近存在争议。现在很多医生允许采用非骨水泥型假体的患者术后即开始负重。另外，在术后早期，上述无论哪部分操作都会增加髋部的不稳定性。手术操作中对于肌肉、骨骼和关节囊的松解造成了髋关节在术后活动至极限范围时容易发生脱位。因此，患者术后早期的“髋关节术后防范”宣教显得十分重要，何种术式可有效降低脱位率减少手术时间、减少术中出血仍有争议。由于股骨转子的骨不连和长期的外展肌薄弱，原始的股骨转子入路（术中完全离断股骨转子或臀中肌）目前多应用于翻修手术。

1. 后外侧入路　后外侧入路通过臀大肌和臀中肌间的间隙进入髋关节。术者切开关节囊和髋关节外旋肌群，将髋关节置于后脱位状态。当患者关节解剖结构过大或者关节已经狭窄时，术者在安装假体时有时需要切开臀大肌甚至是股长收肌来使股骨近端前移，以此暴露髋臼。这样的暴露方式使得臀大肌、臀中肌和阔筋膜张肌受到一定的牵拉。术中术者必须避免牵拉坐骨神经、臀上神经和臀上动脉，否则将引起神经麻痹。尽管近期有些研究发现术中修复后方关节囊和髋关节短外旋肌群可有效降低术后后脱位和异位骨化的概率，但此做法仍有争议。此入路术中可以保留臀中肌、臀小肌和股外侧肌，使这部分肌群的术后康复更容易。同时，这也为患者术后快速恢复正常步态提供了帮助。

患者术后苏醒后即开始早期康复训练。活动踝关节、收缩股四头肌、抬高下肢有利于患者快速恢复下肢静脉血运，缓解下肢水肿，降低血栓风险。如果髋关节术后防范的指导情况良好，患者术后第 1 日即可站立、坐下和行走。

2. 前外侧入路　前外侧入路由 Smith Peterson 推广，其优点在于更好地暴露髋关节的同时减少了后外侧入路造成的后脱位。前外侧入路术后避免了三角垫的应用，并允许患者在术后早期有更大的活动自由度。考虑到较低的后脱位率，前外侧入路往往适用于脑卒中和脑性麻痹等引起的肌力不平衡和强直等引起的关节屈曲内旋。但这类入路会造成更高的异位骨化率、更多的骨量丢失和更长的手术时间。前外侧入路采用的是臀中肌和阔筋膜张肌之间的间隙，这两块肌肉均由髂骨附近的臀上神经支配。臀上神经损伤后将会导致部分甚至完全的外展肌麻痹，具体表现各不相同，可能为暂时性的神经功能麻痹，也可为永久性的完全瘫痪。另外，髋关节前部的软组织过度回缩将引起股神经损伤，造成股四头肌薄弱。前外侧入路保护了髋关节的短外旋肌群，并避免了暴露坐骨神经造成的风险。术中涉及的肌肉包括臀中肌、臀小肌、阔筋膜张肌、股外侧肌、股四头肌、前方关节囊和髂腰肌肌腱。

术后禁止患者髋关节外旋和屈曲，避免脱位。术后髋关节的活动度需要反复提示患者，尤其是在术后 6 周内。通过股四头肌和外展肌肌力的恢复来使步态正常化是术后早期康复的重点。就这一点而言，水疗极有帮助。通常术后 3 周患者需要助行器或者拐杖的帮助。在允许患者独立行走以前，患者还需手杖助行 3 周。其区别主要取决于患者的年龄和患者术后的状态。在 3 周后患者可以恢复驾驶和其他需久坐的活动。部分髋关节术后防范的内容可以允许在 6 周时进行。对于主观能动性较好的患者，髋关节活动度和肌力的改善可以在 6 个月内完成。

四、康复训练指导原则

治疗师需要在早期以患者的自理和健康为目标为其设立预期值。每个患者都应有自己独立的预期和康复进程，并注意避免和其他患者相互比较。

（一）阶段 Ⅰ（术前训练阶段）

从术前数日开始，教导患者髋关节术后防范，指导患者术后安全活动，避免脱位；告知患者术后康复的基本计划，以便增强患者的信心和缩短术后住院时间。这类康复训练可以在康复科开展，也可以由康复科介入骨科开展。宣教的影像资料作为辅助手段已经被广泛使用。

术前康复需要对患者有全面的评估，包括患者的肌力、关节活动度、髋部神经、生命体征、耐受性、功能水平和安全意识。任何现有的水肿、挛缩、下肢长度差异都需要引起注意，同时也需注意患者的瘢痕愈合能力。对患者的家庭环境作出评估，检查楼梯、走廊、人行道、电梯等设施，并建议作出必要的调整方便患者术后行走；以及是否需要耐用的医疗设施，比如淋浴座椅、助行器和床头洗手台等。全髋关节置换的术后防范应在术前训练中开展，并有必要在术后的康复过程中反复强化。在术后防范中，后外侧入路的患者髋关节屈曲禁止超过 90°，内收禁止超过身体中线，禁止内旋。前外侧入路的患者应遵循治疗原则，避免关节外旋（尤其是屈曲状态下）。与术后防范一样，需要帮助患者全面了解适合自身的安全的功能锻炼和恰当的睡姿坐姿。有必要要求患者根据防范措施演示一遍安全过渡动作和过渡技巧。康复过程中需要根据患者的负重计划指导患者使用助行器或者拐杖。如果患者采用的是非骨水泥假体，则需要进行非负重训练。在整个康复过程中患者必须同时遵守负重要求和活动度的限制。此时可对患者开展术后训练，具体步骤包括：①踝泵运动；②股四头肌锻炼；③臀肌锻炼；④在治疗师根据手术方式的指导下，在髋关节允许的活动度内主动屈膝屈髋（保持足后跟在床上滑动）；⑤仰卧位髋关节缓慢等长外展；⑥主动髋外展，但如患者术中行股骨转子截骨术，术后禁止做外展动作。当新关节受力不当时可能会发生假体脱位。

最近几年传统的全髋关节置换术后康复训练饱受争议。人们开始测量某些特定动作下髋关节受到的压力，并与行走时的受力进行比较。尽管此类研究方法存在争议，但这些研究的结果使得传统全髋关节置换术后康复训练的开展受到了一定阻碍。当患者的训练中包含直腿抬高时，需要咨询手术医生。

有研究发现，主动屈曲、等长伸直对髋关节造成的压力最大。基于这个理论，建议在亚极量的范围内行臀肌锻炼，以此避免髋关节脱位。也有研究发现，最大限度的髋关节等长外展动作产生的峰压力比直腿抬高和无辅助步行要高，在训练中最大限度的髋关节回收产生的压力比步行更大。基于这些理论，有研究建议等轴髋关节外展可在亚极量水平下进行，并建议可用缓慢进行的仰卧位髋关节等长外展替代。

（二）阶段Ⅱa（住院阶段）

时间：术后 1~2 日；目标：预防术后并发症，增加肌肉收缩，加强患肢控制，帮助患者坐起 30min，加强患者对于髋关节置换术后防范的理解。

1. 术后第 1 日　患者麻醉苏醒后即可开展术后物理治疗。术后患者常常处于平卧位，腿上穿戴防血栓袜，并置于三角形垫上。为了避免损伤周围神经，治疗师需要检查患者腿部三角形垫的松紧程度。患者清醒后即可开始肺部功能锻炼。患者的下肢训练也可在此时通过踝泵运动、股四头肌锻炼、臀肌训练等方式开始。此时可脱去防压疮的足跟袜。由于患者此时可能存在麻醉后遗效应，无法完全回想起髋关节置换术后防范的内容，因此有必要帮患者进行回顾。有些患者通过床边的提示牌即可回忆起相关内容。患肢配戴膝关节控制装置可以减少危险动作的发生率。帮助患者每 2h 更换体位可以避免卧床产生的压疮。在术后第 1 日即开展物理治疗干预。所有患者的护理均应包括对下肢血管和神经状态的监护。股四头肌训练、臀肌训练等运动，治疗师可在此时开展。双上肢训练也可同时开始。此时不宜做踝关节旋转运动，因为患者可能无意间会将患肢内旋，导致脱位。如前文所述，建议患者行亚极量的肌肉收缩。理想状况下，患者应当每小时重复这些运动 10 次。需要注意的是，有些患者无法达到这样的预期。依据髋关节术后防范的原则，可开展转移训练。首先，通过帮助患者从平卧位转为坐位，再从坐位转换为站立位。通常，患者的行为受限于疼痛和焦虑症状，需要耐心鼓励。治疗师需要合理安排训练时间，并需要向患者强调在体位转换过程中上肢的辅助作用。转换时以避免术侧肢体受力为主。术者通常允许患者转移到合适的床旁座椅，并在能耐受的情况下坐起，一般很少超过30~60min。然后患者在治疗师的监护下转回到病床上。如果患者没有过分主诉训练中的疼痛、疲劳和头晕，则可在术后第1日开展行走训练。但更多的是在术后第2日开始。

2. 术后第2日　术后第2日的训练包括回顾之前所进行的训练。患者髋关节的活动范围必须严格遵照医生制定的标准。治疗师可适当扩大训练要求，包括足跟滑动训练、髋关节等长外展或者在辅助下行主动外展训练。此时的股四头肌锻炼可能需要积极的辅助。再次强调，此时髋关节外展需要亚极量的力。某些活动需要治疗师的辅助。使用一些特定的指示语也会有效果，如"将膝盖或者踇趾指向天花板"等，以避免患肢的内旋。

行走训练也在此时开展。在开始训练之前，根据患者的身高调整辅助工具。年龄较大的患者建议使用带前轮的助行器；年轻的患者可以建议使用拐杖，并指导其三点支撑的方法；行双侧置换的患者需要借助拐杖四点支撑。

非骨水泥型全髋置换术后的患者负重状态需要根据手术医生的指导。术后最初几周内可能需要患者行非负重训练。用骨水泥型假体的患者在此阶段可根据实际耐受情况行负重训练。

复杂手术可能需要更谨慎。当患者需要仅仅进行接触负重时，可以尝试将"饼干"绑在患者患肢鞋底，并要求患者在训练中尽可能不将其踩碎，这样的方法也会很有帮助。建议患者将患肢踏上家用体重秤，有利于患者部分负重的训练要求（通常部分负重要求为体重的50%左右）。对于仍有困难的患者，在可使用助行器前在双杠上练习重量转移。行全髋置换术后的患者在行走时常处于外展位。医生需要在康复早期就开始鼓励患者用标准的姿势行走。多数医院为患者设定的短期目标为在支具的帮助下于平地行走30.5米（100英尺）。

ERAS中指出术前积极进行功能锻炼可以增加肌肉力量，减轻术后疼痛，缩短术后恢复时间、住院时间及降低费用，积极功能锻炼有利于关节功能的早期恢复，预防相关并发症。良好的疼痛控制有利于早期功能锻炼，增强肌力和增加关节活动度。具体康复干预措施：患者教育及功能锻炼，增加肌肉力量；术后床上或床下功能锻炼；在良好的疼痛控制措施下，进行积极主动的康复，尽早达到术前制定的目标。

（三）阶段Ⅱb

时间：术后3~7日，目标：提高转移和行走独立性（借助辅助工具），加强术后防范，患者在术后第3日往往可以转至康复中心，某些患者（年轻或者更健康）将会出院转至家中护理。

康复中心治疗中，训练爬楼梯在术后第3日开始。在上下楼梯时，指导患者用健肢上楼，用患肢下楼。当患者无法爬楼时，有时需要安排患者居住在底楼。患者在康复中心应准确地执行这些训练直到出院。在出院时，家属或者其他陪护人员应当接受培训，以便安全有效地辅助患者。常规出院指征如下：①患者能陈述和示范髋关节术后防范的内容；②患者能独立转移；③患者能独立完成训练要求，独立行走并能在平地上步行30.5米（100英尺）；④患者能独立上下楼梯。患者通常在术后5~ 10d出院。有研究发现行髋关节置换的患者中，不到40%的患者能在出院时独立完成基本的训练要求。大约80%的患者需要有人陪护。高龄独居和合并基础疾病是影响患者住院时间的主要因素。

（四）阶段Ⅲ（离院回家）

时间：术后1~6周，目标：术后评估家庭安全，确保患者转移和行走的独立性，根据情况为患者制订回归工作或者社区活动的计划。

家庭护理阶段：物理治疗的家庭评估通常在出院24h内开展。需要评估的内容已在术前评估部分陈述。通常，患者在术后12~14d需要拆线。在患者出院后，最好建议患者采用恰当的坐姿、睡姿、调整家具摆放和重视其他家庭安全问题，比如易滑的地毯或者长电线。检查患者或者监护人家中是否有足够的药物，并按处方服药。在患者训练中，需要对患者的姿势进行评估，并通过谨慎的牵拉来处理已发现的挛缩问题。在治疗师的辅助下进行直腿拉伸活动也可作为卧床练习的项目之一（注意避免髋关节屈曲超过90°）。跟腱拉伸运动可在厨房工作台、助行器或者墙上进行。闭链训练（术侧不离地或者固定于器械上）也可在工作台上开展，比如足跟抬高和半蹲。开链训练在站立状态下包括侧方跨步、髋关节屈曲、外展和伸直。侧方跨步是功能性的外展训练，可锻炼双侧臀肌，并且涉及偏心性髋关节旋转。

通常患者会用髋关节屈曲动作来代替真正的外展动作。由于长期的屈曲姿势，他们无法正确地运用臀中肌和臀小肌。标准的步态需要良好的髋关节外展和良好的同心或者偏心性旋转。站在门口，双手抬高支撑在门框上，做弓步向前的动作，可以在拉伸健侧下肢股四头肌的同时有效地拉伸足底屈肌、髋关节屈肌、双臂和躯干。身体强壮的患者可以采取俯卧位的姿势来拉伸髋部短屈肌。帮助患者双足离墙30.5cm（12英寸），背靠墙壁上下滑动。平衡训练和核心、躯干训练可以加强患者良好姿势的保持，该训练可以在现阶段或者根据患者的实际水平在门诊开展。事先准备好的家用设备可在患者安全使用的前提下加入到训练计划中。

术后3~4周患者往往可以从前轮型助行器或者双拐过渡至单手手杖助行。有时四点支撑的手杖可作为过渡。通常再过3~4周后可不再使用手杖。患者在平面、斜面、凹凸不平的人行道、楼梯等地方均应小心行走。

在家中康复的阶段中，患者应能恢复足够的肌力来完成一步一步爬楼的训练。一开始，患者可以通过踩上书本或者其他家中能搭成小台阶的物件来练习。将患肢放于楼梯上的改良弓步也是爬楼训练前的有效手段。

术后3~6周，在医生的指导下可以进行驾驶活动。根据患者的生活要求，康复进度可适当提早。指导患者安全地上下巴士或者轿车，车座后放置干净的塑料袋可以帮助患者制作一个滑动的界面，让患者更容易入座。

（五）门诊随访阶段

物理治疗的干预通常会在家庭护理阶段结束。生活中有更多体力要求的患者可能会需要额外的力量和耐力训练。有些患者因为迁延不愈的行走问题至门诊就诊，另一些则是因为出院时没有达家庭康复的要求。门诊治疗师在为患者制订训练计划前需要与医生沟通，了解患者的术后康复进程和患者的活动水平。

此时患者重新评估的内容包括姿势、平衡、力量（同心和偏心）、步态和核心控制。在家中或者医院开始的拉伸和锻炼也可延伸至门诊进行。患者需要通过躯体和髋关节屈肌的拉伸来继续改善姿势，通过改变负重和髋关节强化训练来改善步态。在现阶段计划中，需要强化核心肌力来改善姿势。全髋关节置换术后，患者可进行水下锻炼。跑步机、单车机、椭圆机等设备可纳入患者家庭训练，患者可借此在后期开始个人健身计划。

（六）康复干预后

在此阶段手术医生会决定患者恢复的时间。患者有时需要做出工作调整，甚至是不再从事之前的工作。全髋置换术后患者禁止从事重体力劳动，并需要进行职业咨询。

跑步、滑水、足球、篮球、手球、空手道、橄榄球和壁球等高强度的运动在全髋置换术后也是禁止的。2007 年的调研中将滑板滑雪和高强度的有氧运动也列入了黑名单。“有经验时可以进行”的运动包括高山滑雪、越野滑雪、举重、滑冰、滑旱冰和普拉提课程。2007 版的调研中“允许”进行的运动包括游泳、高尔夫、散步、竞走、徒步旅行、骑固定式自行车、保龄球、公路自行车、低强度有氧运动、划船、跳舞、爬楼梯、跑步机和椭圆机运动等。

家庭康复时患者的依从性往往会在最初几周后不稳定，尤其是从康复中心出院后。各手术医生之间关于康复持续多久尚未达成共识，手术医生可以根据自己的判断来结束患者的康复计划。

有研究认为屈曲状态是患髋康复率最慢的表现。尽管术后 2 年患者可恢复到正常的步态和关节活动，但患侧仍存在持续性虚弱。臀大肌和臀小肌的无力会引起髋关节持续活动时疼痛。肌肉无力将会在日常活动中减少内植物表面的保护，这可能是活跃患者松动率比较高的原因。因此，治疗师应该鼓励患者在与外科医生意见一致的前提下持续训练。

（熊　伟　张巧俊　乔鸿飞　田　林）

参考文献

[1] 彭烨，张立海，唐佩福．严重骨盆骨折的治疗[J]. 国际骨科学杂志，2018，39(1)：5-8.

[2] 周东生．骨盆创伤学[M]. 济南：山东科学技术出版社，2011.

[3] 恽晓平．康复疗法评定学[M].2 版．北京：华夏出版社，2011.

[4] Fortin PR, Clarke AE, Joseph L, et al.Outcomes of total hip and knee replacement: preoperative functional status predicts outcomes at six months after surgery[J].Arthritis & Rheum, 1999, 42(8): 1722-1728.

[5] 戴闽，罗军．骨科运动康复[M]. 北京：人民卫生出版社，2008.

[6] 吴在德，吴肇汉．外科学[M]. 北京：人民卫生出版社，2008.

[7] 关骅．临床康复学[M]. 北京：华夏出版社，2014.

[8] 胥少汀，葛宝丰，徐印坎．实用骨科学[M]. 北京：人民军医出版社，2008.

[9] 周东生．骨盆创伤学[M]. 济南：山东科学技术出版社，2009.

[10] Krastanova MS, Ilieva EM, Vacheva DE.Rehabilitation of patients with hip joint arthroplasty(late post-surgery period - hospital rehabilitation)[J].Folia Med(Plovdiv), 2017, 59(2): 217-221.

[11] Maempel JF, Clement ND, Ballantyne JA, et al.Enhanced recovery programmes after total hip arthroplasty can result in reduced length of hospital stay without compromising functional outcome[J].Bone & Joint Journal, 2016, 98-B(4): 475.

[12] Nankaku M, Ikeguchi R, Goto K, et al.Hip external rotator exercise contributes to improving physical functions in the early stage after total hip arthroplasty using an anterolateral approach: a randomized controlled trial[J].Disabil Rehabil, 2016, 38(22): 2178-2183.

[13] Chang C F, Lin K C, Chen W M, et al.Effects of a home-based resistance training program on recovery from total hip replacement surgery: feasibility and pilot testing[J].J Nurs Res, 2017, 25(1): 21-30.

[14] Prusinowska A, Krogulec Z, Turski P, et al.Total ankle replacement-surgical treatment and rehabilitation[J].

Reumatologia, 2015, 53(1): 34-39.

[15] Starks I, Wainwright TW, Lewis J, et al.Older patients have the most to gain from orthopaedic enhanced recovery programmes[J].Age Ageing, 2014, 43(5): 642-648.

[16] Schega L, Bertram D, Fölsch C, et al.The influence of visual feedback on the mental representation of gait in patients with THR: A new approach for an experimental rehabilitation strategy[J].Appl Psychophysiol Biofeedback, 2014, 39(1): 37-43.

[17] 蔡斌，蔡永裕．骨科术后康复[M]．北京：人民卫生出版社，2017.

第七章 下肢创伤康复

第一节 概　　述

一、下肢功能

下肢的主要功能是负重和步行，使人获得把自身从一个地方转移到另一个地方的自由，要求充分稳定和能够负重。

（一）站立

站立时下肢负重，要求稳定。站立时的稳定程度受3种因素影响，承重面积大小、重心高低以及重力线与承重面的关系。承重面积大、重心低、重力线落点接近承重面的中心时稳定性强。

人站立时重心比较高，位于 L_1 椎体水平。承重面积较小于躯体横截面，所以身体的稳定性较差。在生活活动中，人体的站立平衡不断地受到破坏，必须随时通过肌肉的反射性或随意活动，加以调节和恢复。

（二）行走

1. 行走时下肢各主要关节的运动　正常行走分为支撑期与摆动期。支撑期始于足跟着地，然后跖骨头部着地，再足跟离地，继以跖骨头部离地，最后足趾离地。摆动期，始于足趾离地，下肢屈髋、屈膝，小腿向前摆动，到足跟着地时止。两足交替，在一足支撑期末（足趾离地）与另一足支撑期之始（足跟部着地时）有短暂的重叠，称双侧支撑期。

自足跟着地时始，人体重心垂直地移到此足的足跟，然后移到跖骨头部，再到足趾与另一足的跟部。

2. 行走时各主要关节的活动范围

（1）踝关节：若以直立位为0°，则足跟着地时踝背屈20°，足趾离地时踝跖曲20°。

（2）膝关节：当足跟着地时，膝关节接近伸直态，屈曲约5°，此后稍有屈曲，在足跟将要离地时又接近伸直，这一小范围的伸 - 屈 - 伸可以吸收足跟触地时的振动，并可尽量减小身体重心在垂直面上的上下移动。从足跟开始离地时，膝关节渐屈到足趾离地后向前摆动前，屈曲约为30°~40°，最大可为65°。所以步行时膝关节的有效活动范围为50°~60°之间。

（3）髋关节：当足跟离地时髋关节屈曲最大可达30°~40°，而当跖骨头部离地时接近充分伸直（0°），伴轻度外旋。摆动期髋屈曲可达60°~70°。

各关节在行走时的活动范围与步距有关，步距大时，关节活动范围相对增大。

二、下肢骨折及脱位后康复治疗基本方法

下肢骨折及脱位后康复治疗一般分两期进行。第一期，也称愈合期，骨折或脱位等急性损伤经骨科处理后2~3d。损伤反应开始消退，肿胀和疼痛减轻，身体状况较弱，但没有不宜活动的指征，即可开始康复治疗。

（一）第一期康复治疗的基本作用

1. 骨折经过复位、固定等处理后达到临床愈合一般需要一个月至数个月，这期间肢体被迫制动，缺少应力刺激。而一定的应力刺激能活跃局部血液和淋巴循环，是维持组织正常代谢所必需的。一定的应力刺激所产生的生物电能帮助钙离子沉积于骨骼。防止骨质脱钙，促进骨折愈合。应力刺激包括对肌肉与韧带的牵拉作用和重力作用。

2. 维持一定的肌肉收缩是促进肌肉生理作用的最佳方法，能有效地预防肢体被迫制动而引起的肌张力降低和肌萎缩。有资料表明，卧床休息一周可使肌力减退 20%。经过持续制动后，再给予康复锻炼令其恢复较慢，即使用 100% 最大肌力作为每日一次锻炼，其肌力恢复也仅为每周增加 10%。故必须尽早使伤区肌肉开始适当的收缩，以有效地预防废用性肌萎缩。

3. 维持伤区邻近关节的适当运动，关节运动能牵伸关节囊及韧带，防止关节挛缩。关节运动还能改善关节的血液循环、促进关节内滑液分泌与循环，从而预防和减轻因长期制动所引起的废用性关节挛缩、关节软骨萎缩变性、关节腔变窄、滑液量减少与关节内粘连。在运动间歇期，要注意保持各关节的功能位。

4. 骨折与脱位往往同时损伤肌肉、韧带、关节、血管、神经、淋巴，结缔组织和皮肤等软组织，产生局部血肿，局部血肿压迫使肌肉收缩受到影响，甚至会发生肌肉反射性痉挛；局部血肿压迫使静脉与淋巴回流障碍，静脉瘀血，液体大量渗出，形成粘连。若肌被膜与肌纤维粘连，会严重影响肌肉收缩与伸展功能。局部血肿压力继续增高时，会影响动脉血供，使骨折愈合迟缓。康复治疗促进血肿及渗液的吸收，维持邻近肌肉或肌腱的活动幅度，预防和减轻粘连。

5. 活跃呼吸系统、消化系统，心血管系统的功能，促进血液循环和全身各系统器官的生理功能与新陈代谢，保持良好心理状态，从而预防肺炎，压疮、尿路感染或结石、静脉血栓形成、便秘等合并症，改善患者情绪，维持全身健康。

（二）运动疗法

第一期康复治疗的基本方法是运动疗法。

1. 伤肢近端与远端未被固定的关节应做所有活动轴位上的运动，主要是主动运动，必要时进行助力运动，争取逐步达到正常活动幅度。下肢应特别重视踝背伸的运动幅度，防止足下垂，中老年人关节挛缩倾向大，更应特别注意。

2. 在被固定的区域当骨折端复位基本稳定，无明显疼痛时，即可开始有节奏的肌肉等长练习，以预防或减轻废用性肌萎缩。主动的肌肉收缩能使肌腹和肌腱向近端滑移，是防止与减轻粘连的重要措施之一。在伤肢近端与远端未被固定部分做按摩，有利于消肿，预防和减轻粘连。

3. 用中医夹板做局部固定时，伤后 1~2 周，肿胀消退，无明显疼痛时即可开始在夹板允许的范围内做伤区关节小幅度的、不引起疼痛的主动运动，再逐步扩大活动幅度及用力程度（进行时必须注意避免做与骨折移位方向一致的运动，防止骨折端重新移位）。

4. 当骨折涉及关节面时，固定 2~3 周后，应每日取下外固定物，做受累关节不负重的主动运动。运动后，再予固定，每日 1~2 次。开始时幅度不宜过大，重复次数也宜较少，以后再逐渐增大运动幅度和用力程度，并逐步增加重复次数。

不负重的关节主动运动使关节软骨面受到轻柔的挤压与摩擦，是一种良好的生理刺激，可促进关节软骨面的修复，并使之更合乎生理状态，并有可能使关节面上修复的结缔组织向软骨分化，形成新的关节软骨。受损的关节面在愈合过程中静止不动，缺少应力刺激，则由骨痂覆盖关节面，使关节面上出现粗糙不平的新生骨痂，成为创伤性关节炎的病理因素。

受损关节的主动运动能有效地改善关节内血液循环，促进关节滑液分泌与流动，防止关节内粘连形成。

5. 为维持机体生理功能的正常水平，要使未受伤肢体保持正常活动，这一点非常重要，临床医师在做临床处理如固定和包扎时就应考虑到不要对可允许活动的肢体设置运动障碍，例如不恰当地扩大外固定范围。应在病情允许时尽早起床活动，并做全身保健体操，必须卧床的患者，特别是年老体弱者，要做卧位保健体操。

保健体操：是徒手进行的全身体操，以健身为目的。多在早晨起床后进行。目的是消除残余的睡眠抑制，提高中枢神经系统的紧张度，活跃心血管系统、呼吸系统以及全身各大系统的生理活动，促进新陈代谢，改善情绪和养成遵守生活制度的良好习惯，让生物钟正常运行。

保健体操要根据病情选择适宜的准备姿势，有卧位、坐位和站立位．如下肢损伤者多选卧位或坐位，上肢损伤的患者则应及早采用站立位，而脊柱损伤者早期均用卧位。保健体操内容应包括深呼吸、腹背肌和躯干练习，以及未受伤肢体的各关节的全幅度运动和主要肌群的用力收缩。患肢及其附近要保持静止。

应根据患者健康条件决定保健体操的运动强度与持续时间，一般分为弱组、中组和强组。弱组以呼吸练习，四肢远端小肌群与小关节运动为主，约 5~6 节体操。操练后脉率改变为每 10s 增加 1~3 次中组，有呼吸练习、四肢简单练习与适度躯干练习，约 8~10 节，脉率每 10s 增加 5~6 次。强组除上述练习外，可有四肢与躯干的复合练习和专门的腹背肌练习，体操可多达 20 节以上，脉率每 10s 增加 8~10 次。保健体操的编操原则与医疗体操相似。要有准备部分，基本部分和结束部分。要注意不同动作部位的交替，例如躯体运动与呼吸运动，上肢与下肢，肢体与躯干，腹肌与背肌练习的交替。广播体操可作为一般健康人站立位保健体操的范例。

（三）物理治疗

1. 愈合期物理治疗的目的

（1）消除淤血，促进渗液吸收，减少瘢痕粘连。

（2）改善局部血液循环，活跃细胞代谢，促进骨折愈合。

在骨折与脱位骨科处理后经过 24~48h 可开始物理治疗。

2. 常用方法

（1）光疗法：目的在改善局部血液循环和营养，促进局部渗液和代谢产物的吸收，活跃细胞代谢，促进组织再生，有助于骨痂形成，常用的有红外线、白炽灯、紫外线等。

（2）直流电离子导入治疗法：可提高局部钙、磷浓度，促进骨折愈合。

（3）透热疗法；能使深部组织充血，改善局部血液循环，活跃细胞代谢．消炎、退肿，有助于骨痂形成。可选用中波、短波、超短波、微波等电疗法。

（4）超声波：每平方厘米小于 0.1W 的小剂量超声波有助于骨痂形成。但骨骺未封闭的小儿忌用。

（5）发散式冲击波：有利于骨延迟愈合及断端距离小于 0.5cm 的骨不连。

第二期也称恢复期。骨折基本愈合，外固定物去除后进入此期。此期康复医疗的主要目的是争取关节活动度与肌力的最充分和最迅速的恢复，并要求恢复日常生活、工作与运动能力。要求使用康复医疗的所有手段，如运动疗法、作业治疗，物理治疗，必要时要有康复医学工程工作者的服务。

（一）恢复关节活动度的康复治疗

1. 运动疗法是恢复关节活动度的康复治疗的基本措施。方法以牵伸受累关节内外挛缩与粘连的纤维组织为主，各轴位运动依次进行。

（1）主动运动：摆动练习，最常用于肩，也用于腕、髋与膝。①徒手的主动运动，要求包括受累关节的各轴位运动，逐步扩大运动幅度，常采用中慢速度进行。②利用肢体重力作用和肌力起协同作用，以便利完成动作，使动作幅度更大，例如仰卧位练习肩上举。俯卧位练习伸膝，坐位小腿下垂，练屈膝等。

（2）被动运动：最好由医务人员进行，运动应包括关节的各轴向，动作应平稳缓和，不引起明显的疼痛和肌痉挛，切忌使用暴力以免引起新的损伤或骨化性肌炎等合并症。

（3）助力运动：可以由病员自己在健肢帮助下进行，如以左手帮助右手，也可由医务人员协助进行。

（4）主动牵伸：在固定器械上利用自身体重作被动的关节牵伸。①跪在体操垫上的枕垫上帮助膝关节屈曲；②手扶肋木，前脚掌站肋木上，足跟放松下沉以帮助踝关节背伸；③关节功能牵引，利用器械，支架、滑轮，沙袋等进行；④间歇性固定，在两次功能锻炼间的间歇期可用夹板固定患肢，以减少纤维组织弹性回缩，加强牵伸效果，夹板材料一般为石膏，若用低温热塑高分子塑料则更妥帖、方便。

2. 物理治疗　恢复期的主要作用是促进局部血液循环、松解粘连、软化瘢痕；还可以松弛肌肉、解痉止痛。在做功能锻炼之前做理疗则有助于锻炼的进行。在做关节功能牵引时同时做热疗，可明显地提高牵引疗效。

常用的理疗方法有：

（1）温热疗法：蜡疗，中药熏洗、温水浸浴、泥疗。

（2）光疗法：红外线、光谱治疗等。

（3）电疗法：直流电离子导入，音频疗法。

（4）超声波：用直接接触移动法。

3. 恢复关节活动范围康复治疗的注意点

（1）治疗要包括该关节的所有运动轴位或运动平面。

（2）要活动到最大幅度，但避免引起明显疼痛。

（3）运动应采用中等强度、较长时间或多次重复的方式。

（4）关节活动范围的练习可以一日多次进行。

（5）关节活动范围练习必须和肌力练习同步进行，以避免关节软弱不稳导致损伤性关节炎。

（6）关节活动范围练习禁忌使用暴力，暴力可引起组织损伤，反复损伤、渗液、肿胀可使局部纤维组织积贮；暴力会导致韧带及其附着点撕脱乃至骨折；暴力可撕脱骨膜，损伤骨膜血管导致骨化性肌炎。

（二）恢复肌肉力量的康复治疗

1. 肌肉力量练习是恢复和增强肌肉功能的唯一途径。恢复肌肉力量的康复治疗第一步要确定主要和次要受损肌群，以及该肌群现有功能水平。再根据功能检查状况制订切实可行的肌力练习计划。

当肌力较弱不能抗地心引力时（2级）可做助力练习、主动练习和摆动练习、本体促进法和生物反馈练习。

当肌力能抗重力时（3级）肌力练习应以主动运动和本体促进法为主。

当肌力能够抗负荷时（4级），肌肉力量练习应以抗阻练习为主。抗阻练习可用橡皮筋、拉力器、沙袋、弹簧以及特制器械进行，常用渐进抗阻练习法，肌肉练习可选用等长练习、等张练习和等速练习。

2. 进行肌肉力量练习的要点

（1）肌力练习必须遵循“超量恢复原则”，既不能间隔太长，也不宜过于频繁。

（2）肌力练习效果与练习者的主观努力密切相关，故而要求患者理解和配合。

（3）要求制订适宜的练习计划。清晰讲解练习目的、方法和要求，不断用语言与信号强化指令，随时鼓励练习者努力练习。

（4）肌力练习不应引起疼痛，疼痛提示损伤，且疼痛会反射性地抑制肌肉收缩，对恢复肌肉功能不利。

（5）用力做等长收缩会引起显著的血压升高，努力做等长收缩时伴有闭气动作（瓦尔萨尔瓦动作），给心血管系统增加额外负荷，所以有高血压、冠心病或其他心血管系统疾患时禁做大阻力的等长肌力练习。

（张　俊　王雪峰）

第二节　大腿部骨折

大腿部肌肉丰厚，骨骼强壮，在临床上的创伤一般由暴力导致。大腿部的骨骼为股骨，是人体最长最粗的管状骨，强度大，可承受较大的应力，股骨干骨折大多由强大的暴力造成，除骨折外，还常常合并严重的软组织损伤，骨折后常引起较多且广泛的内出血，出血量 1 000~1 500ml 左右，股骨干骨折大多为不稳定性骨折，而且由于受到周围大腿肌群牵拉影响，复位后不易维持固定位置，并且固定过久会引起粘连、膝关节僵硬等并发症。

一、股骨粗隆下骨折术后

（一）分类

粗隆下骨折有几种分类方法，Boyd 和 Griffin 将所有粗隆部骨折分为四个类型（Ⅰ~Ⅳ），Ⅲ型是粗隆下骨折，Ⅳ型是粗隆下骨折波及粗隆间。粗隆部骨折的 1/3 属于此两种类型，Ⅲ型和Ⅳ型骨折并发症的发生率较高。

Fielding 和 Magliato 提出了一个粗隆下骨折的特殊分类，根据其主要骨折线与小粗隆的关系分为三类：Ⅰ型是在粗隆水平；Ⅱ型在小粗隆下 2.5cm 以内；Ⅲ型是在小粗隆下 2.5~5cm 之间。他们发现骨折线越远，并发症的发生率越高，但并没有说明骨折的粉碎程度对评估骨折稳定性的重要性。

Seinsheimer 主张将骨折的分类基于骨折块的数目、部位和类型。虽然此分类方法比其他方法更为复杂，但他已注意到内植物的失效和不愈合常见于Ⅲ型和Ⅳ型内侧皮质有粉碎骨折，常可由于缺乏内侧的支撑，导致内植物受到疲劳应力弯曲或断裂。

（二）诊断

询问病史可明确了解骨折是由高能量或低能量损伤引起。若患者仅有轻微的创伤或没有明显的创伤而发生粗隆下骨折，应全面检查以除外以前是否存在骨疾病。

1. 物理检查　检查时患者常能合作，自述是否疼痛。由于大腿肿胀和肢体短缩，足处于内旋或外旋位，患者常不能主动活动髋关节。除非是穿通伤的患者，神经和血管的损伤并不常见。在触诊时，由于髋关节处于屈曲、外展和外旋位，可使近侧骨折块向外突起。

2. 影像学检查　影像学检查应包括双侧从髋到膝关节全长的前后位和侧位片，及骨盆的前后位片，这是因为常可能有合并损伤，必须细致地检查骨盆和膝关节。侧位片需包括粗隆部骨折所延伸的范围，特别是要明确是否涉及梨状窝的前侧和后侧。有神经损伤的病例，应进一步检查，排除脊髓内或腰骶部神经丛的损伤。在粗隆下骨折，坐骨神经损伤很罕见。在穿通伤，如在踝部多普勒动脉测压少于在腕部的压力的90%。应建议做动脉造影。

（三）临床治疗

粗隆下骨折可引起患肢短缩和髋内翻，外展肌力减弱。由于外展肌工作长度的缩短，行走时可引起明显跛行。因此，粗隆下骨折治疗的目的应是恢复肢体正常的长度、颈干角和外展肌张力。

复杂的骨折、粗隆下骨折的治疗，首先应决定是选择手术还是保守治疗。大多数患者应考虑的问题是如何决定在不干预骨折血运的情况下，选择哪种能充分使骨折得到稳定固定的治疗方法。由于在股骨近侧 1/3 所受到的机械应力很高，必须考虑内植物的生物力学特性和固定的可靠性，非手术治疗（牵引和支架）有避免因内植物疲劳而失效的优点。

（四）康复治疗

术后保持患肢轻度外展，抬高下肢体位，麻醉苏醒后立即开始足踝部关节的主动活动。

术后第 1 日：开始股四头肌的等长收缩活动和起坐训练。

术后第 5 日：去除搁架，开始练习膝关节的助力主动运动，然后过渡到在床沿端坐位姿势下继续主动运动训练。

术后第10日至2周：开始不负重步行训练。

术后3周：练习部分负重行走，初始负重量为10~20kg。

术后5周：根据骨愈合状况逐渐过渡到完全负重行走。

二、股骨干骨折

（一）分类

股骨干骨折可依骨折的部位（即骨干的近侧、中部或远侧 1/3），骨折的类型基于放射学的表现来描述，分为横断骨折、短斜形骨折、长斜形骨折、蝶形骨折及节段性骨折，再同时考虑伤口的严重性和骨折的粉碎程度，即可理解所有的股骨干骨折。粉碎性骨折按 Winquist 分型依粉碎骨块的多少分成五级。

Ⅰ级粉碎骨折有小的蝶形骨块，占骨的宽度小于25%。

Ⅱ级蝶形骨块较大，相当于 50% 或是小于骨的宽度；如骨折远离近侧或远侧的干骺端的展开部位，主要的近侧和远侧骨折块之间有很好的接触，上述两种类型在长度和旋转上是相对稳定的。

Ⅲ级粉碎的骨折块有一个大于50%骨的宽度，近侧和远侧骨折块在骨皮质的连续性上，仅保留小的骨尖，此类型骨折常在长度和旋转上是不稳定的。

Ⅳ级是节段性的粉碎骨折，在主要的近侧和远侧的骨折块间没有骨的接触，长度和旋转上均不稳定。

Ⅴ级经常是中间节段的骨折块是粉碎性，并常是开放性骨折，很不稳定。

（二）诊断

一般来说诊断较为简单，根据疼痛、肢体短缩、畸形和异常活动，即可作出诊断。由于疼痛，患者不能移动髋和膝关节及整个下肢。虽然临床检查即能做出诊断，仍然需要放射学检查，以了解骨折的创伤病理特点和确定理想的治疗方法，应建议拍前后位和斜位片。股骨干骨折的患者，必须做全面体格检查，因患者常可能有合并损伤。

如患者同时主诉髋和背或骨盆部位的疼痛，即表明该部位有脱位或骨折的可能。虽患者可因股骨干骨折引起大量失血，但单独的股骨干骨折很少有低血压性休克，休克的出现必须要排除其他部位损伤所诱发的出血。

膝关节肿胀可以说明有主要韧带损伤的可能，但在骨折固定前常难以诊断，在骨折固定后应进行有关韧带稳定性的检查，如膝关节的应力试验等物理检查。

（三）临床治疗

股骨干骨折若不能及时手术内固定，可用牵引来暂时稳定骨折，常用的有股骨远端或胫骨近端牵引，股骨远端牵引可用于伴有同侧膝关节韧带损伤，而在准备用髓内钉固定时应禁用。

股骨干骨折的治疗包括：①骨牵引后使用背形石膏支具；②牵引；③外固定；④加压钢板和植骨术；⑤可弯曲的髓内钉固定；⑥闭合的内锁髓内钉技术。

（四）康复治疗

术后第1日：开始进行股四头肌等长收缩运动。进行持续被动活动训练。

术后第5日：在床沿练习端坐，然后开始进行髋、膝关节的助力主动运动，继而进一步采取悬吊滑动疗法练习助力主动运动。晚间，仍将患肢抬高放置。

术后第10日至2周：开始部分负重行走锻炼，起始载荷量为10~20kg。实际负重量需要根据骨折类型，所采取的内固定方式及固定的坚固程度等具体情况由手术者决定。粉碎性骨折者也可在使用功能性装具辅助下负重行走。

术后3~4周：随骨折愈合进展，根据临床症状酌情逐渐过渡到使用单拐行走。但是3个月内禁止进行重体力劳动以及体育活动。

（张　俊　范永春）

第三节　膝关节骨折

与其他关节相比较，膝关节包含了有髌上囊在内的复杂、很大的关节腔。如术后膝关节持续肿胀，髌骨明显浮起，怀疑可能感染时需及时做关节穿刺并进行细菌学检查。

发生在膝部的深静脉栓塞可能衍化成肺栓塞。而且患肢在手术后被石膏外固定，不易观察，必须十分注意不明原因的发热以及心肺功能不全。

膝关节是人体最大的关节，其活动范围十分广泛，从0°伸展直至150°屈曲。一旦发生轻微的伸膝障碍便会出现跛行，如有轻微的屈曲限制便影响下蹲、盘坐。

一、股骨髁上骨折

（一）概述

此骨折比较少见。骨折后不易获得稳定性的复位，常后遗有骨折处向后成角和膝关节软弱，是因远侧断端有腓肠肌附着，有将骨折远端拉成屈曲位的趋向。若骨折处于向后成角位连接，就会形成膝反屈而造成严重的功能障碍。复位不佳时须作手术治疗。

（二）康复治疗

1. 愈合期　持续牵引3d后或手术后3~4d开始第一期（愈合期）康复治疗，做卧位保健体操，包括上肢支撑练习、健侧下肢支撑的背肌和臀肌练习、患肢踝与趾主动运动练习，股四头肌静力性收缩练习和腹肌练习。

第3周以后增加髋屈伸运动，靠坐练习。

第4周使用牵引继以石膏固定或术后石膏固定者宜做坐位躯干练习，上肢肌力练习，尤其是支撑力练习，下肢带石膏做髋屈伸负重练习。

2. 恢复期　一般在经骨科处理后第5~7周，X线检查显示骨折线模糊。有少量骨痂形成时开始。

增加下列练习：仰卧位，踝背屈和膝伸直做髋外展、内收练习和屈髋练习；足不离床做屈髋屈膝、再伸直的练习；俯卧位主动伸髋、屈膝练习，练习过程中由医护人员扶持，防止膝部侧倒；床沿上坐位主动屈伸膝练习。

第2周，增加坐位膝屈伸抗阻练习，卧位髋屈伸的抗阻练习，斜板床上站立练习。

第3周，开始患肢不着地的双拐单足站立和平行杆中健肢站立练习；有膝关节活动范围障碍者可开始做恢复关节活动范围的牵引治疗。

第4周，开始患肢不着地的双腋杖和平行杆内步行。

第6周，双下肢站立扶双杠作踝主动运动，下蹲起立练习；健肢负重站立，患肢做髋屈、伸、外展练习，双腋杖四点步行。

第8周，开始做健侧持腋杖的单杖步行。

第9周，改为患侧腋杖步行。

第10周，改为健侧持手杖步行。

第11周，改为患侧持手杖步行。

第12~13周，开始徒手行走。

二、股骨髁骨折

（一）分类

股骨髁骨折可分为单髁骨折和髁间骨折，股骨髁间骨折又称“T”形或“Y”形骨折。

（二）诊断

股骨髁骨折诊断简单，根据疼痛、肿胀及异常活动和畸形即可诊断，但仍要拍摄X线片以明确诊断。

（三）临床治疗

1. 保守治疗　长管状石膏固定及胫骨结节牵引为常用保守治疗手段。对于嵌插骨折常用此方法。

2. 手术治疗　多为金属内固定术或外固定支架固定，该部位骨折由于不稳定，固定较为困难。

股骨髁骨折属于关节内骨折，常因损伤累及关节面并可改变下肢负重轴线，骨折易发生骨折块分离，治疗要求精确的解剖复位，以恢复正常的胫股关节和髌股关节的关系，治疗方法应以手术切开复位内固定为主。术后康复极为重要。在牢固内固定基础上早期进行膝关节功能锻炼，可以获得良好的功能。

（四）康复治疗

术后体位：膝和髋关节各屈曲 90°，患肢置于床尾架台上。

术后第 5 日：去除架台，在床沿练习端坐位，然后开始进行髋和膝关节的助力主动运动以及 CPM 训练。进行悬吊滑动疗法。夜间仍使患肢置于衬有软性内垫的勃朗架上。

术后 2 周：开始使用步行器或双拐不负重步行练习。

术后 3 周：非粉碎性骨折且骨折不累及关节面者可开始部分负重行走。由初始负重量 10~20kg 起逐渐递加。面对粉碎性骨折，经施行植骨、加压滑动髁钉板手术内固定后，至少须经过 12~14 周才能部分负重。

术后 5~6 周：开始完全负重行走。

三、髌骨骨折

（一）概述

髌骨骨折发生率为 1.05%，占全部骨折损伤的 10%，30~50 岁多见，青少年少见。髌骨为倒三角形的扁平骨。底朝上，尖向下，前面粗糙，后面为光滑的关节面髌骨包埋于股四头肌腱内，位于膝关节前方，髌后光滑的关节面，与股骨的下端的髌面（股骨滑车）相关节，形成髌股关节。传导并增强股四头肌的作用力，维护膝关节的稳定，保护股骨髁使其免于直接遭受外伤性打击。

（二）康复治疗

术后应及早进行康复治疗。对于粉碎性骨折且内固定不稳定的患者一般术后 12 周开始训练。康复潜力取决于手术适应证（关节不稳或关节炎）、病程、术前状态和既往手术史。大多数患者需要 6 个月才能恢复伤前的运动，而膝关节功能在髌骨骨折后 1 年才能恢复到最佳状况。训练应在最佳负荷区内进行，活动所致受损组织的负荷既不能过高亦不宜过低。治疗性训练和日常生活活动（ADL）练习必须从属于功能，无痛负荷范围应与组织动态平衡保持一致。康复必须同时考虑愈合过程及患者膝关节的抗压耐力。术后康复提倡连续性康复，而不要进行断续的、局限性的康复。要判断患者康复进展情况需要全面考虑前面提到的各个方面，如术前状态和病程等。

（三）术后康复

1. 术后第一阶段（第 0~6 周）　术后第一阶段为愈合期。

（1）ROM 练习包括被动伸膝（仰卧位，足跟下垫小枕）及坐位主动屈膝练习，目标是术后 4 周从伸膝 0°至屈膝 60°。术后 6 周达到屈膝 90°。进行 ROM 练习时，包括坐位屈膝主动活动范围（AROM）和伸膝被动活动范围（PROM）的锻炼。

（2）重点是控制渗出、炎症、疼痛，以及减轻股四头肌抑制。

（3）要应用冷疗、按计划逐渐增加负重及增大 ROM 以达到此目的。

（4）负重须遵循渐进、在可耐受范围内负重原则，并以支具将膝关节控制于伸膝位 6 周。步行时逐渐增加负荷耐力，在 2~3 周内帮助患者逐渐脱拐。可在膝关节下垫一毛巾卷进行亚极量股四头肌等长收缩练习，这样既可为患者提供触觉反馈，又能够减小脂肪垫刺激。

（5）反馈和 / 或电刺激可用于促进肌肉收缩。当屈膝 ROM 达到 60°以上时，即可开始次强多角度开链股四头肌等长练习及坐位屈膝 60°闭链股四头肌等长练习。

（6）近端肌力练习可应用直腿抬高（SLR），但在仰卧位时膝关节可有 20°屈曲以使髌骨稳定于滑车内中央位置。侧卧位时髋外展须在髋后伸及外旋位进行。进一步近端肌力练习可将重点放在臀肌及髋外旋肌上。此期亦应开始髌骨松动术，须向内侧，以其正常活动范围为界限。髌骨应可移动其宽度的 1/4，在冠状面上暴露股骨外髁，矢状面上使髌骨外缘倾斜 20°。必要时还应进行腘绳肌和腓肠肌的柔韧性练习。小腿三头肌肌力练习开始时可利用弹性治疗带。

2. 术后第二阶段（第 7~12 周）　当患者股四头肌能够良好收缩，在伸直抬腿时能够保持伸膝，屈膝能够达到 90°，关节内出血及疼痛亦得以控制时，即可进入术后康复的第二阶段。

（1）要佩戴适当的辅助具进行渐进性可耐受范围内负重练习。步行时如有需要可以应用拐杖以保持正常步态。是否应用髌骨带等功能性支具需由手术医师决定。

（2）本阶段的康复重点为步态训练。这类患者的常见步行模式为过度伸膝。其潜在原因包括股四头肌无力、股四头肌反应下降、习惯模式、腓肠肌短缩和 / 或髋外展肌无力等。应进行腓肠肌和髋外展肌柔韧性练习。进入步态周期的中期时，膝关节伸展。站立相末期和摆动相前期屈膝不足也是常见的一种错误步态。为使肢体功能进一步恢复，应做到伸髋位屈膝 40°，摆动相早期屈膝约 60°。此期还要进行双关节屈髋肌柔韧性练习，即在俯卧位和站立位进行中立位伸髋下的主动屈膝。

（3）这一阶段屈膝 ROM 应超过 90°，至术后 8 周时屈膝应达到 110°。被动伸膝保持在 0°。

（4）要继续监控髌骨活动度。

（5）术后 8~10 周可以在 90°内进行主动伸膝练习。Lieb 和 Perry 的研究证明，完成最后伸膝需要股四头肌肌力至少增长 60%。股四头肌肌力练习应过渡至蹬踏和向前上台阶等功能性练习。上台阶练习可以从 10cm 高开始随着力量增强而上升至 15cm，最后至 20cm。每个高度上都可以用手提重物来增加下肢肌力练习强度。

（6）平衡训练从稳定平面单腿支撑过渡至不稳平面单腿支撑，注意调控骨盆和膝关节，从而与近端肌力练习结合在一起。训练中可以应用各种干扰因素以增加难度，如弹性训练带、手法移位、轻叩木板以及向患者投掷小球。在这一阶段，康复重点应转移到从长度和力量的角度出发，对下肢对线和软组织失衡进行调整。

3. 术后第三阶段（第 13~17 周）　当患者重获功能性 ROM，正常步态，单腿站立相骨盆和膝关节稳定，症状和体征亦得以控制时，即进入此阶段。

（1）继续进行髌骨活动度练习。

（2）主动伸膝练习要在全 ROM 内进行。

（3）力量练习要以功能为重，静蹲可以从靠墙靠球静蹲过渡到自由静蹲。练习中应强调对线。

（4）步态练习仍要作为重点。

（5）要进一步强化近端肌力练习。

4. 术后第四阶段（第 18~25 周） 患者的个体化康复目标决定了其术后康复是否需要超越第三阶段。如果患者只求低层次康复，重点就应放在肌肉耐力训练上。但若是患者和手术医师力求跑步、跳跃以及剪切步等高水平活动的恢复则必须进行这一阶段康复来做好相应的准备。

（1）单腿支撑活动时有良好的股四头肌离心控制和骨盆控制。临床上要观察患者的对线情况。

（2）训练重点要放在运动质量（控制外翻）和应力吸收的控制上。

四、胫骨平台骨折

胫骨平台骨折多见于老年人和更年期妇女，但青壮年亦非少见，胫骨平台骨折常会有关节面不平整、膝关节负重力线的改变及关节挛缩粘连。早期开始康复治疗，有助于改善上述情况。另外，患肢负重的开始时间和逐步负重过程的掌握很重要，可避免骨折部再次移位或压缩。

1. 第 1 期 经骨科处理后 3~4d 开始卧位保健操，上肢肌力练习，患肢髋、踝，趾主动运动，患肢股四头肌静力性收缩练习。

术后第 3 周开始，由医护人员每日定时取下外固定的石膏托，在扶持下做膝关节无负荷的主动运动，做股四头肌静力性抗阻练习。

第 2 个月，有外固定的患者，可用双腋杖做三点式步行，患肢不着地。已去除外固定的患者，在做双腋杖三点步行初期也需要石膏托或支架保护，以维持膝部稳定。

术后第 3 个月或去除外固定之后，开始膝关节屈伸主动运动。再过 2 周开始膝关节屈伸活动范围的牵引。

2. 恢复期 一般为术后第 4 个月，开始患肢逐步负重的练习。先做髋、膝、踝抗阻肌力练习、斜板站立练习。双足站立和在扶持下做坐下与坐位起立练习，双足立做踮足尖练习和下蹲起立练习，健肢站立由患肢做髋主动运动。

2 周后，开始用双腋杖作四点步行。

4 周后，开始健侧持单腋杖步行。

6 周后改患侧持单腋杖步行。

第 6 个月起改用健侧持手杖步行。

再过 2 周后改患侧持手杖步行，需坚持 2~4 周。这阶段必须说服患者不要试图过早地增加患肢负荷。

五、全膝关节成形术

全膝关节成形术（TKA）是治疗膝关节骨性关节炎（OA）/ 退变性关节病（DJD）的一种常用手术方法。美国每年 TKA 手术超过 30 万例。

（一）外科概述

微创外科技术和高屈曲型假体是关节外科为数不多的最新进展。标准的 TKA 设计允许双膝表面置换，有保留后交叉韧带型（PCR）和非保留后交叉韧带型（PCS）。其他假体设计包括限制型和半限制型，它们提供不同程度的稳定性和活动度。胫骨和股骨假体通常由钛合金制成，而胫骨衬垫和髌骨由聚乙烯制成。关节显露常用前正中或髌旁切口。

（二）康复治疗

1. 术前阶段　术前宣教能提高患者术后结果、满意度和手术成功。如果条件许可，术前理疗（PT）评估有助于进行家庭锻炼计划，包括ROM和屈曲练习、力量训练，以及利用助行器进行步态训练。培训内容涉及手术步骤、麻醉、止痛、护理、康复和出院计划。课程在一个由护士、理疗师和资料管理员组成的小组指导下进行。理疗师介绍住院患者理疗的总体目标、持续被动活动（CPM）机的使用、早期治疗性练习方案、功能进展和助行器的使用。有关课程所涉及内容的系统书面指导材料以术前笔记形式发给患者。鼓励患者在术前几周内开始进行功能练习和治疗练习。

2. 术后第一阶段（第1~5日）　进行急性期治疗。术后第一阶段康复重点集中在尽量减轻水肿，尽可能屈伸膝关节、恢复功能独立和通过系统性家庭训练方案（HEP）获得生活独立。

（1）术后的24~48h内要密切监测训练对运动和感觉的作用。指导患者进行床旁练习，包括踝关节背屈和跖屈活动以及股四头肌和臀肌等长收缩。

（2）CPM机在开始应用时候ROM设定在-5°~60°范围，或在骨科医生指导下进行。患者在指导下每天应用CPM机练习4~6h。每天根据患者耐受程度逐步增加屈曲角度。如果患者自己能够连续2天主动屈膝到90°，就可以停用CPM机。

（3）促进伸膝的体位训练。指导患者保持被动伸直位，每次10~15min，每天4~6次。

（4）冷敷，从术后当日开始贯穿整个治疗阶段以减轻水肿和疼痛。

（5）治疗性练习方案在术后5日内逐步加强，从早期的床旁练习到晚期的方案，包括直腿抬高（SLR）主动辅助屈膝活动（AAROM）主动伸膝活动（AROM）、腘绳肌等长收缩练习、坐位屈髋、利用台阶牵伸和利用毛巾卷被动伸膝。膝关节的被动、主动辅助和主动ROM的进展主要取决于疼痛程度、软组织肿胀和患肢力量。

3. 术后第二阶段（第2~8周）　本期重点是仍是减轻水肿、尽量恢复膝关节ROM、改善下肢力量、尽量减轻步态和平衡障碍、增强独立从事各种功能活动能力和继续独立进行家庭锻炼方案。

（1）使膝关节屈伸活动范围最大化，防止关节纤维粘连。

（2）髌骨松动技术，使髌骨上、下滑动，保证后期膝关节的屈伸运动和髌骨运动轨迹的正常。

（3）腓肠肌牵拉，最大程度改善伸膝。

（4）肌力训练：进行辅助训练和主动肌力训练直至抗阻训练，对疼痛的耐受允许做对称性负重时，可进行闭链运动练习。当患者股四头肌力量改善，膝关节ROM屈曲超过30°时可以进行阶梯训练（每级5cm或10cm）。对于能够完全被动伸膝而主动无法达到的患者可选择闭链终末伸膝练习。

（5）电刺激和生物电反馈治疗可以帮助肌力恢复。

（6）肌内效贴扎：通过膝关节周围的肌内效布贴扎，起到如下作用：①缓解疼痛；②改善循环，减轻水肿；③支持、放松软组织，改善不正确的动作，增强关节稳定性。

（7）徒手淋巴引流技术：近年来兴起的手法淋巴引流技术，以轻柔的力量顺着淋巴回流的方向慢慢推压，有助于淋巴回流，减轻水肿。

4. 术后第三阶段（第9~16周）　重点是最大限度地恢复ROM，以便患者能够完成更高级的功能活动，如上下楼梯和像平日一样进行ADL。Laubenthal等确定下蹲举物时膝关节至少需要屈曲117°，该角度作为本期目标，最终达到使患者迈上15~20cm高的台阶，以及从标准高度坐位起身而无偏斜。

（1）可以循序渐进地开始股四头肌牵拉。

（2）股四头肌强化练习（包括上下楼梯练习，蹲马步等）。

（3）平衡训练。

（4）开始适应性体育活动。

（陈　静　范永春）

第四节　小腿部骨折

一、概述

胫腓骨骨折在全身长骨骨折中发生率最高，约占8%~10%，其中多为双骨折。而小腿开放性骨折发生率又在各部位中居首位。因其表浅，开放性骨折也最多见，且多为严重粉碎性骨折。另外，其中下1/3处的骨折，因该段血供不佳，骨延迟愈合或假关节形成较其他部位骨折为常见，必须重视。同时合并肌肉、神经及血管损伤，给治疗带来相当大的难度，容易发生各种并发症及后遗症。

二、诊断

压痛是骨折存在部位的基本体征。儿童的青枝骨折，成人的腓骨骨折，有时可以负重行走，而固定且局限的压痛则警示骨折存在的可能性很大。必须拍摄X线片以证实或排除。

如已有局部异常活动，乃至出现成角外旋畸形，则无需再压痛，而只需对并发症的征象加以核实，通过X线片了解骨折的特点。

三、分型

Johner和Wruhs将胫骨干骨折分为单纯性、蝶形及粉碎性骨折，并以此反映出其常见原因和机制，但并不涉及骨折移位及软组织损伤的严重程度，有一定的参考价值。

骨折后移位的趋势固然和骨折的类型有一定的相关性，但创伤机制以及肌肉牵拉二者的影响更为直接。小腿双骨折绝大部分的移位是向内、向前成角，极少有反向者。而单独胫骨骨折则主要向外成角。

四、临床治疗

（一）闭合骨折的治疗

以Sarmiento为代表的学派一贯坚持使用非手术疗法，以功能支具治疗小腿骨折获得优良的疗效。

1. 闭合复位石膏外固定　复位的要求是尽可能做到解剖复位。从生物力学的概念出发，即使胫骨对位达到4/5，由于力线的改变，踝关节也会出现载荷传导紊乱，从而诱发骨关节炎。但Sarmiento在1995年出版的专著中提出胫骨骨折复位后轻度移位或成角者（<15°），经长期观察，并未发现有骨关节炎改变。

2. 功能支具固定 由于骨折在这种固定中必然存在一定范围的活动，移位是难以绝对避免的，因而必然会出现一定程度的错位愈合。究竟以何为度，Sarmiento、Dehne、Brown及Klan等学者均认为<10°的成角，疗效仍会满意。Russell、Taylor、Lavelle的标准则是内外翻<5°，前后成角<10°，旋转<10°，短缩1cm以下。但分离则不能接受，5mm的分离可能使胫骨骨折的愈合延长到8~12个月。

3. 牵引 在牵引下能达到骨折复位、对线。对有严重软组织损伤的病例，牵引无压迫软组织的弊端，并能在牵引下进行换药等治疗。长时期的牵引将会严重影响患者离床活动，导致一系列不良后果。尤其对老年人，更应注意。

（二）手术治疗

包括螺钉内固定、钢板内固定、髓内针内固定、外固定支架固定等，小腿前内侧软组织不丰厚，该部位内固定易出现问题。

五、康复治疗

（一）保守治疗后的康复

1. 闭合性稳定型胫腓骨骨折，如横断形、短斜形骨折，复位后用石膏固定时，待石膏干后可做坐位保健体操、未被固定关节的主动运动，以及股四头肌等长收缩。

2. 1周后增加踝屈伸等长性收缩练习和趾抗阻练习，并做髋部肌抗阻练习。

3. 第2个月可用双腋杖做患肢不负重的三点式步行，年老体弱患者需做斜板床上、平行杆内练习，逐渐过渡到正常步行。

（二）术后及不稳定骨折的康复

1. 不稳定的长斜形、螺旋形骨折和粉碎性骨折，手术术后或持续牵引的患者，伤后第1日即开始股四头肌收缩训练，主要是等长收缩，以免膝关节粘连。同时练习足趾的伸和屈，以及踝关节的背伸、跖屈。

2. 对同一肢体多发骨折的患者，如有条件，应在手术返回病房后立即开始使用CPM，从小范围逐渐扩大。一般应争取在3个月以内完全恢复各关节的正常活动范围。

3. 负重起始时间主要依据骨折固定后所获得稳定的程度。而在各类内固定中，加压钢板和带锁髓内钉则更具有支撑的条件，应将二者结合考虑。利用支具或小腿石膏夹板保护逐渐负重更为安全。

4. 于2周后开始扶把杆做坐位起立与坐下练习；双足站立做踮足尖、下蹲起立练习；健肢站立，患肢做髋屈、伸、内收、外展练习；做膝与踝的屈伸抗阻练习；做改善膝关节屈曲和踝屈、伸练习。

5. 部分负重可在3~6周开始，但必须正确使用双拐，而非单拐。逐渐过渡到骨折愈合后，再去拐完全负重。从扶双拐改变为单拐作为过渡，既无必要，有时又反而容易使步态失常。

6. 内固定的取出应在骨性愈合后拔除，一般不应少于1年。使用加压钢板者，所需时间更长，且拔除后应予以一定期限的保护。

（周大勇 王 军）

第五节　踝足创伤康复

一、概述

踝足功能正常是保障站立、行走的前提条件，其结构和功能相对独立。踝足既是下肢支撑部位，也是步行、跑跳的动力结构。踝关节是人体承重最大的屈戌关节，是人体与地面接触的枢纽，既有负重功能，又是人体在运动中变化最复杂的应力中枢，其稳定性和灵活性在日常活动中起着重要作用。站立时全身重量均落在踝关节上，行走时的负荷值为体重的5倍。足的基本功能主要是支撑人体体重、缓冲、吸收冲击力，产生向前的推力以及帮助调节、维持人体的平衡，每人每天平均有4h依靠双足移动8 000~10 000步。因此，踝足创伤在日常生活、劳动生产和体育活动中非常多见，其发病率在肢体损伤中占首位。其中，足踝扭伤约占医院骨关节损伤急诊量的6%~12%。而踝关节扭伤，是临床最为常见的运动系统损伤，约占所有运动损伤的10%~15%，踝关节周围韧带扭伤发病率在全身各关节韧带扭伤中占首位。其中，踝关节外侧副韧带损伤约占90%以上，其中约有10%~30%的患者因治疗不及时或方法不恰当最终发展为慢性踝关节不稳（chronic ankle instability，CAI）。

二、病因

（一）急性损伤

急性损伤由踝足一瞬间遭受暴力（包括直接暴力和间接暴力）、活动中的应激动作（急停、扭转等）及意外事故（高处堕落、车祸等）等引起。常见的有软组织挫伤、肌肉拉伤、韧带损伤、骨折、关节脱位等。

（二）慢性损伤

慢性损伤是踝足局部过度负荷、一段时间内组织遭受积累性损伤而引起的劳损，或由急性损伤处理不当转化而来的陈旧性损伤。包括应力性骨折、肌筋膜炎、腱鞘炎、骨关节炎和某些部位的神经卡压综合征等。

三、类型

（一）骨性结构损伤分类

可分为：骨挫伤，骨折，脱位，骨性关节炎，关节粘连等骨结构损伤，包括踝关节骨折（内踝骨折，外踝骨折，后踝骨折），踝关节脱位，踝关节创伤性关节炎，跟骨骨折，第五跖骨基底骨折，跖骨骨折，趾骨骨折，跟骨骨骺炎，距下关节炎，跖趾关节炎，关节僵硬，废用性骨质疏松等。

（二）软组织损伤分类

可分为：皮肤挫裂伤，肌肉牵拉伤，韧带扭挫伤，肌肉、韧带断裂，滑囊炎，肌腱炎，神经卡压综合征等软组织损伤。包括腓肠肌牵拉伤，跟腱扭挫伤，跟腱撕裂（断裂），跟腱周围炎，跟腱止点炎，跟腱滑囊炎，跟骨脂肪垫炎，跖腱膜炎，踝关节外侧副韧带扭挫伤，踝关节内侧副韧带扭挫伤，踇囊炎，跖趾神经瘤，踝管综合征，肌肉肌腱废用性短缩，肌肉衰弱综合征，关节囊挛缩等。

四、踝足创伤诊断

（一）病史询问

1. 外伤史　需了解足踝损伤形式，如扭伤，是行走、跑步、跳跃或其他运动（打篮球、踢足球等）时出现的损伤，损伤时足是内翻位、还是外翻位，伤后能否自行行走，损伤的时间。

2. 治疗史　如损伤经过治疗，需了解治疗情况，如保守治疗方式，有无固定，固定方式、时间、药物（内服与外敷）应用情况，如手术治疗，需了解手术的时间、手术方式、内固定材料（提供影像学资料）、术后辅助治疗情况等。

3. 功能史　损伤后卧床时间，负重行走时间，支具应用情况等。

（二）临床查体

损伤足踝检查按望、触、动、量、特殊检查顺序进行，检查时要求双侧对比，从步行情况、立位蹲起、卧位状态等进行检查，此外，要检查患侧下肢运动链情况和整体情况（如对躯干姿势的影响，心肺功能）等。

（1）望诊

1）踝足畸形情况：如骨折畸形，马蹄足，高弓足，平足，踇外翻，锤状趾，爪形趾等。

2）踝足肿胀情况：是局限肿胀（如内踝肿胀、外踝肿胀、足外侧肿胀、足趾肿胀等），还是全踝或全足肿胀、皮肤颜色、有无瘀斑、有无撕裂、有无创口、有无皮疹或水泡等。

3）踝足力线情况：正常时重力线通过跟腱和跟骨中央，直立位后面观重力线在踝、足部的改变容易看到足跟的内翻和外翻。跟骨外翻最常见于姿势性平足；跟骨内翻多见于各种畸形足。踝部骨折复位不良、连接不正时，距骨与胫骨踝穴的关系不正常，亦能表现出跟骨内翻或外翻。

侧方观察应比较两足的外踝与跟骨间的长度及高度。长度的增长或缩短，说明足部可能有向后或向前半脱位。高度的降低，多见于跟骨塌陷性骨折。

4）承重步态情况：观察立位双足承重时的躯干控制情况，下蹲与起立（足跟不离地面）患侧踝足控制情况；观察患侧下肢直立位承重情况；必要时观察上下楼踝足控制及躯干姿势控制情况。观察是否有患侧踝足疼痛步态、关节僵硬步态、关节本体感觉下降步态，患侧运动链肌力下降或功能紊乱步态，以及习得性异常姿势步态等。

（2）触诊

1）压痛点：内踝及其下方，外踝及其下方，第五跖骨基底，跟腱，跟结节，跟骨，足底，跖腱膜，距下关节，跖骨，足趾等。

2）轴向挤压痛：通过足趾轴向挤压相应部位产生疼痛；通过足跟向小腿轴向挤压，在踝部产生疼痛。

3）间接叩击痛：叩击小腿中上部在踝足产生疼痛；通过叩击足跟，在踝部产生疼痛。

（3）活动范围：要求双侧对比，参照踝足正常活动标准，对踝足主动活动、被动活动（含踝关节背伸、跖屈、内翻、外翻以及足内收、外展等运动形式）测量。

（4）测量：小腿周径测量，可以选择最粗的部分，也可以选于髌骨下方 10cm 处，两侧相对应的部位进行对比。此测量可以反映小腿肌肉肌容量状况，肌萎缩表明踝足功能状况下降，其使用量的减低与废用程度，提示踝足疼痛轻重，以及损伤后神经功能和营养状况。

（5）特殊检查

1）Keen 征：踝关节骨折脱位（Pott 骨折脱位）时，两踝横径增大，即为阳性体征。

2)Helbing 试验:正常并足站立时,跟腱纵轴应与下肢纵轴平行,当肌力不平衡发生足外翻时,则跟腱纵轴向外偏斜,且偏斜程度与外翻的严重程度成正比。

3)提踵试验:使患者站立,健侧先作提踵 60°及 30°动作,再使患侧做同样动作。若患足不能提踵 30°,只能 60°提踵,说明跟腱断裂。因只有跟腱能做 30°以下的动作,并使足尖站立,而 60°提踵动作则为胫后肌和腓骨后肌的协同作用所致。

4)足内、外翻试验:如在内翻或外翻时发生疼痛,说明外侧或内侧副韧带损伤。

5)跟骨叩击试验:检查者以拳击跟骨,如在踝关节发生疼痛即提示该处有损伤。

6)Strunsky 征:患者仰卧,检查者握患肢足趾,迅速使之屈曲,如前足弓有炎症发生疼痛,则为阳性。

7)内翻应力试验:患者取坐位,踝跖屈 10°~20°,检测人员一只手握住患者内踝上方以固定小腿远端,另一只手缓慢内翻患者足后部,并触诊距骨外侧。若超过对侧 10°,提示踝关节外侧结构受损;内翻 15°,提示为距腓前韧带受损;内翻 15°~30°,提示为距腓前韧带和跟腓韧带受损;内翻超过 30°,提示外侧副韧带均受损。

8)前抽屉试验:前抽屉试验主要用于检测距腓前韧带的损伤程度及完整性。具体操作是:患者取坐位或仰卧位,膝关节屈曲,踝跖屈 10°。检测人员一只手握住患者内踝上方以固定患者小腿远端,另一只手缓慢向前推患者足跟,使足部距骨由胫骨下方向前移动。拍摄 X 线片观察如果距骨向前移位超过 3mm 则为阳性。

(三)辅助检查

1. 常规 X 线投照　关节前后位及侧位 X 线片可诊断明显的踝关节骨折脱位,足正位及斜位 X 线片可诊断明显的足部骨折脱位。

2. 特殊 X 线投照　①内斜位,观察胫腓关节及外踝、跟骨截距突;②外斜位,观察胫骨内踝;③跟骨轴位,观察跟骨和各突;④安氏位,观察跟骨截距突与距骨侧突间的先天畸形;⑤内翻位,鉴别舟骨和跗骨骨折;⑥跖骨轴位:观察足跖趾关节籽骨、跖骨头病变及踇外翻、籽骨移位情况;⑦踝关节被动活动摄片,包括被动用力使足内翻、外翻和外旋,以观察关节间隙的改变,用以诊断韧带撕裂;⑧足负重侧位,用以测量足弓。

3. CT 三维重建　多排螺旋 CT 能够对足踝各个平面进行重建,对于足踝的复杂结构和多骨骼重叠等都可直观、立体地显示出来。而且多排螺旋 CT 分辨率高,尤其是对于足踝中存在的线性骨折、裂隙骨折、轻微的关节面塌陷、细微的骨折移位等都能够较为清晰地显示出来。因此,对于足踝损伤且高度怀疑骨折的患者,如果 X 线检查为阴性时,可采用多排螺旋 CT 多平面重建进行检查,减少漏诊。

4. MRI　具有高分辨力,软组织显示良好,对骨髓、韧带、肌腱、软骨及关节腔信号变化有很好敏感性,可以对踝足关节损伤进行明确的诊断,为临床提供了更清楚的诊断依据。主要用于诊断韧带损伤,了解骨折线走行、下胫腓分离程度,显示骨挫伤,关节积液及软骨下损伤。

五、踝足创伤康复评估

(一)疼痛评估

采用 NRS 疼痛数字评价量表,此法由 0~10 共 11 个数字组成,患者用 0~10 这 11 个数字描述疼痛强度,数字越大疼痛程度越来越严重。0 为无痛,1~3 为轻度疼痛(疼痛不影响睡眠),4~6 为中度疼痛,7~9 为重度疼痛(不能入睡或者睡眠中痛醒),10 为剧痛。应该询问患者疼痛的程度，做出标记，或者让患者自己画出一个最能代表自身疼痛程度的数字。

（二）关节活动测定

同上述踝足创伤诊断中“活动范围”检查。

（三）肌力测定情况

运用徒手肌力评定法（MMT）检查驱动踝足相关运动肌肉力量情况，按踝足相应动作的活动范围和抗重力或抗阻力的情况进行分级。0 级，肌肉无收缩；1 级，有肌肉收缩，但不能带动关节；2 级，去除重力的条件下，能完成关节全范围运动；3 级，能抗重力完成关节全范围运动，但不能抗阻力；4 级，能抗重力及轻度阻力完成关节全范围运动；5 级，正常肌力，可充分抗重力及抗阻力完成关节全范围运动。

踝与后足功能评定见表 7-5-1，足部疾病治疗效果评定见表 7-5-2。

表 7-5-1 AOFAS（美国足与踝关节协会）踝与后足功能评分系统

疼痛（40 分）	
无	40
轻度，偶尔	30
中度，常见	20
严重，持续	0
功能和自主活动、支撑情况（10 分）	
不受限，不需支撑	10
日常活动不受限，娱乐活动受限，需扶手杖	7
日常和娱乐活动受限，需扶手杖	4
日常和娱乐活动严重受限，需扶车、扶拐、轮椅、支架	0
最大步行距离（街区数）（5 分）	
>6 个	5
4~6 个	4
1~3 个	2
<1 个	0
地面步行（5 分）	
任何地面无困难	5
走不平地面、楼梯、斜坡、爬梯时有困难	3
走不平地面、楼梯、斜坡、爬梯时很困难	0
反常步态（8 分）	
无、轻微	8
明显	4
显著	0
前后活动（屈曲加伸展）（8 分）	

续表

正常或轻微受限（>30°）	8
中度受限（15°~29°）	4
重度受限（小于15°）	0
后足活动（内翻加外翻）（6分）	
正常或轻度受限（75%~100%正常）	6
中度受限（25%~74%正常）	3
重度受限（<25%）	0
踝-后足稳定性（前后，内翻-外翻）（8分）	
稳定	8
明显的稳定性	0
足部对线（10分）	
优：跖行足，踝-后足排列正常	10
良：跖行足，踝-后足明显排列成角，无症状	5
差：非跖行足，严重排列紊乱，有症状	0
优：90~100分；良：75~89分；可：50~74分；差：50分以下	

表7-5-2 JOA（日本骨科协会）足部疾患治疗效果评定标准

指标	评分（100分满分）	
1. 疼痛		
（1）无疼痛		20
（2）跑步时（后）有疼痛		15
（3）步行时（后）有疼痛		10
（4）步行时持续痛		5
（5）步行困难		0
2. 变形	前足部（包括跗中关节）	后足部（包括胫距关节）
（1）无变形	10	20
（2）轻微变形	8	15
（3）明显变形	4	8
（4）显著变形	0	0
（要用最大变形因素来评价，判断困难时取最低分）		
3. 活动范围（被动）（MP·IP关节）	前足部	后足部
（1）正常	5	5
（2）正常活动范围的1/2以上	3	3

续表

指标			评分（100分满分）
（3）正常活动范围的1/2以下		0	0
4. 不稳定性（感）			
（1）无不稳定性			10
（2）跑时稍有不稳定			6
（3）走凹凸路面时不稳定			4
（4）步行时需要护具			2
（5）步行时需要工具			0
5. 步行能力（不用拐杖等状态的评分）			
（1）跑步、步行完全没有障碍			10
（2）可快步跑，跑步困难			8
（3）可以在室外步行（乘公共汽车、购物）			6
（4）可以在室外步行，只能到家周围散步的程度			4
（5）可以在室内步行，不能在室外步行			2
（6）不能步行			0
6. 肌力			
（1）肌力正常			5
（2）肌力4、3级			3
（3）肌力2级			1
（4）肌力1、0级			0
7. 感觉异常（感觉减退及麻木等异常感觉的评分）			
（1）无感觉障碍			5
（2）轻度的感觉钝性麻木和轻度的异常感觉			3
（3）中度的感觉钝性麻木和中度的异常感觉			1
（4）感觉消失，高度的异常感觉			0
8. 日常的生活动作			
	容易	困难	不能
（1）上下楼梯	2	1	0
（2）正坐	2	1	0
（3）脚尖站立	2	1	0
（4）穿鞋	2	1	0
（5）日式厕所	2	1	0

六、踝足创伤康复

（一）踝足创伤治疗方面因素

踝足部创伤包括骨性损伤和软组织损伤，早期合理治疗对改善预后至关重要。对于踝足部损伤的治疗，因为各部位均存在特殊的解剖、力学机制和损伤特点，治疗要求也不尽相同，不能将同一原则应用于踝足部的所有损伤，即使同一部位，不同的损伤类型治疗要求也有差异。要获得良好预后，对损伤的正确评估、治疗（如手术）时机和治疗方式的合理选择以及对特殊部位损伤和力学机制的正确认识均非常重要。如踝关节骨折，要恢复承重关节的正常功能，解剖复位是必需的。非移位性骨折及踝穴完整者可应用外固定制动，有移位的骨折需采用手术复位和内固定。

（二）踝足创伤康复治疗原则

对踝足创伤的正确处理，首先要了解创伤后损伤的基本病理过程。组织损伤后，断裂处出血，在损伤局部形成大小不定的血肿。随后出现炎症反应，毛细血管扩张通透性增加，渗出液增加，出现水肿。损伤部位成纤维细胞增生形成肉芽组织，肉芽机化最后形成瘢痕。上述病理过程可分为四个阶段：①组织损伤及出血；②炎症反应及肿胀；③肉芽组织机化；④瘢痕形成。

踝足创伤的康复基本原则，即是按照不同病理过程进行分期处理。

急性期：肌肉、韧带损伤初期，治疗重点是止痛、止血，防止肿胀。应用“RICE”（rest、ice、compression、elevation）方案常规治疗。即局部休息、冰敷、加压包扎及抬高患肢。对于骨折或韧带、肌肉、肌腱断裂的患者应做适当外固定，必要时手术治疗。

稳定期：伤后48h，出血停止，治疗重点是血肿及渗出液的吸收，可使用物理治疗、外敷贴膏等方法，促进损伤恢复。支具保护，局部制动至损伤愈合。

恢复期：局部肿痛消失后，渐进性进行损伤肢体肌力、关节活动度，平衡及协调性、柔韧性的训练。辅以物理治疗来促进瘢痕软化，防止瘢痕挛缩。

（三）踝足创伤康复常用技术

1. 制动应用　制动是损伤后组织修复的基础，踝足损伤常用制动方法有局部绝对制动（石膏、高分子塑形板、外固定支具等）和局部相对制动（护具、肌内效贴等）。

2. “RICE”技术　用于踝足急性肌肉、韧带等软组织的拉伤、扭伤，或者其他淤肿性的损伤。它是急性运动损伤治疗的“金标准”。急性运动损伤在最初24~48h内，肌肉、韧带等软组织发生的损伤可引起诸如肌肉撕裂、血管破裂，损伤处开始发生肿胀及疼痛。破损的血管出血增加进一步加重低氧性损伤，导致细胞组织坏死。因此，早期治疗目的在于有效地控制过度出血，帮助缓解肿胀和疼痛，促进早期愈合，缩短康复时间。“RICE”技术具体内容包括：

（1）休息（rest）：所谓的“休息”，并不仅是减少活动，关键是要使受伤的部位被保护起来，限制活动而得到休息，因此更多地包含了“局部制动”的概念。任何肌肉、骨骼及关节损伤后，休息制动是首要措施。

（2）冰敷（ice）：更系统化地被称作冷冻疗法（cryotherapy），是最广泛地用于治疗急性运动损伤的方法之一。冰敷主要原理有：收缩受伤处血管，减轻出血，从而减少肿胀，缓解疼痛，缓解肌肉痉挛，通过降低代谢率降低细胞组织损伤的风险。

进行冰敷治疗时，不要直接用冰块接触皮肤。使用毛巾或衣物包裹冰袋后再进行冰敷。如果找不到冰块，可以使用一袋冻粟米或冻豌豆。有时甚至是一杯冷水。每次冰敷时间一般在15~20min，然后移开冰袋休息15~20min，使受伤处转暖恢复到室温。根据受伤情况，可以重复进行多次。在受伤后1~2d内，应该尽可能地使用冰敷。

（3）加压（compression）：加压技术一般在受伤后24~48h内使用，可以帮助限制受伤部位肿胀进展，也可以提供受伤部位额外的支持保护。对受伤部位加压使组织内压力升高，缩窄血管，从而减缓炎症发展，防止进一步引起关节内肿胀。如果任这种肿胀出现，会严重影响肢体活动功能。

加压技术实施有几种方式。最有效的一种是使用加压绷带包扎受伤部位。加压绷带通常是具有弹性的一类绷带，也就是平常所说的弹力绷带。加压绷带包扎的优势在于使用简单，弹性支持能提供局部足够的压力，阻止出血过多，减少血液渗入受伤处周围组织内。常规的非弹性绷带、训练带甚至一块衣物布片也可以使用，但需注意不能包扎过紧，以免引起局部组织坏死。如发现肢体末端出现皮肤颜色苍白、发冷，需要即刻拆去，引起重视。包扎时从受伤部位远心端开始，一层一层覆盖往近心端包扎。

（4）抬高（elevation）：抬高患肢是利用重力帮助血液及组织液回流来减少受伤部位肿胀，缓解疼痛的方法。受伤后，尽可能地使受伤部位放置在高于心脏水平的地方，利用重力帮助血液回流心脏。伤后48h内建议全天抬高患肢。比如下肢受伤时，尽可能保持踝关节超过髋关节水平；而上肢受伤时，可以使用托枕或者吊带。如果无法使受伤部位高于心脏水平，至少保持与该水平一致。尽可能不要低于该水平，以免加重肿胀。

3. 关节活动训练技术

（1）被动运动：患者完全不用力，完全靠外力完成踝足运动或动作。目的：增强本体感觉、牵伸挛缩或粘连的肌腱和韧带，维持或回复关节活动范围。

（2）助力运动：在外力的辅助下，患者主动收缩肌肉完成踝足相应的运动或动作。目的：逐步增强肌力，建立协调动作模式，由被动运动向主动运动过渡。

（3）主动运动：患者通过主动用力收缩完成踝足运动或动作的训练，训练时既不需附加助力，也不需克服外来阻力。目的：促进血液循环，一定程度地牵拉挛缩组织，保持和增加关节活动范围。

（4）牵伸训练：通过牵引和拉伸损伤后踝足挛缩或短缩的软组织，扩大关节活动范围的一种被动训练方法。目的是改善或重新获得关节周围软组织的伸展性，增加或恢复关节的活动范围。

4. 增强肌力耐力训练　根据患者踝足损伤后当前相应肌力水平，选择合适的肌力训练方式：

（1）肌力为0~1级时，宜进行被动运动、电刺激疗法及传递冲动训练（即患者主观用力试图进行相应肌肉收缩活动）。

（2）肌力为2级时，宜进行助力运动训练，配合电刺激疗法、肌电生物反馈疗法。

（3）肌力为3级时，以主动运动为主。

（4）肌力为4级时，宜进行踝足抗阻训练。

参照踝足支配肌肉作用和神经支配及踝足关节的运动和神经支配，进行有针对性的肌力训练。

5. 关节松动技术　关节松动技术是利用关节的生理运动和附属运动被动活动患者关

节，是操作者在关节活动允许范围内完成的一种针对性很强的手法操作技术。关节松动术能明显改善踝关节和足部骨折患者经过长期外固定（如石膏）固定后出现的疼痛、肿胀、僵硬、肌肉萎缩等症状。此外，关节松动技术由于直接牵拉了关节周围的软组织，故可以保持或增加其伸展性，改善关节活动范围。此外，在进行关节松动训练，对关节及其周围组织进行按摩、牵拉的同时，可刺激本体感觉，增加本体反馈，从而增强踝关节的稳定性，达到治疗目的。

6. 平衡功能技术　踝关节平衡训练，主要针对踝关节扭伤及其邻近肌肉拉伤，踝足损伤功能恢复阶段，以恢复本体感觉为主。具体训练：睁眼，患侧下肢单腿平地站立 30s；闭眼，患侧下肢单腿平地站立 30s；睁眼，患侧下肢单腿软垫站立；闭眼，患侧下肢单腿软垫站立。此外，也可采用患侧下肢单腿站立同时检测下肢晃动的方法（先屈曲、伸展，后外展、内收；逐渐增加晃动的速度和范围）。

7. 其他物理因子

（1）磁疗法：旋磁、脉动磁、脉冲磁等，置于患处，15~20min/ 次，1~2 次 /d，6~12 次 / 疗程。也可应用磁片敷贴。

（2）电疗法

1）干扰电、间动电、经皮神经电刺激（TENS）等低中频电疗法：选择适当电极、波形、频率、强度，并置或交叉并置于患处，10~20min/ 次，1~2 次 /d，6~12 次 / 疗程。

2）超短波疗法：选适当电极，并置或对置于局部，以无热量—微热量—热量的顺序，8~15min/ 次，1 次 /d，6~12 次 / 疗程。

3）微波疗法：根据不同部位选择辐射器，距离 10~15cm，50~120W，5~20min/ 次，1 次/d，5~15 次 / 疗程。

（3）超声波疗法：急性期止痛宜用小剂量，0.2~0.5W/cm^2，同时可将止痛药膏调入耦合剂中，3min/ 次，1 次 /d，5~6 次 / 疗程；慢性期，较大剂量（1.5W/cm^2）8min/ 次，隔日 1 次，10~12 次 / 疗程。

（4）光疗法

1）红外线疗法：可采用红外偏振光、TDP 等，一般用于慢性劳损，20~30min/ 次，1 次 /d，10~15 次 / 疗程。

2）紫外线疗法：用于急性期，红斑量照射，每周 1~2 次，具有止痛、消瘀斑作用。

（5）蜡疗法：用于损伤恢复期，20~30min/ 次，1 次 /d，10~15 次 / 疗程。

8. 矫形器的应用　矫形器可对损伤踝足起到稳定、支持、固定及保护作用，同时还可预防和矫正畸形。常见的踝足矫形器主要包括全接触踝足矫形器、带踝关节铰链的塑料踝足矫形器、金属条踝足矫形器、免荷式踝足矫形器和软性踝足矫形器五种，均可用于踝关节扭伤、稳定性骨折术后和康复等。

9. 药物治疗应用

（1）内服：非甾体抗炎药（NSAIDs）适用于踝足创伤早期疼痛影响日常休息者，常用药有塞来昔布、布洛芬、双氯芬酸钠、美洛昔康等。

（2）外敷：外用药物通过皮肤渗透直接作用踝足损伤部位，减少炎性介质的释放和转运，改善微循环，促进炎症的吸收，达到消肿止痛目的。外用 NSAIDs 为治疗首选，剂型有软膏剂、涂剂、气雾剂、透皮贴剂等，其中透皮贴剂已成为外用制剂的优选，如氟比洛芬巴布膏、吲哚美辛巴布膏、洛索洛芬钠外敷膏等。

（3）注射（封闭）：封闭治疗特指在踝足局部组织损伤（跟腱止点炎、跟骨脂肪垫炎、跖腱膜炎等）部位注射肾上腺皮质激素（常用曲安奈德注射液）和局部麻醉剂（常用利多卡因注射液），以达到改善组织代谢和血液循环、抑制致痛物质释放、缓解疼痛的目的。

（四）踝关节外侧副韧带扭挫伤

1. 概述　因踝关节外侧韧带不如内侧的三角韧带坚强，且外踝比内踝低，足内翻肌群较外翻肌群力量强，因此绝大部分急性踝关节扭伤患者损伤的是外侧韧带，踝关节跖屈时内翻是损伤时的典型姿势。外侧副韧带损伤如治疗不当，会造成踝关节不稳，可反复扭伤，或后期由于关节面受力的不均，内侧负荷加大，出现骨关节炎，严重影响行走功能。

2. 诊断　外侧副韧带的损伤可按解剖学位置分为 3 级：①Ⅰ级，距腓前韧带拉长。临床主要表现为外踝中度肿胀，踝关节活动不受限或轻、中度受限，无关节松弛。②Ⅱ级，距腓前韧带完全断裂合并跟腓韧带部分撕裂。临床表现为局部肿胀伴活动受限，可有轻、中度关节松弛。③Ⅲ级，距腓前韧带和跟腓韧带完全撕裂，伴有关节囊和距腓后韧带撕裂，临床表现为踝关节前外侧和足跟部弥漫性肿胀，距腓前韧带和跟腓韧带起止点或走行处有明显压痛。

3. 康复治疗

（1）急性期康复治疗：踝关节扭伤后应立即停止运动，并尽可能避免患肢行走及负重，同时应立即至医院就诊。患者应常规拍摄 X 线片，以排除踝关节骨折。

“RICE” 技术应用，单纯急性踝关节韧带损伤采用非手术方法治疗，其方式包括固定（石膏固定 4~6 周）、功能治疗（弹性绷带固定，控制下主、被动活动或行走），辅以药物内服或外敷治疗。

（2）恢复期康复治疗：踝关节扭伤经过上述治疗后，应该及早进行功能锻炼。

1）关节活动度练习：早期功能锻炼需采用被动治疗，可在关节活动范围内做被动屈伸、旋转、牵拉。这样可以较好地减轻和松解粘连，逐渐改善活动度。后期功能锻炼以主动进行关节的屈伸、旋转活动为主。

2）自我牵伸训练：有助于放松腿部肌肉，减轻跟腱和踝关节周围肌肉的张力，改善其生物力学特性，增强踝关节稳定性，进而防止再次损伤。简单动作在伤后 3 日开始进行，复杂动作需要根据恢复情况确定开始时间，以不引起疼痛或轻微疼痛为宜。

3）肌力训练：强壮的腿部肌肉可协助韧带、关节囊共同保持踝关节稳定。足部内翻肌群及外翻肌群的力量平衡对维持踝关节的稳定具有重要意义。因此，两者都要进行力量训练，包括主动运动和抗阻运动训练。需要注意的是在抗阻训练中的阻力要逐渐加大，方向要有变化，强度和量要注意循序渐进，慢慢增加，以不引起踝关节肿胀或疼痛加重为宜。

适当的力量练习，可以使愈合的韧带重新恢复弹性和完全恢复功能。功能锻炼是后期治疗中很关键的一环，伤病未痊愈时，切忌匆忙中断，因为这样很容易转为陈旧性韧带损伤。长时间中断锻炼后还会出现粘连、增生、钙化、关节韧带松弛等并发症，给患者带来长期的痛苦。

4）本体感觉的训练：这是在踝关节扭伤康复治疗过程中容易忽略的问题。目前认为本体感受器损伤，使感觉输入的反馈保护机制丧失作用，从而导致身体摇摆程度增大，肌肉反应时间延长，最终影响到身体的平衡能力，容易发生反复踝关节扭伤。踝关节损伤程度越严重，其本体感觉功能越差。因此，踝关节损伤后，一旦站立时不再有明显的疼痛感，就可尝试进行平衡训练。通过本体感觉训练可增加踝关节稳定性，降低踝关节发生再损伤的风险，促进踝关节损伤后功能康复。本体感觉训练不仅可减少踝关节再损伤，还可增进肌肉骨骼系统的能力，产生适当的反馈至中枢神经系统，提高关节稳定性及功能，同时对关节、肌肉、韧带产生保护机制。训练可以从双侧逐渐过渡到单侧，从固定平面练习过渡到非固定平面（如振动板，泡沫滚筒），去除视觉信息的输入，加入外部的干扰或抛接球等难度更大的训练项目，可以使踝关节的本体觉逐渐提高，直至达到正常水平。

4. 治疗方案的建议 目前针对急性踝关节外侧副韧带损伤主要根据其损伤程度来选择保守治疗或者手术治疗。多数的急性外侧副韧带损伤能通过非手术疗法获得较好的治疗效果，并且通过功能性治疗后维持较好的关节稳定性。对于Ⅰ级和Ⅱ级的损伤，保守治疗的临床疗效确切，而针对Ⅲ级损伤，一般认为大多数此类患者经过保守治疗后也能取得较好的疗效，由于对于急性损伤的患者，患者往往很难从心理上接受一期的手术治疗。因此即使是严重的损伤，除了对踝关节稳定性有较高要求的特殊职业者外，均可以先接受早期的保守治疗，如果后期疗效不佳或发展成为慢性踝关节不稳，再进行手术治疗也能收到较好的疗效。

（五）慢性踝关节不稳

1. 概述 慢性踝关节不稳（chronic ankle stability，CAI）是由于踝关节急性扭伤后未得到早期有效的治疗，从而发展为踝关节慢性疼痛、功能障碍的疾病。踝关节损伤常是由活动时扭伤或者过度疲劳引起的，其中，踝关节韧带损伤的发病率最高，约占踝部运动创伤的75%，由骤然的外翻、内翻或旋转暴力引起，根据暴力的大小可造成韧带不完全或完全损伤。由于足内翻引起的外侧韧带损伤占97%左右，因此，CAI最常见的病因系踝关节外侧副韧带损伤。踝关节损伤若没有得到及时、正确的临床诊治，可导致局部损伤的组织愈合不佳，如关节囊和韧带松弛，严重影响踝关节的稳定性，对站立、行走、下蹲等动作将带来一定影响。患者会感觉踝关节在一般工作的强度下肿胀疼痛，当行走在崎岖道路甚至在平地上时，会感到踝关节不稳，容易再次发生踝关节损伤。如此长期反复的损伤会导致慢性踝关节不稳。患者会对踝关节有不信任感，不愿意在不平的路面行走，并且在开始和结束行走时感到踝关节不适。久而久之还会继发粘连性关节囊炎和创伤性骨关节病，导致长期或永久性的功能障碍。

2. 诊断 踝关节不稳指踝关节内、外侧稳定结构的损害，导致踝关节频繁内 / 外翻性损伤所引发的踝关节骨关节炎和功能障碍。而慢性踝关节不稳一般认为是多次反复的踝关节损伤后逐渐发生的局部疼痛、控制力和本体感觉能力减弱，若前抽屉试验和距骨倾斜试验阳性，则可诊断为慢性踝关节不稳。

运动损伤后引起踝关节不稳主要由稳定加固踝关节的韧带、肌腱损伤、断裂造成，或是由于踝关节骨折发生后没有得到及时正确的治疗。踝关节不稳时患者主诉常有重复的踝部损伤史，临床通过关节动度、肌肉力量（尤其是足内翻和外翻的力量）及本体感受能力的检查，观察站立时和不负重时踝部的稳定性，配合必要的步态观察进一步确定。具体需结合临床上踝关节内翻应力试验和踝关节的前抽屉试验（反映跟腓韧带的情况）这两项检查，对判断踝关节不稳具有决定性价值。

3. 康复治疗

（1）保守治疗：对于慢性踝关节不稳患者，可首先尝试保守治疗。保守治疗可避免踝关节再次扭伤，对慢性踝关节不稳的治疗是有效的。踝关节扭伤后，特别是慢性踝关节不稳的患者，踝关节周围的肌肉和韧带的力量训练及系统的本体感觉训练有助于帮助慢性踝关节不稳患者恢复正常的生活和基本的运动状态。进行踝关节的肌肉韧带力量康复锻炼有时也可避免施行重建手术。

保守治疗方法没有统一的应用标准，一般较多采用物理康复治疗，如恢复肌肉力量，加强关节活动度和本体感觉的训练。治疗方法包括绷带包扎、支具、矫形器，腓骨肌力量训练、本体感觉训练等，尤多见平衡训练。有研究证实，康复训练可以改善慢性踝关节不稳患者的姿势控制和功能限制，而平衡测试可以监测康复训练前后踝关节功能变化情况。

（2）手术治疗：手术治疗一般是在保守治疗失败后采用的。对于手术治疗，国内报道比较少见，但国外对此则比较多见。手术治疗主要是修补关节囊和断裂的韧带，重建踝关节机械稳定性，避免反复扭伤关节引起的本体感受器损伤。由于踝外侧韧带的损伤或断裂在慢性踝关节不稳中占主要地位，手术主要针对的是踝关节外侧。对踝关节外侧不稳定的手术修复指征必须是保守治疗 3~6 个月无效的确定为机械性不稳定者，临床表现为反复发生的踝关节扭伤、慢性疼痛、踝关节控制无力、在不平路面行走困难等。当踝关节疼痛和不稳定持续存在时，对踝关节功能造成严重影响，此时必须手术治疗。

（六）踝关节骨折（稳定骨折保守治疗，不稳定骨折手术治疗）

1. 概述　踝关节是人体最重要的负重关节之一，一旦发生踝关节骨折脱位，往往会造成较严重的韧带及关节囊的损伤。治疗时如果早期未能达到良好的复位，可导致迟发性踝关节不稳定和创伤性关节炎。因而其治疗目的在于尽可能使其达到解剖复位并进行可靠的固定，以便早期进行功能锻炼，最大限度地恢复踝关节的功能。

2. 诊断　足踝扭伤是否存在骨折的快速诊断规则（Ottawa ankle rules，OAR）：在足踝处扭伤之后出现剧痛，同时存在如下症状之一的患者，可以诊断为 OAR 阳性：①在内踝尖至胫骨远端 6cm 的后内侧面有骨压痛；②在外踝尖至腓骨远端 6cm 的后外侧面有骨压痛；③扭伤后即刻及在急诊室内均不能自行站立行走 4 步以上。需进一步进行影像学相关检查。此外，年龄超过 50 岁者，或伤后踝关节明显肿胀，皮下淤血者，其踝关节骨折可能性较大，也需进一步进行影像学检查。

影像学检查包括：X 线检查、CT 和 MRI 等。X 线检查仍然是临床上诊断踝关节骨折的主要检查方法，可分为前后位、侧位及踝穴位三种片位。多排螺旋 CT 分辨率高，尤其是对于足踝中存在的线性骨折、裂隙骨折、轻微的关节面塌陷、细微的骨折移位等都能够较为清晰地显示出来。MRI 在检查骨、韧带和肌腱损伤时非常有价值的。能有效地检出隐匿性骨折、骨挫伤，对多种踝关节韧带及肌腱损伤的定性有着十分重要的意义。

3. 康复治疗

（1）治疗选择：在诊治踝关节骨折时首先应明确损伤的类型，清楚损伤机制，再采取相应的复位和固定措施，以处理骨折和韧带的损伤，保证骨折在复位后位置不变，同时关节在一定范围内活动。踝关节骨折的患者是采取保守还是手术治疗，取决于踝关节的稳定性，其定义是踝关节在生理负荷下骨折块不发生移位。踝关节稳定性的维持依靠以下 4 个部分：外侧复合体（外踝和外侧韧带）、内侧复合体（内踝和三角韧带）、前联合韧带及后联合韧带。一般而言，只要踝关节中 3 个组成部分保持完整，其稳定性就能维持，患者就可采取保守治疗，否则需手术干预。

（2）康复治疗：稳定骨折复位后予以外固定维持骨折稳定位置 3~4 周，改功能位再固定 2~3 周，期间进行足趾背伸、跖屈活动，股部肌肉力量维持训练等。拆除外固定后进行康复治疗。

（3）不稳定骨折手术后康复：踝关节骨折术后的康复治疗。

1）主动运动训练：术后第 1 日即可进行腰部肌肉、股四头肌以及小腿肌肉的等长收缩训练；如果术后 24~48h 切口正常，可以在医师指导下进行足趾的屈伸活动；术后 1~2 周可在双拐支撑下进行不负重行走，并可进行踝关节的屈伸及趾屈伸静力性收缩练习，但应注意在整个训练过程避免疼痛和肿胀加重；术后 6 周，通过 X 线检查，患者可根据医师的指导做进一步主动运动训练，可增加踝背伸、跖屈、内外翻等练习，并可在双拐支撑下进行部分负重（＜10kg），逐渐过渡到单拐负重直到完全负重。

2）持续性被动运动：关节持续性被动运动是一种新的生物学概念，主要通过模拟人体自然运动，激发人的自然复原能力，发挥组织代偿作用。持续性被动运动可刺激关节软骨蛋白多糖分泌，润滑关节，防止关节僵硬，保留正常关节组织更好的组织学和生物属性，并改善活动范围。因此，踝关节骨折术后应积极进行持续性被动运动，可减轻疼痛，改善关节活动度，防止其退行性变化，获得更好的关节功能。

3）关节松动技术：关节松动术能明显改善踝关节骨折患者经过长期石膏固定后出现的疼痛、肿胀、僵硬、肌肉萎缩等症状。此外，关节松动技术由于直接牵拉了关节周围的软组织，故可以保持或增加其伸展性，改善关节活动范围。

在进行关节松动训练，对关节及其周围组织进行按摩、牵拉的同时，可刺激本体感觉，增加本体反馈，从而增强踝关节的稳定性，达到治疗目的。

4）物理因子治疗技术：①电疗法：根据所采用的电流频率不同，将电疗法分为直流电疗法、低频脉冲电疗法、中频电疗法、高频电疗法等。根据电流的波形、波宽、波幅以及波长或频率等物理参数不同，可产生不同的生物物理学效应，且各自有不同的临床用途。主要治疗效果包括兴奋神经肌肉组织、镇痛、促进局部血液循环、减轻水肿、炎症等。②超声波疗法：超声波是一种经皮传递的、非侵入性的机械能，通过对骨组织产生的机械刺激，促进成纤维细胞、成骨细胞、软骨母细胞的增生分化，影响细胞代谢，促进骨折愈合。近年来，超声波疗法已经被人们广泛接受，用于治疗各种骨骼肌肉疾病。③磁疗法：应用磁场治疗疾病的方法称为磁疗法。磁场可以抑制神经的生物电活动，降低末梢神经的兴奋性，延缓感觉神经的传导，提高痛阈，并可加强血液循环，缓解因缺氧、缺血、水肿及止痛物质积聚所引起的疼痛等。研究表明，磁疗法可分别联合超短波和超声波，以减轻骨折处的局部炎症及水肿，改善局部血液循环，促进骨折愈合。④光疗法：红外线疗法主要利用其产生的温热效应，加速踝关节骨折处局部血液循环，促进组织代谢及炎性渗出物的吸收，消除组织肿胀，减轻疼痛；激光疗法的生物学作用基础主要是光效应、电磁场效应、热效应、压力与冲击波效应。在骨折中一般采用低功率激光疗法，低强度激光照射组能明显减轻骨折处炎性浸润，促进骨折断端骨小梁及骨膜的形成；同时发现，低强度激光还可用于骨折不愈合或延迟愈合的辅助治疗。⑤矫形器：常见的踝足矫形器主要包括全接触踝足矫形器、带踝关节铰链的塑料踝足矫形器、金属条踝足矫形器、免荷式踝足矫形器和软性踝足矫形器五种，均可用于踝关节扭伤、稳定性骨折术后和康复等。矫形器可对患肢起到稳定、支持、固定及保护作用，同时还可预防和矫正畸形。

（七）第五跖骨基底骨折

1. 概述　第五跖骨是足外侧纵弓及横弓的重要组成部分，在足部应力传导及负重过程中发挥非常重要的作用。第五跖骨基底骨折是最常见的足部损伤之一，如果治疗不当，易引起足负重改变，长期将带来如关节疼痛、关节功能障碍等并发症。

第五跖骨基底部撕脱骨折可以发生于任何年龄和性别的人。最近的流行病学研究证实，65岁以上的老年女性第五跖骨基底部撕脱骨折发病率很高，并且与骨密度降低有很大的相关性。

2. 诊断　第五跖骨基底部撕脱骨折是足处于跖屈旋后位时受到间接的牵拉暴力所致。导致骨折的原因是跖筋膜外侧束和腓骨短肌腱的牵拉。对踝足扭伤的患者，如第五跖骨基底处明显肿胀、压痛，必须进行足的正、斜位X线检查，一般容易诊断。

3. 康复治疗　第五跖骨基底部骨折的治疗方法很多，包括短腿石膏外固定不负重或部分负重6周，切开复位螺钉内固定或张力带固定。无移位的第五跖骨基底部骨折的治疗可以选择使用步行石膏或硬底鞋进行保护后负重。移位骨折的治疗有很多争议，保守治疗或手术治疗都有学者支持。根据骨折部位及骨折块的大小，手术治疗可以选择切开复位螺钉内固定、张力带固定、克氏针固定、带线锚钉固定或微型钢板固定等方式。因为第五跖骨基底部血液循环好，一般情况下该处的骨折能够很好地愈合。

（八）跟腱断裂

1. 概述　跟腱长约15cm，是主要由比目鱼肌、腓肠肌内、外头肌腱组成的腱性组织。一般情况下，跟腱断裂往往发生在运动中，多见于青壮年，临床分为闭合性断裂和开放性断裂，多数需要手术治疗。在术后联合系统有效的综合康复能使疾病恢复达到满意效果。

跟腱是全身最强大有力的肌腱，是后蹬、起跳等运动的重要受力器官，因而在剧烈运动中跟腱断裂是常见的损伤之一，传统治疗认为需早期手术。手术治疗不仅恢复跟腱的正常解剖结构，而且为术后康复提供稳定牢靠的基础。近年来前瞻性研究显示术后系统康复可直接影响跟腱坚韧性及踝关节活动功能的恢复，并有效减少术后并发症。

2. 诊断　损伤机制主要包括2类，其一为外力直接切割或打击跟腱致其断裂，多为开放性损伤；其二为跟腱存在退行性变，加之猛然受力促其断裂，多为闭合性损伤。受力方式为膝关节伸直受力下踝关节突然跖屈受力、中立位踝关节突然背伸致其撕裂，多发生于羽毛球、篮球、足球、手球等运动中。

跟腱断裂的诊断方法，对急性跟腱断裂的诊断包括：①详细的病史询问。临床上，跟腱断裂患者多主诉剧烈运动后跟腱局部突发疼痛，踝关节后方被打击感，甚至可闻及响声后出现患肢跖屈及背伸功能障碍。②完善的体格检查。体格检查时可见局部肿胀明显，伴有皮下瘀斑。常用的临床检查试验有跟腱连续性触诊、Thompson试验（小腿三头肌挤压试验）、Matles试验（俯卧屈膝试验）、Copeland试验（血压计试验）和O' Brien试验（针刺试验）等。以上检查试验特点不同，其中Copeland试验和O' Brien试验有一定创伤性，依从性较差，临床上使用较少；跟腱连续性触诊检查在非麻醉状态及亚急性期敏感度较低；Thompson试验和Matles试验的敏感性显著高于其他临床检查，且简便易行，以上临床检查可准确有效地诊断急性跟腱断裂。③影像学检查。跟腱闭合性断裂后会产生剧烈疼痛，查体患者不能合作可能造成一定的误诊、漏诊，而B超、MRI等影像学检查是临床上诊断跟腱断裂及断裂类型的常用方法。

3. 术后康复指导　术后1~3周：患肢用长腿石膏托固定于屈膝15°、踝关节跖屈30°，使腓肠肌及跟腱处于松弛状态。其目的是防止跟腱粘连，以主动运动为主。方法：①术后1日内行患侧股四头肌长收缩练习，5次/min，100次/d；②2日后行足趾伸屈活动，3次/d，10s/次，并进行小腿三头肌收缩抽动，防止局部粘连；③3日后可以扶拐使患肢不承重下床活动;④ 2 周后拆除伤口缝线,行直腿抬高练习,2 次 /d,5 组 / 次,20 次 / 组。

术后 3~7 周:①3 周已初步愈合,但不牢固,将长腿石膏去短至膝关节,并开始在床上练习膝、踝关节运动,主动屈伸活动时应在无抗阻力下进行。陈旧性伤推迟 1 周,5~10min/次,5 次 /d。扶双拐并在短腿石膏托保护下下地行走。②术后 4 周手术切口处已愈合,能承受一定的牵拉,可进行足的滚筒练习(足踏于圆木上来回滚动),使其受到进一步的牵拉,帮助踝关节功能恢复,同时练习下蹲。4 周后拆除石膏运用等速康复运动仪进行康复训练,时间共 8 周。③6 周后使用特制矫形鞋辅助下扶双拐下地,逐步行提踵、行走功能等练习,采用矫形鞋可完全负重,每 3 天去除矫形鞋下三夹板 1 块,1 个月左右将足跟放平。因跟腱手术后局部稳定性差,要逐步恢复跟腱功能。

术后 8 周 ~6 个月:①术后 8 周开始提踵练习,逐步弃拐行走;②术后 3 个月跟腱及踝关节活动,功能已改善,可逐步由慢走过度至快走练习,增加活动量,但不宜做较大跳跃运动,防止摔倒发生跟腱再次断裂;③ 6 个月后若小腿三头肌肌力与健侧相同,患者可逐渐恢复专业训练。康复的过程要遵循循序渐进的原则,以快走 - 慢跑 - 快跑 - 跳的顺序进行。

(九)跟骨骨折

1. 概述　跟骨骨折是最常见的跗骨骨折,约占所有骨折的 2%。在所有的跟骨骨折中 65%~70% 的骨折涉及跟骰关节面,20%~45% 伴有跟骰关节损伤。跟骨骨折多由高能量创伤对患者跟部轴向荷载引起的,通常是由高处坠落或摩托车事故等直接暴力冲击造成。跟骨骨折常导致跟骨的长度、高度和宽度发生变化,距下关节不平整,跟骨三个关节面的正常关系破坏,造成距下关节及周围关节的继发性损伤。治疗方法不当会使跟骨骨折畸形愈合,导致足跟增宽、高度减低、平足畸形,足内翻或外翻等变化而不能穿正常的鞋子,行走疼痛甚至不能正常负重。因此,恢复后足的正常生物力学解剖和功能成为跟骨骨折治疗的主要目的之一。

跟骨骨折占跗骨骨折的 60%,约 75% 为关节内骨折。跟骨为全身负重最大的跗骨,是内外足弓的共同后臂,其损伤机制多因轴向暴力使距骨对跟骨垂直压缩、跟腱强力收缩、接触面的反作用力致骨折移位,低能量损伤导致无或轻微移位的骨折,高能量损伤导致粉碎性或复杂关节内骨折。骨折后其结构和形态的改变导致足部生物力学改变,对足承重与行走影响极大,继而引起髋、膝及脊柱退变,导致重大残疾。因此及时有效治疗对患者负重、行走功能的恢复意义重大。

2. 诊断　跟骨骨折最常见症状为跟部疼痛,常见体征为跟部肿胀、瘀血、水疱或血疱、足跟旋转畸形和压痛。跖侧淤血为跟骨骨折的特征性改变。跟骨侧位和轴位 X 线检查,及 CT 三维重建等有助于诊断。

3. 康复治疗　术后功能康复锻炼不但要恢复解剖结构,最终目的是恢复功能。良好功能建立在良好复位的基础上,但由于术后缺少早期恰当的功能康复及时机正确的负重锻炼,许多患者虽得到良好复位,却未获得相应的良好功能。Maryland、AOFAS 及 Kerr 等评价足踝功能主要包括疼痛是否消失,行走是否正常,关节功能是否恢复,足弓及 Bhler、Gissane 角的恢复情况等,因此,术后早期、系统的功能锻炼是必要手段,可避免骨质疏松的发生。

术后常规止痛,应用抗生素、换药预防感染,嘱患者抬高患肢,在疼痛能够耐受时便开始在石膏内主动屈伸患足趾、踝关节,以利于消肿,行股四头肌及足踝部肌肉等张肌力锻炼，预防废用性肌萎缩。根据伤情在扶拐保护不负重情况下开始主动进行个性化的康复锻炼，一般在术后 5~7d 进行，若骨折肿胀、疼痛不重者，术后次日即可进行。骨折后 2 周复查 X 线片，以后每 4 周拍摄一次，以观察骨折愈合情况。一般术后 6~8 周跟骨侧、轴位片显示骨折线模糊，局部无压痛、叩痛，骨折临床愈合，可门诊拆除石膏并酌情拔出固定针，若骨折移位不重者拔针后即可逐渐在扶拐保护下进行部分负重功能练习，逐步过渡至完全负重。骨折移位、粉碎严重及双侧骨折者，术后 10 周内不可负重，以免复位丢失，继续扶拐非负重功能练习，但逐渐加强踝关节、足内外翻等功能锻炼，通常术后 10~12 周摄片确定骨折完全愈合后，方可逐步弃拐完全负重行走。

有学者认为早期负重锻炼会增加距下关节面塌陷的风险，也有人认为早期负重锻炼不影响骨折固定的稳定性，亦不会导致骨折移位。付尧等认为早期负重锻炼可预防骨质疏松的发生，并一定程度上提高足踝功能评分，时机正确的负重锻炼，有利于关节活动、肌肉力量及患肢循环的恢复，可预防静脉血栓的形成。吴武等人也认为负重或肌肉收缩对骨骼的牵拉等机械负荷有助于增加骨密度，骨折复位后克氏针及石膏内、外固定，使跟骨上述习惯性负荷丧失，骨量快速丢失，导致骨质疏松，必然影响骨折愈合，故建议术后抗骨质疏松治疗。拆除石膏后应进一步鼓励、指导患者行适时负重和步行功能锻炼，但开始时间考虑到骨折类型、粉碎程度、内固定强度和 X 线检查显示骨折愈合情况，一般在伤后 8~12 周。必须经 X 线检查证实有足量骨痂生长才能开始在耐受限度内逐渐负重，负重量由轻到重逐渐增加，再过渡到足部放平着地行走。

（眭承志）

第六节 下肢软组织创伤康复

“软组织”一般指骨膜以外、皮肤以下的组织，包括肌肉、软骨、韧带、椎间盘、肌腱及腱膜等。

软组织创伤是指软组织在体育运动或日常生活中受到强力撞击、扭转、牵拉、压迫等导致的损伤，是康复医学科最常见的疾病。主要症状是局部疼痛、肿胀、肌肉紧张、功能障碍，患者常有外伤史。下肢软组织创伤包括肌肉损伤、韧带损伤、肌腱损伤和关节软骨损伤。

软组织创伤康复目标包括：①减轻疾病与痛苦；②加速软组织损伤的修复，减少并发症及后遗症；③恢复伤前日常生活活动能力，提高生活自理能力；④恢复和改善职业劳动能力；⑤帮助患者进行心理调整，乐观面对疾病。

一、肌肉损伤

（一）股四头肌挫伤

1. 概述 股四头肌挫伤是指外力对股四头肌冲撞、挤压所产生的损伤。若损伤了股骨前方的横行动静脉或肌肉断裂，会产生股四头肌下血肿。股四头肌的挫伤晚期较严重的病例常常继发骨化性肌炎。这种损伤常见于足球、篮球、武术等运动项目。

2. 损伤机制 股四头肌是人体中体积最大的一块肌肉，位于大腿前面，在体育运动中，特别是与运动员身体产生接触性对抗的项目，如足球、篮球、武术中容易产生挫伤。例如，足球比赛时，运动员大腿前侧被人踢伤、撞伤；篮球运动员跳起抢球落地时，膝部撞击对方大腿前侧；武术、散打运动员比赛时大腿前方遭对方运动员碰撞；举重运动员在挺举做分腿上推，力量不支时杠铃跌落，直接砸在大腿上，这些均可导致股四头肌挫伤。体力劳动者，大腿前方遭重物撞击、挤压也可产生股四头肌挫伤。

3. 诊断要点

（1）病史：有大腿前方受冲撞、挤压或打击的受伤史。

（2）症状：大腿前方肿胀、疼痛，严重者出现跛行，甚至需扶拐才能行走。

（3）体征：大腿前侧肿胀、瘀斑，被挫伤部有较大范围压痛。血肿较大者可在血肿处触及波动感，如血肿扩散，可扪及梭形或条形压痛硬块。膝关节主动屈曲受限。股四头肌抗阻伸膝试验阳性。

（4）影像学检查：阴性，但后期少部分患者出现骨化性肌炎时可见骨化影。

4. 康复评定

（1）肌力评定：常用徒手肌力检查法（Lovett 法）进行大小腿肌力评定，还可以使用特殊器械进行肌群的等张（istonic）肌力测定及等速（isokintic）肌力评定。

（2）肢体围度测量：大腿围度测量髌骨上缘 10cm 的大腿周径，小腿围度测量髌骨下缘 10cm 的小腿周径。与对侧对比。

（3）膝关节活动范围评定用于判断伤后膝关节障碍程度以及康复治疗后关节功能的恢复情况。

（4）疼痛评定通常用 VAS 法评估疼痛的程度。

5. 康复治疗

（1）限制活动期（72h 内）

1）应用弹力黏性绷带加压包扎，休息制动，抬高患肢，冷疗降温，禁止任何按摩热疗及膝的屈伸活动，急性期患侧髋、膝关节置于屈曲位休息，这种体位有利于降低受损肌肉内的压力，帮助止血，抑制血液淤积和肌肉挛缩，避免出现骨化性肌炎引起的膝关节活动受限。

2）药物治疗可用非甾体抗炎药布洛芬、双氯芬酸、塞来昔布口服或速效止痛制剂外用等。

3）轻度挫伤 24h，严重挫伤 48h 后开始股四头肌、腘绳肌等长收缩运动。

（2）关节活动康复期（72h 至 7d）

1）可采用物理因子治疗，如光疗、热疗、电疗均可交替进行，1~2 次 /d，10~15d 为 1 个疗程；超声波、超短波也可交替使用；近年来电脑调制中频、体外冲击波治疗在临床中应用较多，调制中频类似按摩手法的各种波形，可增强疗效，或用红外线加中药渗透（但骨化性肌炎慎用光热疗法）。

2）根据受伤程度，当伤情稳定，患者自己可以控制股四头肌收缩时，即可开始轻微的膝关节主动屈伸活动。首先是膝的伸直功能练习，屈曲练习应根据病情缓慢开始，不能急躁，先在床上进行足背屈、跖屈及旋转活动，不应负重屈伸。在治疗师的帮助下扶拐下地行走。在 2~3 周膝屈曲至 90°，膝屈曲走路不用拐。逐步加强膝关节被动屈伸活动训练。轻微的大腿损伤应该在伤后 2~3d 开始主动的活动。但是在大的损伤后，明智的做法是在伤后 4~5d 开始主动的练习。患者活动应该从缓慢牵拉相关关节开始，并且以是否疼痛作为练习强度的标准。

（3）功能恢复期（7d 以后）：对患者康复治疗的关键在于恢复患肢全范围的活动和肌力，康复练习计划应该包括各种力量练习、柔韧性练习、神经肌肉练习以及专项功能练习。逐渐增加伸膝抗阻的力量，直到膝的活动范围完全恢复正常。要根据疼痛和功能恢复的情况来控制练习的进度，一般而言，在康复早期强调小负荷和多次重复，开始阶段的练习要负荷小，然后速度和爆发力逐渐加大，并参加一些非对抗性活动，如游泳、网球等。膝关节屈伸活动训练至 ROM 完全恢复正常。逐渐增加伸膝抗阻力的力量，逐渐恢复运动。

（二）股后肌群损伤

1. 概述　股后肌群损伤是指股二头肌、半腱肌、半膜肌损伤。该肌群又称腘绳肌，故又称为腘绳肌损伤。短跑、跨栏、跳跃、球类、武术等项目较易发生该种损伤。

2. 损伤机制　股后肌群是全身最长的双关节肌，功能较为复杂，除股二头肌短头起于股骨外，其他皆起自坐骨结节，下行止于腓骨小头、胫骨外髁筋膜以及胫骨内侧髁的侧面和后面。其功能除屈曲膝关节外，在半蹲位，身体重心在前方时有伸膝作用，膝关节伸直时还有伸髋作用，而在膝屈曲位时，还可使胫骨内旋或外旋，防止膝关节旋转不稳。由于功能较多，且肌力较与之相拮抗的股四头肌相差约 1/2。体育运动中，如果股后肌群训练不足，准备活动不充分，动作不够协调，过度牵拉、疲劳，均可造成该肌群损伤。屈膝向前“摆腿”时，都可能被动拉伤腘绳肌，这类损伤以坐骨结节止点部多见，肌腹及肌腱伤少见；还有一类损伤是短跑用力加速时，跳远踏跳后蹬用力时发生，以肌腹损伤最多。其损伤机制可分为主动损伤、被动损伤、慢性劳损。

3. 诊断要点

（1）有急性拉伤史或慢性劳损史，急性拉伤者在伤时可听到高低不一的响声。

（2）症状疼痛，急性轻度拉伤疼痛局限于伤处，休息时不痛，重复拉伤动作时才痛，陈旧性损伤者，做重复劳损动作或大弧度跑跳才痛。极个别近端腱腹交界处完全断裂、肌腹回缩者，在做跑跳动作时，肌腹收缩牵拉了坐骨神经，还可产生下肢串麻疼痛现象。

（3）体征

1）肿胀：急性损伤者大腿内后侧肿胀瘀斑较明显，肌肉完全断裂者，可因血管破裂出血形成血肿并迅速扩散至整个大腿；慢性劳损者，肿胀不明显，但坐骨结节处可有张力增高，发硬，或腱腹交界处有条索状结节。

2）压痛点：寻找压痛点应在伤者俯卧位检查，急性损伤者压痛点多局限于拉伤处，但如果血肿已扩散则疼痛较广泛；慢性劳损或陈旧性损伤者在俯卧保持髋关节过伸，膝关节屈曲，腘绳肌完全放松时，可在坐骨结节深处扪到压痛。

3）肌肉收缩畸形：肌腹中间完全断裂病例，可在断裂处出现“双驼峰畸形”，部分断裂者可在断裂处触到凹陷。

4）股后肌腱张力减弱或消失：患者仰卧，双下肢膝屈曲 90°，检查者双手触按腘窝内肌腱，双侧对比，全断裂或大部分断裂者腘窝后肌腱张力减弱或消失。

5）屈膝抗阻力试验阳性：伤者俯卧，检查者一手置于患者伤肢小腿下段，略加阻力，另一手置于伤者大腿腘窝处，令患者用力屈膝，出现疼痛或屈膝无力者为阳性，但损伤轻微者可为阴性。

（4）影像学检查：X 线检查多为阴性，彩色多普勒超声检查对肌肉完全断裂者的诊断有辅助作用。

4. 康复评定

（1）肌力评定：常用徒手肌力检查法进行大腿和小腿肌力评定，还可以使用特殊器械进行肌群的等张肌力测定及等速肌力评定。

（2）肢体围度测量：大腿围度测量髌骨上缘 10cm 的大腿周径，小腿围度测量髌骨下缘 10cm 的小腿周径，与对侧对比。

（3）膝关节活动范围评定：用于判断伤后膝关节障碍程度以及康复治疗后关节功能的恢复情况。

（4）疼痛评定：通常用 VAS 法评定疼痛的程度。

5. 康复治疗　急性损伤后应立即加压包扎、冰敷、抬高患肢并将肌肉置于拉长位。轻度肌腹拉伤者，24h 后可予轻按摩和电治疗。

坐骨结节部捩伤，伤后应充分休息，辅以蜡疗、短波或超短波治疗，痛点泼尼松龙封闭。严重损伤完全断裂或部分断裂合并出血血肿者，应早期手术治疗。

慢性劳损型者，可进行蜡疗、短波或超短波治疗及手法治疗，痛点泼尼松龙封闭。影响训练、经久不愈的陈旧性损伤可手术治疗，切除围腱、滑囊或行腱止点剥离。

各类损伤疼痛减轻后，逐步开展膝关节屈伸活动训练至 ROM 完全恢复正常，渐进增加伸膝抗阻力的力量，适时开始慢跑活动，逐渐增加运动量及其强度。

（三）小腿三头肌损伤

1. 概述　腓肠肌是小腿后侧浅组肌肉，有内外二头，分别附着于股骨内髁及股骨外髁。腓肠肌与其深面纤维呈双羽状排列的比目鱼肌向下共同组成跟腱，腓肠肌二头加上比目鱼肌称为小腿三头肌。腓肠肌功能主要是屈膝，内外侧头可内外旋小腿。三头肌在行走以及站立时能提足跟向上，跖屈足。损伤常见于长跑、短跑、跳跃、网球等项目的运动员。

2. 损伤机制　膝关节伸直、踝关节背伸时，若腓肠肌所受牵拉力大于肌肉所能承受的最大限度，就会造成腓肠肌的肌肉与肌腱交界处损伤或断裂。直接损伤机制为腓肠肌正在收缩时，处于绷紧弓旋状态，突然遭受外力撞击而断裂。如武术运动员被对方踢伤，足球运动员被暴力直接撞击受伤等。另一种是间接损伤机制：膝关节伸直位，腓肠肌收缩协助伸膝，此时突然提踵蹬地起跳，使正在紧张的腓肠肌被再度强力拉起，引起内侧头肌腹撕裂。如网球运动员接高手球时突然提踵跳起，跳高，赛跑及跳远后蹬起跑和后蹬起跳均容易损伤腓肠肌。

3. 诊断要点

（1）病史：小腿后侧直接撞击或间接损伤史，伤后不能继续运动。

（2）症状：直接暴力伤后小腿后疼痛、肿胀，若有断裂响声，疼痛剧烈，跛行，无法继续运动，膝踝活动受限，间接损伤者，伤后数小时或第 2 日逐渐出现小腿后酸胀痛，踝跖屈或被动背伸时症状加重，走路呈跛行。

（3）体征：小腿后 1/3 的内侧或外侧有压痛、瘀血斑、凹陷等肌腹畸形。肌肉断裂处触压痛明显。

（4）特殊试验：抗阻提踵屈膝疼痛。腓肠肌被动拉长试验阳性（患膝伸直，被动伸踝关节，感到小腿后疼痛为阳性）；腓肠肌抗阻试验阳性（主动用力跖屈踝关节，小腿疼痛明显加重者为阳性）。

（5）辅助检查：超声或 MRI 检查，可显示血肿大小和部位。

4. 康复评定

（1）肌力评定：常用徒手肌力检查法进行小腿肌力评定，还可以使用特殊器械进行肌群的等张肌力测定及等速肌力评定。

（2）肢体围度测量：小腿围度，测量髌骨下缘 10cm 的小腿周径，与对侧对比。

（3）膝关节、踝关节活动范围评定：用于判断伤后关节障碍程度以及康复治疗后关节功能的恢复情况。

（4）疼痛评定：通常用 VAS 法评定疼痛的程度。

5. 临床治疗

（1）非手术治疗：小腿三头肌损伤，大多是少量肌纤维拉伤。超声波检查血肿较小或无血肿时可给予非手术治疗。伤后即刻冷敷，包扎压迫，抬高患肢，适当固定，最有效的固定是使用行走石膏靴，症状轻者可用弹力绷带固定或去石膏后应用。局部压痛点用普鲁卡因加泼尼松龙封闭注射后加压包扎，24h 后可用辅助物理因子治疗。一般可参加训练，但须减少提踵蹬地活动与后蹬起跳动作。

（2）手术治疗：腓肠肌内外侧头断裂、肌筋膜裂伤及血肿较大者，应早期切开探查清除血肿，避免粘连，行缝合修复术。晚期行瘢痕切除术和松解粘连组织可获良好效果。

（3）预防措施：训练或比赛前严格做好准备活动，使全身肌肉包括小腿三头肌能够适应强度较大的运动。基础训练时，在加强股四头肌力量的同时应加强小腿三头肌的力量训练。学习蹬地起跳动作不要一次到位，要分阶段科学模拟，逐渐展开。在单位时间内蹬地起跳或提踵起跳的次数不要过于频繁，避免负荷过大造成损伤。保护小腿各肌群和相关组织，训练时如无妨碍可用弹力绷带包扎小腿或使用护具。

二、肌腱损伤

（一）概述

1. 概述　肌腱损伤（tendon injury）是临床软组织损伤中的常见类型，表现为局部肿痛、压痛，可严重妨碍运动。下肢肌腱损伤好发于股四头肌腱，髌腱和跟腱，肌腱损伤发生时常伴有其附属结构如腱鞘、腱围、滑囊等炎症。常见于从事体育运动的运动员，也常见于杂技和舞蹈演员、战士、重体力劳动者、手工劳动者，办公室工作人员和家庭妇女等。

肌腱损伤可以是急性损伤，但更多见的是慢性劳损。严重的肌腱损伤可以导致肌腱断裂或肌肉肌腱结合部断裂，一般的肌腱损伤则多表现为肌腱和 / 或腱止点结构的急性或慢性炎症，其中腱止点结构损伤又称末端病，指肌腱在骨的附着点处的慢性损伤。

2. 损伤机制　肌腱损伤是肌腱在活动过程中受到过度牵拉（急性损伤）或过度使用（慢性劳损）引起的。可以是一次剧烈运动肌肉强力收缩而使肌腱受到间接暴力的拉伤、扭伤或捩伤，也可以是长期或长时间的运动或活动中肌腱发生退变和慢性劳损，进而发生炎症甚至自发性断裂，少数情况下也有因局部受到直接暴力的打击而发生肌腱断裂或撕裂等损伤。临床大多数肌腱损伤病例都建立在肌腱慢性劳损的基础上，即先有组成肌腱的胶原纤维发生退行性改变，再有轻微的拉伤、扭伤或挫伤引起肌腱的纤维部分断裂或完全断裂。另外，年龄增加也是肌腱发生退变和损伤的基本原因。

3. 常见下肢肌腱损伤

（1）髂胫束损伤：髂胫束为阔筋膜张肌肌腱纤维的加厚部分，由两层较薄的环行纤维当中加以坚强的纵行纤维组成。此束的前部纤维为阔筋膜张肌的腱膜，后部纤维为臀大肌筋膜的延续。下部为坚强的韧带，与大腿外侧肌间隔相连，止于胫骨外侧髁的前面。阔筋膜张肌的作用主要为稳定骨盆、外展大腿和屈髋。其髂胫束还有力地协助膝关节腓侧副韧带，起到维持膝关节稳定的作用。髂胫束损伤临床常见的类型有髂胫束挛缩症（弹响髋）和髂胫束摩擦综合征。

病因：髂胫束损伤多见于需反复屈伸髋膝关节者，如足球、冰球、手球守门员，跨栏运动员、自行车运动员及军人等。髂胫束挛缩症者的病因主要是髂胫束或臀大肌筋膜带与股骨大粗隆间长期摩擦而局部增厚。当髋关节活动时，尤其是髋屈曲、内收或内旋时，紧张的筋膜带在大粗隆的隆突上滑动，在髋外侧可听到弹响。髂胫束摩擦综合征是由于在膝关节屈伸活动中，髂胫束反复在股骨外上髁上前后滑动，进而髂胫束及股骨外上髁滑囊出现炎症、变性、粘连和挛缩。

临床表现：髂胫束挛缩症者临床主要表现为弹响髋，即当髋关节屈曲、内收、内旋时，能听到髋外侧股骨大粗隆处有清脆的响声，但无明显症状。查体：局部可有轻度压痛，可触及一粗而紧的条索状物，在大粗隆附近滑动。髋内收时有受限，不能做髋内收直抬腿动作。骨盆正位X线片可见“假性双髋外翻”，股骨颈干角大于130°，股骨小粗隆明显可见。

髂胫束摩擦综合征者多有膝部劳累史，其早期可有膝部外侧疼痛，多发生于膝部反复屈伸和劳累时，且疼痛于伸直膝关节行走时消失。进而，伸屈膝关节不仅诱发疼痛，还可伴有局部摩擦感或弹响，弹响声多呈低调钝声。查体：股骨外上髁部局部肿胀和压痛，单腿站立（或双腿站立时）屈伸患膝时，可诱发该部疼痛，膝关节无积液体征。与膝外侧副韧带损伤，外侧半月板损伤和外侧副韧带下滑囊炎相鉴别：外侧半月板损伤和外侧副韧带下滑囊炎压痛点较低；半月板损伤弹响较清脆，常有关节交锁症状及麦氏征（McMurray试验）阳性等表现。X线检查一般无异常改变。

（2）膝部肌腱的损伤：股四头肌位于大腿前方，是人体体积最大的肌肉，由股直肌、股外侧肌、股内侧肌和股中间肌组成。股四头肌的股直肌起于髂前下棘，另外三块肌肉起于股骨干，四块肌肉的肌腱在股骨下端合成一扁腱，包绕髌骨，向下延续为髌韧带，止于胫骨粗隆。其中浅层为股直肌肌腱，附着于髌底前缘，其纤维大部分向前覆盖于髌骨前面的粗糙面。向下延伸为髌韧带；股内、外侧肌腱居于中层，此二肌腱亦止于髌底，有部分纤维形成腱膜向髌骨两侧延续成伸膝筋膜；股中间肌肌腱则于深层附着于髌底。由于股四头肌的四部分在不同平面附着于髌底，故当股四头肌断裂时，仅有一部分受到牵连。它们的共同作用是传导股四头肌的力量，完成伸膝和稳定髌骨的功能，股直肌还有屈大腿的作用。股四头肌是人体强大的伸肌群，而伸膝是人体重要的功能。不论是参加体育运动，还是进行日常生活，每天都要做伸膝动作，加上其位置表浅，又位于大腿前面，极易受过度牵拉和碰撞打击。因此，股四头肌肌腱损伤在临床较为常见，损伤部位多位于肌肉末端附着点处腱止结构或肌腱与肌腹交界处。主要表现为股四头肌肌腱末端病和股四头肌肌腱断裂。

股四头肌肌腱损伤多见于跳跃、足球、排球、篮球运动员，多与频繁伸膝时股四头肌肌腱受到反复牵拉产生的慢性损伤有关。而直接暴力如股四头肌肌腱受到直接撞击或割裂；间接暴力如膝关节于半屈曲位时，股四头肌突然猛烈收缩均可使股四头肌肌腱发生完全或不完全断裂。另外，因增龄、肥胖、动脉硬化、糖尿病或多次微小损伤而引起肌腱退行性变者，容易因轻微外伤而发生所谓“自发性断裂”。

股四头肌肌腱末端病患者可有外伤史或劳损史，主要症状为髌骨上缘腱止点处疼痛，轻者仅跳跃时痛，重者上下楼、坐位站起，甚至走路时都疼痛，或有局部轻微肿胀，膝软。查体：髌骨上缘压痛，触之局部有增厚硬韧感，抗阻伸膝痛阳性。X 线检查可见到髌骨上缘，腱附着处骨质增生。

股四头肌肌腱新鲜断裂者可有局部疼痛、肿胀，伸膝功能障碍。完全断裂者，早期多肿胀明显，常有血肿或积血。股四头肌不敢用力收缩，髌骨活动范围增大，断裂部可见凹陷，触诊可摸到股骨髁滑车软骨面。部分断裂，可摸到断裂凹陷，直腿抬高无力。有时可见近端肌肉回缩隆起。陈旧性断裂可触到瘢痕硬结，有压痛。日久血肿机化、钙化，最后骨化。另外，股四头肌在全屈位伸膝抗阻和膝伸直位抗阻试验有助于鉴别股直肌与内外侧头损伤。陈旧性部分性损伤对一般活动无影响，但不能完成大强度跳跃练习。这些患者虽压痛轻微，但跟臀试验（俯卧位将足跟压向臀部）在大腿前部均有不同程度的牵拉痛。X 线检查，新鲜股四头肌肌腱损伤且肌腱完全断裂者可见显影；部分断裂与陈旧性断裂者，X 线检查无特殊意义。

（3）髌腱断裂：髌腱断裂是一种较少见的运动损伤，是指因直接或间接暴力引起髌骨下缘撕脱。主要是髌骨近端的股四头肌强力收缩所致，可由直接暴力和间接暴力两种成因引起，损伤机制同股四头肌肌腱损伤。运动疲劳、胶原病、代谢性疾病、肥胖、肌腱劳损变性等是其主要诱发因素。

疼痛：存在髌旁支持带同时撕裂的疼痛较重。行走障碍：因疼痛和无力，自行行走困难，但陈旧断裂可以行走，步态常见膝关节屈伸受限，摆动期需要抬高患侧髋关节。查体可见压痛、肿胀、空虚感，当膝关节主动伸膝时可于肌腱断裂处触及空虚感。肌腱完全断裂时，直腿抬高或主动伸膝运动不能完成，部分断裂可完成直腿抬高，但膝关节屈曲位伸直运动不能完成。

影像学检查：① X 线片可见低位髌骨，必要时加拍健侧 X 线片，对比髌骨位置；② MRI 检查可见断裂处密度增高、纤维不连接、周围组织水肿等信号，可明确完全或不完全断裂。

（4）髌腱末端病：又称髌尖末端病、“跳跃膝”，是由于跳跃时髌腱在髌尖附着点处受到反复的大力牵拉从而使髌腱腱止结构组织出现损伤性改变。

跳跃时的伸膝动作是由股四头肌通过髌骨与髌腱实现的，髌腱在髌尖处的附着点在跳跃时承受了很大的牵拉力。该病多为慢性劳损，髌尖腱止点处受到长期反复牵拉；亦可在猛力跳跃时一次拉伤，或外力直接撞击髌尖部引起拉伤。

患者主诉髌尖处痛，多为跳时痛、上下楼痛，半蹲位站起时痛，重者行走时也痛，另有腿发软的现象。查体：局部轻度肿胀，髌尖或髌腱处压痛，可触及髌腱变粗，有粗大硬韧感，另伸膝抗阻痛阳性。X 线检查有时可见髌尖延长，或有钙化、骨化点显现，但多数患者为阴性。

（5）跟腱断裂：跟腱是人体最大和最强壮的肌腱，长约 15m，起自小腿中 1/3，止于跟骨后结节中点。跟腱由腓肠肌和比目鱼肌的肌腱组成，又称小腿三头肌腱。其主要作用是屈小腿、抬起足跟和跖屈踝关节，在跑跳和行走过程中也起主要作用。跟腱断裂是临床常见的跟腱损伤。根据跟腱断裂的程度，可分为完全断裂和不完全断裂，根据断裂后是否与外界相交通可以分为开放性和闭合性两种。多见于体操、篮球和武术等运动员，亦常见于杂技、舞蹈演员。

跟腱断裂可为直接损伤也可为间接损伤。直接外力造成的较为少见，常为锐器切割伤。闭合性跟腱断裂的损伤机制多为踝关节极度背屈时突然用力，使跟腱受到强力牵拉所致。确切原因尚不十分清楚，有很多影响因素。肌腱退变理论认为，由于机体退变、疾病或创伤等因素，损害了肌腱内的血供，导致跟腱退行性改变，在反复的应力作用下跟腱发生微小撕裂，由于血供减少不能有效修复，最终导致断裂。机械性理论认为，跟腱断裂是机械力的异常作用引起的。全身或局部使用激素会减弱肌腱的强度，增加跟腱断裂的危险。一些全身疾病，如强直性脊柱炎、类风湿关节炎、痛风等，可引起跟腱炎症，使跟腱在外力作用下发生断裂。

病史：开放性断裂的外伤史明确，闭合性断裂的患者一般都有外伤史，如运动中突然听到足跟部有一声响，感觉跟腱部有棒击感或仿佛被人从背后踢了一脚。症状：受伤即感足跟部疼痛，小腿无力、跛行，甚至不能站立或行走，腓肠肌部位也有疼痛或伴有麻木、发胀感。以后跟部逐渐肿胀。也有患者疼痛较轻或无肿胀。部分患者可无疼痛。还有些患者在跟腱断裂前就有一些症状，如局部疼痛、僵硬等。如为锐器切割所致，跟腱部可见开放伤口，跟腱外露，多数患者断腱上缩不易察觉，经验不足可能漏诊。体征：闭合性断裂者患侧踝关节跖屈无力，被动背伸踝关节活动度反较健侧增加。跟腱结节向远端移位，跟腱外形消失、下陷，跟腱断裂处可触及凹陷，并有压痛。如伤后时间较长，局部肿胀较重，就不易触摸清楚跟腱间断端。由于其他屈踝肌腱完整，踝关节仍可有部分屈曲。捏小腿三头肌试验（Thompson 试验）阳性，即正常时捏小腿三头肌可引起足跖屈，跟腱断裂后无跖屈。

辅助检查：①X 线检查：一方面可识别伴随的骨折，另一方面在侧位片上有一些间接征象可协助诊断；②超声检查：具有花费较少、迅速、重复性好、非侵入性等优点，可帮助判断跟腱断端间隙。当踝关节跖屈跟腱断端间隙较小时，为选择非手术治疗提供依据。但对检查者有一定的技术要求，且不易区分全部还是部分断裂；③MRI：对软组织有较好的分辨率，可显示跟腱全断裂、部分断裂及断裂平面，有助于术前手术方案的制定。

（6）跟腱止点末端病：亦为常见跟腱损伤，多见于体操、跳高及羽毛球等经常需要提踵发力的运动项目。跟腱止于跟骨结节，其腱止装置由腱纤维、纤维软骨、“潮线”、钙化软骨层及骨共同组成。其前后均有滑囊，能承受较大的拉力及折力。

主要为慢性劳损所致，由于长期反复提踵发力训练过于集中，跟腱止点处因受到反复过多的牵拉而使其腱止装置产生退行性改变和炎症。少数为急性拉伤，系一次突然提踵发力所致。

患者有长期反复提足跟发力训练史。主要表现为足跟后部痛，早期一般只于踏跳时痛，准备活动后即不痛，以后转为持续性痛，踏跳、劳累后加剧，严重者静息时也痛。查体：跟骨结节后方及两侧有明显压痛。踝背伸 20° 角时用力蹬地痛。X 线表现早期无改变，晚期可见跟骨结节脱钙、囊样变，也可有骨质增生。症状与 X 线表现常不一致。

（二）康复评定

肌腱损伤对骨关节的运动功能影响很大，从损伤到康复也是一个较为缓慢的过程。定期进行康复评定对制订正确的康复治疗计划、判断康复治疗效果、确定能否恢复正常训练及参加体育比赛，均有着非常重要的临床意义。肌腱损伤患者通常可有选择性地进行肌力、关节活动度、肌腱活动度、肢体围度、上肢功能、下肢功能、步态、平衡和协调功能及日常生活活动能力等评定。

1. 肌力评定　徒手肌力检查对肌腱损伤的诊断和疗效评定有着重要的作用，尤其对肌腱断裂的临床诊断有着重要意义。通常肌腱断裂者，其肌肉或所在肌群的肌力明显减低。肌腱完全断裂者，在进行徒手肌力检查时，可见近端肌肉回缩隆起。另外，进行抗阻肌力检查时，肌腱损伤部位出现疼痛有助于肌腱损伤的诊断和鉴别诊断。股四头肌肌腱和髌腱损伤者需检查股四头肌的肌力；跟腱损伤重点检测小腿三头肌的肌力。

2. 关节活动度测定　关节活动度测定是肌腱损伤后关节功能检查中最常用的评定项目之一。不论是肌腱损伤后的疼痛还是炎症、粘连、继发性或废用性关节挛缩及肌肉短缩，均可引起关节活动障碍及肢体柔韧性障碍，从而影响关节活动度。关节活动度测定的目的在于了解受累关节的关节活动受限程度，进而判断是否对日常生活活动产生影响。

3. 肢体围度的测量　主要了解肌腱损伤后患肢的肌肉有无萎缩。

4. 下肢功能评定　下肢肌腱损伤，影响到下肢功能时要进行下肢功能评定。临床常用的下肢功能评定量表有：

（1）Harris 髋关节功能评定标准：是目前国内外最常用的髋关节评定标准，内容主要有疼痛、功能、关节活动度和关节畸形 4 个方面。

（2）膝关节功能评定可采用 HSS 膝关节评定标准：该标准是 1976 年美国特种外科医院（HSS）的 Insall 和 Ranawat 等提出，其评价总分为 100 分，分 7 项进行考评，其中 6 项为得分项目，包括：疼痛、功能、关节活动、肌力、屈膝畸形和关节稳定性等。另外一项为减分项目，包括：是否需要支具、内外翻畸形和伸直滞缺。

（3）足功能评定可采用 Maryland 足功能评分标准。

5. 步态检查　下肢肌腱损伤患者患侧下肢可因步行时疼痛出现“疼痛步态”，临床表现为患者尽量缩短患肢的支撑期，使对侧下肢摆动加速，步长缩短，又称短促步态。患者还常出现肌肉软弱步态，如股四头肌肌腱和髌腱损伤患者可出现“股四头肌软弱步态”，临床表现为患肢支撑期不能稳定地主动伸膝，患者常身体前倾，使重力线通过膝关节旋转轴的前方，而维持被动伸膝，有时患者通过微屈髋来增加臀肌及腘绳肌的张力，使股骨下端后摆，帮助被动伸膝；如果同时合并伸髋肌无力，患者常需在支撑期俯身用手后压大腿使膝伸直，称扶膝步态。跟腱损伤时，可出现“小腿三头肌软弱步态”，患者足后蹬无力，足跟离地延迟致支撑后期患侧髋下垂，身体向前推进速度减慢。

6. 平衡和协调功能评定　肌腱损伤对人的平衡和协调功能可产生影响。下肢肌腱损伤主要影响人的平衡功能和下肢协调功能。

7. ADL 能力评定　肌腱损伤患者，其日常生活活动可受到不同程度的影响。目前临床常用的 ADL 评定量表主要有 Barthel 指数和功能独立性测量（FIM）。

8. 肌腱损伤的分级　肌腱损伤根据损伤程度可分为三度：①轻度（1 度），肌腱无断裂，仅有局部疼痛、肿胀、活动不适等轻微炎症表现。其肌腱强度无改变，功能不受限。早期主动或被动活动时可伴有疼痛或使疼痛加重。②中度（2 度），肌腱没有完全断裂，但其强度受到影响，其临床症状比轻度重。③重度（3 度），肌腱完全断裂，疼痛、压痛和肿胀明显，皮下淤血，可在断裂处摸到凹陷，或可见肌肉断端回缩隆起，主动收缩不能，被动牵拉不仅加重疼痛，而且引起异常活动，关节功能受到影响，有时 X 线显示软组织断裂影像。

（三）康复治疗

1. 康复治疗的方法

（1）肌腱损伤急性期的处理：处理的基本原则是“PRICE”常规，即保护（protection）、休息（rest）、冰敷（ice）、加压（compression）、抬高患部（elevation）。避免进行加重损伤部位疼痛的活动，休息时要抬高患部以利于局部血液和淋巴液的循环和减轻水肿。另外，外敷用药可达到消肿止痛、减轻急性炎症的效果。瘀血较重者可服跌打丸、七厘散等。急性期，患部不宜按摩推拿，以免出血、组织液渗出和肿胀加重。

轻度和中度肌腱损伤的处理，主要是保护患部，避免肌腱再受损伤，可用防护支持带或矫形器具固定患部，以限制关节某一方向的活动，加强关节的稳定性，从而保护愈合未坚固的肌腱，保证其良好愈合。使用防护支持带或矫形器具也有利于早期进行康复训练及专项运动训练，从而加速恢复运动能力，减少创伤再发的机会。常用的防护支持带有贴布、弹力绷带、黏胶绷带、黏胶弹力绷带等。可用于髋、膝、踝等关节。另可根据肌腱损伤的具体情况选用不同类型的矫形器具。

重度肌腱损伤（肌腱完全断裂）的处理，则强调在“PRICE”常规处理的基础上，必须尽早手术缝合肌腱，使肌腱的连续性完全恢复。

（2）肌腱损伤慢性期的处理：轻度和中度肌腱损伤通常以按摩、理疗和功能训练为主，适当配以抗炎、镇痛药物治疗。亦可采用肾上腺皮质激素腱周围注射治疗，可获良好临床疗效。重度肌腱损伤术后需固定 4~6 周，固定期间，进行固定部位肌肉的等长收缩练习，未受累关节进行关节主动运动和肌肉的等张收缩练习，配合药物、理疗、运动疗法等直到肌腱愈合（8~10 周）。

2. 下肢肌腱损伤的治疗方法

（1）髂胫束损伤：急性损伤患者，按“PRICE”常规处理，局部冷敷，加压包扎，抬高患肢，休息制动，避免膝关节的屈伸活动，口服抗炎、镇痛药。痛点局限者，可予皮质激素加普鲁卡因或利多卡因局部注射。急性期后可予按摩治疗：通常在放松手法后，从髂前上棘外侧沿阔筋膜张肌及髂胫束施以揉捏、点按、刮拨、推捋等手法，配合患侧髋关节的运动关节手法包括屈髋、屈膝、外展、内收、内旋、外旋等被动活动。亦可予以理疗，如温热疗法、超短波、中频电疗和超声波等。晚期非手术治疗无效者可行股骨外上髁滑囊切除术或行髂胫束松解延长术。如髂胫束挛缩引起屈膝畸形或小腿外旋畸形，可行膝关节后方松解术和股骨髁上截骨术。

（2）股四头肌肌腱损伤：股四头肌肌腱部分断裂者，可采用非手术治疗，石膏固定 5~6 周，同时进行固定部位等长肌力训练。去除石膏后，做理疗、按摩与膝关节伸展功能锻炼，以恢复膝关节正常功能。对部分年老体弱的股四头肌肌腱部分断裂者可穿戴膝关节伸展支具，以防止膝关节发软屈曲。股四头肌肌腱完全断裂者，应立即进行手术治疗，缝合其撕裂的股四头肌肌腱及髌骨两侧筋膜扩张部。术后用长腿石膏固定膝关节于伸直位 4~6 周。去除石膏后，予以股四头肌肌力训练和患膝关节活动训练，但应避免高强度的膝关节于伸直位的股四头肌肌力训练。配合理疗、按摩、中药熏蒸等疗法，鼓励早期下地拄拐行走。在恢复训练阶段应减少速度练习和避免在硬场地上跑跳。

对股四头肌肌腱末端病的治疗，以非手术治疗为主，可用理疗、中药熏洗、按摩，配合抗炎镇痛药物。症状明显时应适当减少伸膝活动的强度。亦可予以皮质激素加普鲁卡因或利多卡因痛点注射。

（3）髌腱断裂：急性期按“PRICE”常规处理。髌腱断裂可为单纯断裂，也可与膝的韧带断裂和半月板损伤同时发生。通常需手术治疗，缝合断端并用钢丝牵拉固定以达到减张的目的。术中应注意检查有无合并半月板损伤、侧副韧带损伤，交叉韧带损伤和关节软骨损伤等，如有，也应予以处理。术后治疗：①术后用厚棉花夹板加压包扎固定，做股四头肌抽动练习，配合低频电疗，刺激肌肉收缩运动。进行早期的髌骨活动练习，以预防髌骨 - 股骨间粘连。②对于急性股四头肌肌腱断裂术后，膝关节伸直位外固定一周后逐渐开始直腿抬高练习，并在此动作确认安全的情况下，术后 3~4 周去除固定后，在卧位下进行膝关节的屈伸活动。下地逐渐开始膝关节有控制的屈曲练习，以尽快恢复屈膝范围，一般争取伤后1个月膝关节屈曲能达到90°，并逐步恢复负重行走。③陈旧股四头肌肌腱断裂术后的康复步骤较上述急性断裂术后康复步骤时间适当延长。

（4）髌腱末端病：主要采用非手术治疗，理疗（超短波、中频电疗法、蜡疗等）、中药熏洗或湿热敷、按摩均有较好的效果。对症状顽固者，可予皮质激素加普鲁卡因或利多卡因痛点注射，每周1次，重复2~3次。注射时应注意将药注射到髌腱的周围而不是髌腱内。

（5）跟腱断裂：急性期按“PRICE”常规处理，局部冰敷，制动、加压包扎，休息、抬高患肢。暂时停止训练或比赛，尤其应暂停跑跳动作的训练。疼痛明显者可服用消炎止痛药。

跟腱部分断裂者，伤后长腿棉花夹板压迫包扎，并以石膏托将膝屈曲位、踝关节跖屈位固定，48h后作趾的屈伸活动，鼓励小腿三头肌收缩抽动以防止局部粘连。3周后将长腿石膏固定除去，在床上练习踝的伸屈活动。鼓励拄双拐下地并穿戴踝足矫形器保护。5周后可穿高跟鞋行走，并逐渐将后跟降低。同时练习辅助下蹲以恢复踝背伸的范围。8周后可作提踵练习。理疗、按摩有助于跟腱修复。慢性期可行理疗、按摩及跟腱牵伸等功能锻炼。

跟腱完全断裂和陈旧性跟腱断裂，多需手术缝合修补。术后先开始做股四头肌锻炼，拆除石膏后作踝关节功能锻炼，以免造成跟腱粘连。跟腱断裂缝合术后康复如下：

术后第一阶段：保护和愈合期（术后1~6周），目标为保护修复的跟腱，控制水肿和疼痛，减少瘢痕形成，改善背屈活动度到中立位（0°），下肢近端各组肌力达到5级，在医生指导下的渐进性负重练习，在家中独立完成训练项目。注意事项：避免被动牵伸跟腱，限制膝关节屈曲90°位下的主动中立位（0°）踝背屈，避免热敷，避免踝关节长时间下垂。康复内容：医生指导下使用腋杖或手杖，穿戴带轮盘的跟腱靴进行渐进负重，主动踝背屈、跖屈、内翻、外翻，按摩瘢痕，近端肌力练习，冰敷。

术后第二阶段：早期关节活动（术后第6~12周），目标为恢复正常的步态，恢复功能性的ROM以满足正常步态（踝背屈15°）及上台阶的要求（踝背屈25°），恢复踝背屈、内翻和外翻肌力到正常的5级。注意事项：避免治疗性练习和功能性活动中出现疼痛，避免被动牵伸跟腱。康复内容：保护下从可耐受负重到完全负重练习步态，无痛时则可脱拐，主动踝关节背屈、跖屈、内翻、外翻练习。术后6周：膝屈曲90位踝跖屈、背屈练习；术后8周：膝伸直位踝跖屈、背屈练习，自行车练习，倒走跑台，物理因子治疗，瘢痕按摩，上台阶练习。

术后第三阶段：早期肌力练习（术后第12~20周），目标为恢复全范围AROM、踝跖屈肌力恢复到正常5级、恢复正常的平衡能力、恢复无痛功能性活动、下台阶能力。注意事项：除了术后第一阶段及第二阶段的注意事项外还要避免跟腱高负荷（即整个体重或跳跃时过度背屈踝关节）。康复内容：等张等速的内翻、外翻练习，固定自行车、训练阶梯，本体感觉训练，加强踝跖屈练习，亚极量运动专项技能发展，发展本体感觉项目，下肢近端肌力练习，等速项目练习，活动中的柔韧性练习，前向下台阶练习。

术后第四阶段：晚期肌力练习（术后第20~28周），目标为能够自如地在跑台上完成前向跑步活动，等速测定平均力矩达健侧的75%，能够满足日常生活活动所需的最大肌力和柔韧性，恢复无限制的功能性活动，无恐惧状态下完成更高水平的体育性活动。注意事项：活动中避免疼痛和恐惧，未达到足够的力量和柔韧性之前避免跑步和体育活动。康复内容：开始跑台上前向跑步练习，等速评定和训练，继续下肢肌力和柔韧性练习，摇摆训练提高本体感觉，轻度的功能往复运动（双脚跳跃练习），继续加强跖屈肌力练习（强调离心运动），亚极量的体育技能练习，继续自行车、训练阶梯；继续加强近端肌力练习。

术后第五阶段：全面恢复体育技能（术后第28周~1年），目标为无恐惧地进行体育运动，能满足个人体育活动所需的最大肌力和柔韧性，等速肌力测定患肢达健侧的85%（跖屈、背屈、内翻、外翻）。注意事项：在具备足够的肌力和柔韧性之前避免全面的体育运动。康复内容：更高级的功能训练和灵活性练习，功能往复运动，等速训练。非手术治疗或者陈旧性跟腱的手术治疗后的康复：根据具体情况，石膏固定时间较急性跟腱断裂术后康复适当延长1~2周。若出现活动后术区肿胀疼痛，应休息、冰敷，门诊复查。

（6）跟腱末端病：主要采用非手术治疗。急性期暂时停止跑跳动作的训练，按“PRICE”常规给予局部冰敷，用弹力绷带支持带限制踝背伸动作，症状较重患者，要卧床休息，疼痛明显者可予服用消炎镇痛药。慢性期可予物理治疗，如中频波、超声波、冲击波治疗。疼痛明显可用皮质激素加利多卡因痛点注射封闭，效果较为显著。晚期顽固病例，腱内有钙化或骨化者，可施行手术，纵行切开腱组织，切除变性、钙化或骨化的硬块，并松解粘连。

三、韧带损伤

（一）膝关节前交叉韧带损伤

1. 概述　前交叉韧带（anterior cruciate ligament，ACL）损伤是临床最严重的运动创伤之一，易致使膝关节丧失部分或全部运动能力。其伤后的漏诊、误诊易诱发或加重伤膝二线稳定结构（如半月板后角或其他韧带结构）及软骨的损伤，并可最终发展为创伤性骨关节炎。

2. 损伤机制　非接触性暴力是引发运动创伤临床ACL损伤的常见病因。其发生机制多与三种错误的伸膝或近伸膝位的减速、变向运动技术有关，即蹬地固定、直膝落地、一步急停等。该体位使髌腱因股四头肌收缩而向后倾斜，其产生的使胫骨前移的负荷导致ACL损伤；接触性暴力引发的强力扭转或过伸也是ACL运动损伤的常见机制，在临床以复合伤多见，如O' Donoghue三联征或并非少见的ACL合并后外侧复合体（postero lateral complex，PLC）损伤等。该类损伤多合并有特征性的关节软骨损伤及软骨下骨挫伤。

3. 诊断要点

（1）有膝部急性外伤史，伤后关节可迅速肿痛，功能障碍。

（2）急性期伤膝关节肿胀明显，多能抽出积血。

（3）慢性期患者多主诉日常生活或运动时伤膝关节不稳，打软腿，以下坡或加速变向，减速制动时明显。

（4）拉赫曼试验、前抽屉试验阳性：合并膝内侧副韧带（medial collateral ligament，MCL）、外侧副韧带（lateral collateral ligament，LCL）以及后内复合体（postero medial complex，PMC）、PLC损伤者，有关节侧向和旋转不稳体征，如侧方应力试验、轴移试验及旋转抽屉试验、Dial试验阳性等。

（5）影像学检查：X线平片可确定对应ACL断裂之特征性Segond撕脱骨折（外侧胫骨平台边缘撕脱性骨折），若MRI能显示膝前交叉韧带的全程走行，则对ACL完全断裂能准确显示；ACL部分断裂难以通过MRI确切诊断，多需结合病史、临床查体予以评估。关节镜检查能动态准确地显示膝前交叉韧带断裂的部位和程度，并同时明确关节内的其他合并损伤。

4. 康复评定

（1）KT-2000前交叉韧带强度评定：分别于膝关节屈曲90°及30°时用6.8kg、9kg、13.6kg

拉力测量双侧前交叉韧带强度，两侧对比，若胫骨移位差值>3mm为前交叉韧带松弛。

（2）肌力评定：用徒手肌力检查法进行大小腿肌力评定，还可以使用特殊器械进行肌群的等张肌力测定及等速肌力评定，等速肌力的腘绳肌/股四头肌（H/Q）比值，对于判断肌力的恢复具有重要意义，以H/Q比值>85%作为恢复运动的标准之一。

（3）肢体围度测量：可以发现有无肌肉萎缩，大腿围度测量髌骨上缘10cm的大腿周径，小腿围度测量髌骨下缘10cm的小腿周径，与对侧对比。

（4）膝关节活动范围评定：用于判断伤后膝关节障碍程度以及康复治疗后关节功能的恢复情况。

（5）疼痛评定：通常用VAS法评定疼痛的程度。

5. 康复治疗

（1）术后第1阶段（术后0~2周）：康复的目的是减轻疼痛及关节肿胀，早期进行肌力练习及关节活动度练习，以防治粘连及肌肉萎缩。

手术当天：活动足趾、踝关节；如疼痛不明显，可尝试收缩股四头肌。

术后第1日：术后24h可扶双拐患肢不负重下地行走。踝泵练习：用力、缓慢、全范围屈伸踝关节以促进循环、消退肿胀、预防深静脉血栓。股四头肌及腘绳肌等长练习。股薄肌、半腱肌重建前交叉韧带患者，开始尝试直腿抬高；髌腱重建前交叉韧带患者，如髌腱切口处的疼痛较明显，可2~3d后再行上述练习。

术后第2日：继续以上练习。进行抗重力踝泵练习，开始侧抬腿练习及后抬腿练习。

术后第3日：根据情况由医生决定开始关节活动度练习；开始负重及平衡练习，在保护下双足左右分开，在微痛范围内左右交替移动重心，争取可单腿完全负重站立。

术后第4日：加强负重及平衡练习，逐渐至可用单足站立，开始使用单拐（扶于健侧）行走。0°~60° ROM训练。

术后第5日：继续并加强以上练习。屈曲练习至70°~80°，并开始主动屈伸练习，训练后冰敷。

术后第6日：主动屈曲达90°；髌腱重建前交叉韧带患者，开始俯卧位“勾脚练习”，练习后即刻冰敷。股薄肌、半腱肌重建前交叉韧带患者，术后4~6周开始立位“勾腿练习”。

（2）术后第2阶段（术后2~4周）：康复的目的是加强关节活动度及肌力练习，提高关节控制能力及稳定性，逐步改善步态。

术后2周：被动屈曲至90°~100°；强化肌力练习；如可单足站立1min，即可用单拐行走，并于室内可脱拐行走；伸膝程度达到与健侧基本相同；开始在指导下主动练习屈曲。

调整支具至0°~70°范围屈伸，并每3~5d加大角度，术后4周达到110°。

术后3周：被动屈曲至100°~110°；加强主动屈伸练习，强化肌力练习；尝试脱拐行走；髌腱重建者，开始立位“勾腿练习”。

术后4周：被动屈曲达120°；调整支具至0°~110°范围屈伸；开始前、后、侧向跨步练习。静蹲练习下肢肌力。力求达到正常步态行走。

（3）术后第3阶段（术后5周~3个月）：康复目的：关节活动度至与健侧相同。强化肌力训练，改善关节稳定性，恢复日常生活活动能力。

术后5周：被动屈曲达130°；开始患侧屈45°位屈伸膝练习；功率自行车练习，从无负荷至轻负荷。

术后8~10周：被动屈曲角度逐渐至与健侧相同；“坐位抱膝”与健腿完全相同后，开始逐渐保护下全蹲；强化肌力，使用弹力带进行股四头肌、腘绳肌等肌力训练。

术后 10 周 ~3 个月：主动屈伸膝角度基本与健侧相同；每日俯卧位屈曲使足跟触臀部，持续牵伸 10min/次。坐位抱膝角度与健侧完全相同后，开始跪坐练习。开始蹬踏练习，术后 3 个月可进行各项功能测试，为下阶段日常生活及正常运动提供客观的依据。

（4）术后第 4 阶段（术后 4~6 个月）目的：强化肌力及关节稳定训练，全面恢复日常生活各项活动，逐渐恢复体育运动。在此期间重建的韧带尚不足够坚固，故练习应循序渐进，不可勉强或盲目冒进，且应强化肌力以保证膝关节在运动中的稳定及安全，运动中戴护膝保护。

（5）术后第 4 阶段（术后 7 个月 ~1 年）为恢复运动期，强化肌力及跑跳中关节的稳定性，全面恢复体育运动，逐步恢复专项训练。

（二）膝关节内侧副韧带损伤

1. 概述　膝内外侧副韧带损伤多见于膝关节内翻或外翻扭转伤，临床以内侧副韧带损伤多见。膝屈曲时，小腿突然外展、外旋，或大腿突然内收、内旋使膝关节内侧副韧带损伤，损伤分为部分损伤及完全断裂。

2. 损伤机制　单纯的膝关节内侧副韧带损伤多伤及浅层，多系膝微屈曲位外翻扭转致伤。在此基础上，若暴力伤及深层可致内侧副韧带完全断裂。深、浅层的断裂多不在同一个平面。内侧副韧带完全断裂在临床多合并有内侧半月板撕裂及前交叉韧带断裂，即临床所谓的“膝伤三联征”。

3. 诊断要点

（1）有膝内翻扭转受伤史。

（2）伤后全膝肿痛或伤膝局部肿痛，屈伸功能受限，严重者难以持重，有时局部可见皮下瘀斑。

（3）沿内副韧带走行有压痛，侧方应力试验阳性。临床合并 ACL、PCL 及 PLC、PMC 损伤者可有前、后抽屉试验及轴移试验、旋转抽屉试验、Dial 试验阳性等。

（4）影像学检查应力位 X 线摄片可提示伤膝关节一侧间隙增宽，并可显示合并的撕脱性骨折。MRI 检查有助于对完全性的侧副韧带断裂或有无关节内外严重合并损伤做出较全面准确的判断。

4. 康复评定

（1）肌力评定：常用徒手肌力检查法进行大小腿肌力评定，还可以使用特殊器械进行肌群的等张肌力测定及等速肌力评定，等速肌力的 H/Q 值，对于判断肌力及功能恢复具有重要意义。

（2）肢体围度测量：大腿围度测量髌骨上缘 10cm 的大腿周径，小腿围度测量髌骨下极 10cm 的小腿周径，与对侧对比。

（3）膝关节活动范围评定：用于判断伤后膝关节障碍程度以及康复治疗后关节功能的恢复情况。

（4）疼痛评定：通常用 VAS 法评定疼痛的程度。

5. 康复治疗

（1）术后第 1 阶段（0~4 周），石膏固定期。目的：减轻疼痛，肿胀，尽早肌力练习，以防止肌肉萎缩。手术当天开始活动足趾；可尝试收缩股四头肌；术后第 1 日开始踝泵及股四头肌、腘绳肌等长练习。术后第 2 日可扶拐下地，开始尝试直抬腿、外侧抬腿练习及后抬腿练习。

（2）术后第2阶段（4~8周），活动度及肌力练习期。目的：加强活动度练习，强化肌力练习，本体感觉练习，逐步改善步态。

术后4周：开始屈膝练习，屈曲角度0°~60°范围，如基本无痛可达接近90°。伸展练习：放松肌肉使膝关节自然伸展。30min/次，1~2次/d。负重及平衡，如可患腿单足站立，则开始单拐行走。

术后5周：伸膝与健侧基本相同，开始坐或卧位抱膝练习屈曲，调整支具至0°~70°范围。肌力较好患者，可不用支具。开始俯卧位"勾脚练习"；开始主动屈伸练习并加强。

术后6周：脱拐行走，调整支具至0°~110°范围。开始立位"勾脚练习"，前、后、侧向跨脚练习及静蹲练习，力求达到正常步态。

术后7周：被动膝关节被动屈曲练习达140°，开始患侧单腿起蹲练习。

术后8周：强化膝关节被动屈曲练习，被动屈曲角度达与健侧相同。尝试保护下全蹲，强化肌力，使用沙袋坐位抗阻力伸膝。

（3）术后第3阶段（8周~3个月），功能恢复期。目的：关节活动度与健侧相同；强化肌力，改善关节稳定性；恢复日常生活并初步恢复运动能力。由于此期韧带尚不足够坚固，练习应循序渐进，不可勉强或冒进，运动时戴护膝保护。

（4）术后第4阶段（3个月后），恢复运动期。强化跑跳时关节的稳定，逐步恢复运动或专项训练。

（三）下胫腓韧带损伤

1. 概述　下胫腓韧带损伤是踝关节骨折的常见伴发伤，约占踝关节损伤的1%~11%，主要伴发于踝关节Weber C型骨折和部分Weber B型骨折，亦可单独发生。显著分离的下胫腓韧带损伤，若不及时予以妥善处理，容易造成慢性踝关节不稳和创伤性关节炎。

2. 损伤机制　下胫腓韧带损伤多见于各种车祸伤、剧烈运动、坠落伤等。最常见的损伤机制是外旋型损伤，其他还有外翻、跖屈、内旋等。外旋应力是引起下胫腓联合损伤分离的最重要机制，尤其当足处于旋前位时外旋扭转力作用于踝关节，腓骨远端主要发生外旋和后移，下胫腓前韧带张力逐渐升高直至断裂，如暴力继续可出现腓骨骨折。当外力继续铰链式作用于外踝时，可造成下胫腓后韧带、下胫腓横韧带和骨间韧带断裂。骨间膜的撕裂往往提示下胫腓后韧带完全断裂。临床上下胫腓前韧带损伤远较下胫腓后韧带多见。一种特殊的踝部骨折称为Maisonneuve骨折，即腓骨发生中上1/3高位骨折，骨间膜撕裂，下胫腓联合通常完全损伤。

3. 诊断要点

（1）病史：多有明确的外伤史，程度轻者只有踝部扭伤史，重者可有高能暴力损伤，如高处坠落、车祸之类。

（2）症状：伤后踝关节疼痛、肿胀，以前侧为甚，踝关节活动受限，不敢负重行走。若合并踝部骨折，则有相应的症状。

（3）体征：体检时可发现外踝较突出，重压时似有弹动感，从前侧压迫下胫腓关节时疼痛加重。相关临床试验包括：①挤压试验，在小腿腓肠肌中点以上将腓骨向胫骨挤压时下胫腓联合处出现疼痛为阳性；②踝关节外旋应力试验，患者取坐位，膝关节屈曲90°，踝关节取中立位，被动外旋足踝部，下胫腓联合或骨间膜处出现疼痛为阳性；③腓骨位移试验，前后推动腓骨远端时活动度较健侧大并引起下胫腓联合疼痛为阳性。下胫腓韧带损伤多合并三角韧带或外侧副韧带损伤，或伴有内外踝骨折，故临床试验仅为诊断提供参考。

（4）辅助检查

1）X线检查：是最常规的检查，前后位和踝穴位X线片上几项参数的测量，包括胫腓骨间隙（胫骨远端后外侧缘、前外侧缘或腓切迹与腓骨远端内侧缘之间的距离）、胫腓骨重叠阴影（腓骨内侧缘与胫骨前结节外侧缘之间的水平距离）、距骨内踝间隙（距骨头关节面内侧缘与内踝外侧缘之间的最宽距离）及距骨胫骨间隙（距骨顶与胫骨关节面之间的距离），具有一定的诊断意义。目前公认的解剖标准包括：①前后位或踝穴位片下胫腓骨间隙≤6mm；②前后位片胫腓骨重叠>6mm或大于腓骨宽度的42%；③踝穴位片胫腓骨重叠影>1mm。若超过上述范围，则认为损失或分离。距骨内踝间隙一般<4mm，超过4mm是脱位征象。有些患者常规X线片表现正常，而应力位片上才有阳性发现，所以有时需要加拍应力位摄片。

2）CT：对下胫腓联合损伤的诊断比X线片更容易更可靠，对诊断轻度下胫腓损伤分离的敏感性更高。

3）MRI：对下胫腓前韧带损伤的诊断有报道称敏感性达100%，特异性达93%。

踝关节镜：对下胫腓联合分离的诊断也有所帮助，同时可在直视下对损伤的下胫腓前、后韧带进行修补。

（5）诊断依据：外伤后踝关节肿胀、疼痛，以前方最为明显。若内踝或腓骨骨折可能掩盖疼痛的位置。挤压试验、踝关节外翻应力试验、腓骨位移试验可能阳性。X线片可有下胫腓骨间隙>6mm，胫腓骨重叠≤6mm等相应表现，最好与健侧做对照。CT平扫可以发现下胫腓分离、下胫腓关节脱位或半脱位，MRI对诊断下胫腓韧带损伤有较大帮助。

4. 康复治疗

（1）临床治疗

1）非手术治疗：大多数急性单纯下胫腓联合损伤可通过非手术治疗恢复，一般石膏固定4~6周，外固定去除后观察有无局部肿胀、疼痛等临床症状，再行踝关节功能锻炼及逐步负重行走。多数单纯损伤患者经非手术治疗后预后良好。

2）手术治疗：对于损伤后胫腓严重分离或手法复位固定失败者，或陈旧性损伤，下胫腓韧带松弛影响行走功能者，需手术切开复位固定。传统内固定下胫腓关节一般选择踝关节水平上方2~3cm处从腓骨向胫骨钻孔拧入1~2枚长螺纹骨皮质螺钉，可选择穿透一层胫骨皮质或穿透对侧胫骨皮质。由于螺钉固定存在断钉等危险，目前有学者采用下胫腓内固定镍钛合金钩固定分离的下胫腓关节，并取得良好的临床效果。当双踝骨折合并下胫腓联合分离时，应首先对双踝骨折复位和内固定。然后在术中行物理检查并拍摄应力位片。对于仍存在下胫腓联合分离者应行经下胫腓联合内固定，尽可能对分离的下胫腓联合解剖复位。术后短腿石膏固定4~6周，拆除石膏后进行踝关节功能锻炼，术后8周左右拔除贯穿下胫腓的螺钉，以避免螺钉松动或折断于下胫腓关节。螺钉拔除后方可进行负重锻炼。

（2）康复治疗参阅《踝关节外侧副韧带损伤康复治疗》。

单纯性损伤非手术治疗后一般效果较好，下胫腓韧带损伤严重、合并内外踝骨折的患者经手术治疗后，仍能获得满意的结果。术后的功能锻炼非常重要，可以减少踝关节僵硬的发生。

（四）踝关节侧副韧带损伤

1. 概述　踝关节侧副韧带损伤是最为常见的软组织损伤之一，约占所有运动损伤的15%，而且若处理不当，有20%~40%会导致踝关节不稳或慢性疼痛。

踝关节侧副韧带损伤常由于下楼踏空楼梯，篮球、排球、足球、现代舞、芭蕾舞等运动中跳起落地不稳或脚被踩被绊等引起足内翻、内旋或过度外翻、外旋，导致踝关节外侧或内侧韧带损伤，以外侧韧带损伤为最多，尤其以距腓前韧带（ATFL）损伤最常见。

2. 损伤机制　踝关节外侧副韧带包括距腓前韧带、距腓后韧带和跟腓韧带。与内侧副韧带相比，外侧副韧带结构较薄弱，而足内翻肌群力量较外翻肌群强大，因此当进行快速行走等运动时，如果足部未能及时协调位置，极易造成足跖屈内翻位着地，使外侧副韧带遭受超过生理限度的强大张力而发生损伤。当足在跖屈位受到内翻应力时，距腓前韧带最先被撕裂，接着受伤的是跟腓韧带，最后是距腓后韧带。由于暴力大小不同，外侧副韧带损伤的程度也不同，可部分断裂、完全断裂、韧带完全断裂合并胫距关节脱位或跗骨间脱位，甚至可合并外踝尖撕脱骨折。距腓前韧带是防止距骨前移的重要结构，断裂后可以造成向前不稳，在足跖屈内翻时受到的张力最大，因此也最容易受到损伤。

3. 诊断要点

（1）病史：急性损伤多有踝关节内翻扭伤史，损伤后踝关节外侧骤然疼痛，尤其是在走路或活动关节时最明显，部分患者可听到或感觉到组织撕裂声响。

（2）症状：患足疼痛，踝前外侧和足背部肿胀、瘀血青紫。患者走路时因疼痛而跛行，足不敢负重，即使勉强走路也是以内侧缘着地行走。

（3）体征

1）急性损伤：可发现患者踝关节外侧肿胀，但早期可能不明显，距腓前韧带损伤肿胀以外踝前下明显，而跟腓韧带损伤以外踝下方明显。外踝前、下方均可及压痛，腓骨的距腓前韧带附着点、跟骨的跟腓韧带附着点可有压痛点，如果肿胀严重，压痛点可能不显著。跟腓韧带完全断裂可在外踝顶端下方触及沟状凹陷。主被动活动踝关节出现踝外侧疼痛明显加重，尤其以内翻踝关节疼痛最厉害。

2）陈旧性损伤：多由于急性损伤未获得适当治疗，使撕脱的韧带、关节囊未能愈合好，导致患者慢性踝关节不稳、长期疼痛、无力，特别在崎岖路面行走时，会感觉踝关节失去控制而发生内翻。扭伤后可伴肿胀与疼痛，但症状较初发为轻，或无明显疼痛肿胀。

3）对踝关节稳定性的检测：主要包括前抽屉试验和距骨倾斜试验。前后应力试验（前抽屉试验）：患者取仰卧位或坐位，屈曲放松小腿肌肉，检查者一手握住患者足部向前施力，另一手握住患者胫骨远端向后施力，两手相对推挤，并双侧对比。可感觉踝关节有移位者为阳性，提示距腓前韧带撕裂。距骨倾斜试验：检查者一手固定小腿远端，一手握住患者施力内翻，明显察觉到距骨向内侧倾斜、胫距关节外侧分离者为阳性。

（4）辅助检查

X 线检查：除常规踝关节正侧位、踝穴正位外，需拍踝关节应力位摄片，即踝关节在外力下内翻或外翻位时，对踝关节各个位置摄片，以观察胫骨和距骨关节面的倾斜成角情况。内翻时正常倾斜角在 4°以内，超过此角度有韧带断裂的可能。由于个体差异较大，以及施于足的应力大小不同，因此必须与健侧做对比。急性患者如果疼痛难忍，肌肉强烈痉挛而不能接受检查，可在腓神经阻滞麻醉下进行。

踝关节造影：局麻下从踝关节的前内侧注入碘造影剂 10ml，然后拍摄关节前后位、侧位 X 线片，根据需要也可增拍其他方向的 X 线片，一般若有关节囊韧带断裂时，可见造影剂向外侧漏出。陈旧性损伤患者关节造影阴性。

MRI 对软组织有较高的分辨率，可以区分韧带部分断裂或完全断裂。对慢性不稳定患者某些疾病的检查方法，如关节内游离体、踝关节前外侧软组织撞击等体征。

（5）诊断依据：踝关节内翻扭伤史，外踝可及肿胀、瘀斑、压痛。前抽屉试验和距骨倾斜试验可能为阳性。X线可有外踝肿胀软组织影，应力位摄片胫距倾斜角超过4°或双侧对比明显大于健侧。踝关节造影可能有造影剂外漏。

4. 康复评定

（1）关节活动范围评定：用于判断伤后关节障碍程度以及康复治疗后关节功能情况。

（2）肌力评定：徒手肌力检查法进行大小腿肌力评定、等速肌力评定。

（3）肢体围度测量：大腿围度、小腿围度测定，与对侧对比。

（4）疼痛评定：用VAS法评定疼痛的方法。

5. 康复治疗

（1）临床治疗

1）轻度韧带扭伤可外用消痛贴膏等局部抗炎镇痛药，或用消肿止痛、活血化瘀的中成药和非甾体抗炎药。踝关节暂时减少负重活动，早期进行功能锻炼。如果扭伤较重，疼痛肿胀严重，除了上述治疗外，患肢踝关节需制动，短腿石膏托固定2~3周，石膏拆除后逐步负重行走。

2）外侧副韧带完全断裂可伴有外踝撕脱性骨折，除了抗炎镇痛的药物治疗缓解症状外，短腿石膏将踝关节固定于轻度外翻位4~6周。应力位摄片提示明显不稳、距骨有脱位倾向和开放性损伤都是手术指征。Brostrom-Gould手术是目前最为流行的术式，一般采取外侧入路，显露出断裂的韧带后将其缝合，然后将伸肌支持带外侧部分缝合到腓骨远端的韧带附着处。术后石膏固定4周，之后换可活动踝关节的支具进行功能锻炼。术后6周开始逐步下地负重。

3）陈旧性损伤：分为非手术治疗和手术治疗两种。

非手术治疗：包括药物治疗、局部封闭、穿高帮鞋，并配合小腿肌肉锻炼等。

手术治疗：对于非手术治疗失败、慢性踝关节不稳影响行走的患者，为了改善走路功能，防止踝关节创伤性关节炎的发生，可采取手术治疗。手术主要分为两类，一类为解剖修复法，与急性损伤相类似，如Brostrom-Gould手术；另一类为非解剖重建法，即采用腓骨短肌腱、跟腱、趾腱等重建外侧韧带，以腓骨短肌腱最为常用，常用的术式包括Waston-Jones术式、Even术式和Chrisman-Snook术式等。

（2）康复治疗

一般治疗：早期治疗、早期手术可使患者早期进行功能锻炼，缩短治疗时间，有利于患肢功能的早日康复。卧床休息，尽量减少受累关节的活动。

运动疗法：①术后患肢抬高放置，术后24h开始足趾被动活动。②1周内开始趾和跖趾关节的主动运动并逐渐加强，使用助行器进行不负重的站立和行走。③伤后第2周，继续第1周的练习，进行趾和跖趾关节的非抗阻屈伸练习，踝关节在固定夹板内进行背伸和跖屈的等长收缩练习；根据骨折的类型和程度，选择不负重站立和行走或部分负重站立和行走。④伤后第4~6周，继续上述的练习，进行趾和跖趾关节的非抗阻屈伸练习，去除夹板时，进行踝关节和距下关节轻柔的主动运动；踝关节进行背屈和趾屈的等长收缩练习。根据骨折的类型和程度，选择部分负重的站立和行走或不负重的站立和行走。⑤伤后6~8周，若去除夹板，进行踝关节和距下关节轻柔的主动和被动运动，踝关节周围肌肉进行等长和等张收缩练习；根据骨痂生长情况，部分负重或完全负重。对累及关节面的骨折，固定2~3周，如有可能应每日短时取下固定物，做受损关节面的不负重的主动运动，并逐步增加活动范围，运动后固定，可促进关节软骨的生化修复，并使关节面有较好的塑形，同时防止或减轻关节内的粘连。⑥石膏固定解除后，进行适当的锻炼。踝关节功能方可完全恢复，功能训练时活动足的内翻肌、外翻肌、背屈肌和跖屈肌，在锻炼中应做背伸 - 跖屈 - 走步动作。但当踝关节被固定在跖屈位置时，因为距骨前宽后窄，当足尖向下时，正好距骨窄的部分在踝穴中，如长时间在此位置固定，踝穴就会变窄。解除固定后活动踝关节，变窄的踝穴不能容纳距骨前方宽的部分，使背伸受限，所以应注意早期做背伸、跖屈活动。若患者踝关节达到70% 的活动范围，就可开始行走、跑步、散步或上下楼梯训练，使站立相和摆动相的周期恢复正常，足跟部相关关节活动自如，功能完全恢复，起初以患者能接受为宜，逐渐加大训练强度。

矫形支具：足底垫板或用踝足矫形器可以预防足下垂、内旋、外翻。已发生踝关节挛缩时可使用系列塑形，此时阻力极大，可逐次增加关节的活动范围，最后完全矫正挛缩。对于严重的挛缩可行跟腱延长手术治疗。

热疗：通常在主动或被动运动之前进行，目的在于止痛、消肿、松弛拮抗肌、减少胶原的黏弹性。几乎各种热疗法均可被采用，包括传导热的水疗、蜡疗、泥疗，辐射热的红外线与热空气浴，内生热的高频电疗与超声，用分米波凹槽形辐射器时加热最深，宜用于大关节。但是，热的作用并不十分简单。加温到 40~43℃可以减少胶原的黏弹性，增加其延展性，减少运动的阻力。但是加温到 65℃可以使胶原晶态结构破坏，缩短 2/3。关节加热后关节液透明质酸增加，软骨的破坏增加。故热疗对结缔组织的影响仍有争议，有待进一步研究。

出院后的功能锻炼应特别重视，应在患者出院前进行，指导患者进行患足的屈伸和内外翻锻炼，有利于足部消肿和关节功能的恢复。

多数急性扭伤患者非手术治疗后都能痊愈，对于慢性损伤患者，70%~85% 的功能性不稳定经功能康复治疗可获得良好效果。手术后 90% 以上患者可获得疗效，但有少数患者发生术后疼痛。

四、关节软骨损伤

（一）膝关节软骨损伤

1. 概述　膝关节软骨损伤后会导致疼痛，关节灵活性降低，并且通常最终发展为骨性关节炎。近年来由于关节镜技术的进步和 MRI 的应用，膝关节关节面软骨损伤的诊断得到极大提高。非手术治疗对一些患者可能会有满意的结果，但是因为软骨损伤者最终将进展为骨性关节炎。最近关节镜下的微骨折软骨成形术得到了广泛应用，目的是通过微骨折运用自身的修复能力，为软骨再生提供良好环境，促进软骨的修复。

2. 损伤机制　关节软骨损伤机制包括直接创伤、间接撞击，或者膝关节扭转负荷时损伤。

（1）直接撞击伤：膝关节屈曲跪倒，股骨髁直接撞击在地面或物件上，造成股骨髁关节面骨折，这种相情况相对减少。

（2）间接挤压、撞击伤：暴力通过髌骨撞击股骨滑车，如运动员膝前互相碰撞踢压，形成股骨髁软骨凹陷骨折或切线骨折。

（3）向内旋转伤：膝关节伸直位，股骨在胫骨上突然向内旋转，导致髌骨力线改变，髌骨向外脱位。撞击股骨外髁外侧缘造成软骨损伤，复位时又勒压股骨外髁受损伤。同时髌骨内下象限也被力线勒压形成切线骨软骨骨折。

3. 诊断要点

(1)膝关节撞击或扭转损伤史。

(2)膝关节疼痛,在练习或比赛中有酸软或疼痛,上下楼痛、半蹲痛,大多在屈30°~50°时。在疼痛角度下持重时有“打软腿”现象,膝无力。有关节游离体时,常有绞锁,膝关节伸屈时可弹响,膝伸屈或活动受限。

(3)浮髌试验阳性,关节瘀血,股四头肌萎缩,在有髌骨软骨损伤时压髌痛,股骨滑车压痛。半蹲试验:让患者单腿下蹲,感觉髌骨下疼痛即属阳性,髌股关节面损伤时出现。髌股关节间摩擦音或弹响。

(4)X线检查:须摄取正位、侧位、髌骨轴位或断层片。疑难病例需MRI检查才能确诊,MRI检查可显示局部软骨缺损或软骨下骨脱钙。

4. 康复评定

(1)疼痛评定:用VAS法评定疼痛的程度,观察治疗效果。

(2)肌力评定:徒手肌力检查法进行大小腿肌力评定,等速肌力评定,以H/Q值>85%作为恢复运动的重要标准。

(3)肢体围度测量:大腿围度、小腿围度测定,与对侧对比判断有无肌肉萎缩及恢复情况。

(4)关节活动范围评定:用于判断伤后关节障碍程度以及康复治疗后关节功能的恢复情况。

5. 康复治疗　术后康复应遵循个体化原则,向手术医生了解患者的手术情况,软骨缺损的面积和部位直接影响康复计划的制定。康复治疗的目的是通过提供适当的应力刺激软骨愈合,同时恢复关节活动度、灵活性、肌肉力量和本体感觉,达到日常生活或体育活动的功能需要。

(1)术后康复第1阶段(术后0~6周):最大限度保护软骨修复,术后使用膝关节角度可调支具,股骨或者髌骨病变者支具固定伸直位,髌股关节病变者,支具锁定为0°~20°。局限性损伤的患者,扶拐用足尖触地负重,由50%开始,在可以承受范围逐渐增加。

鼓励患者在手术后立即进行早期关节活动度训练以减少粘连、减轻疼痛,术后6周膝关节活动度达到0°~120°。持续被动活动仪(CPM)在术后立即应用,开始在0°~45°的范围,以后可以渐进加大。膝关节被动完全伸直,恢复正常的髌骨活动度。

理疗使用生物反馈和肌肉电刺激与股四头肌收缩练习相结合,促进股四头肌再学习。鼓励患者进行亚极量股四头肌等长收缩。当关节活动度增加时,增加各角度股四头肌等长练习。开始多平面直腿抬高(SLR)练习,通过渐进性抗阻练习逐渐恢复正常的髋部肌力。

膝关节活动角度达到85°的时候,可以使用短臂(90mm)功率自行车练习;关节活动度达到110°~115°时可以使用标准阻力固定自行车练习。水中练习可以从术后2~3周开始,应用冰敷和经皮电刺激(TENS)控制疼痛。

(2)术后康复第2阶段(术后6~12周):本阶段重点在于恢复正常的关节活动度并开始步态练习。当直腿抬高没有疼痛和迟缓时,可以除去支具,在日常生活活动中使用护膝。过度内翻或者外翻畸形的患者,建议其使用免负荷支具。

负重的进程视病变大小、位置和性质而定。通常术后6周,纤维软骨将开始填充关节缺损,同时开始渐进性负重。有条件时使用计算机压力测定系统辅助患者逐渐增加相关肢体的负荷；也可以采用减重训练系统和水下跑台治疗。在齐腰深的水中行走，可以减少 40% 到 50% 的负重；在齐胸深的水中可以减少 60% 到 75% 的负重。进展到正常步态常需要 2~3 周。继续进展辅助下主动关节活动度练习，在术后 12 周或 12 周以前达到全范围的关节活动。

肌力的增加对于康复过程安全进行和获得最佳功能恢复至关重要，强壮的肌肉可以分散关节表面的压力。有研究支持使用开链运动与闭链运动练习相结合的方法可以避免在病变部位产生高负荷。开链伸膝运动中，60°~90° 的范围膝关节的压力最大；0°~40° 的范围膝关节的剪切力最大。在闭链运动时，60°~100° 的范围膝关节剪切力和压力最大。因此，闭链运动活动应在 0°~60° 的运动范围内进行。关节活动度和负重将逐渐增加在 0°~45° 的范围内的小角度静蹲练习，并与渐进性抗阻练习（PRE）相结合。在术后 3 个月之内不应进行开链伸膝运动。

患者恢复 50% 的负重能力时，可以开始本体感觉和平衡训练，在矢状面和冠状面的平衡板上进行，有条件时在平衡系统进行。当肌力和平衡增加后，患者可以进行弹力带肌力练习，在倾斜跑台上逆向行走可以增加股四头肌肌力。继续进行患侧下肢灵活性练习，当膝关节活动度增加后增加股四头肌牵伸练习。

（3）术后康复第 3 阶段（术后 12~18 周）：本阶段重点在于恢复正常功能活动所需要的肌力。继续第 2 阶段中使用的治疗措施。闭链运动可以在更大的关节活动度范围内进行。开始下台阶练习，在不接触病变位置的角度下，增加开链伸膝练习，可由 40°~90° 的范围开始，并进展到全范围角度。进行髌骨或者股骨滑车手术的患者，在进行这项练习时应格外小心。开始进行持续抗阻下腘绳肌屈曲练习，使近端肌力进步增加。在多平面和干扰情况下进行平衡和本体感觉练习。

在术后 4 个月时，进行等速肌力测试，速度定为 180°/s 和 300°/s，因为与慢速相比，产生的压力和剪切力较小，肌力预期目标为达到对侧肢体的 85%。如果达到的患者可以继续开展健身房和家庭训练。

（4）术后康复第 4 阶段（术后 18 周后）：本阶段开始着手为运动员重返体育运动进行准备。当手术侧肢体的肌力达到对侧肢体的 85% 时，可以开始在跑台上进行向前跑动练习。根据患者需要进行体育活动训练。进行单腿跳测试和交叉单腿跳测试，根据情况做出是否参加体育运动的决定。在重返体育活动之前应该达到关节活动度、灵活性、肌力和耐力全部正常。

（二）半月板损伤

1. 概述　半月板是位于膝关节间的半月形软骨板，膝关节有内外侧两个半月板，内侧半月板呈“C”形，边缘与关节囊和内侧副韧带深层相连；外层半月板呈“O”形，中后 1/3 处有腘肌腱将半月板和关节囊隔开。半月板的功能包括承重、传递负荷、吸收应力、稳定关节、润滑和协调关节运动。在伸膝的状态下半月板负担了 40%~50% 的全身负重；在屈膝 90° 的情况下，有 85% 的应力传导经过半月板；屈膝超过 90° 时，半月板负担会更大。流行病学研究发现，半月板撕裂约占膝关节损伤手术的 50%；男性半月板撕裂的发病率是女性的 3 倍；内侧半月板与内侧副韧带连接，这就是为什么它的灵活性没有外侧半月板好的原因，内侧半月板撕裂的发病率是外侧的 3 倍。

2. 损伤机制　小腿固定，股骨内外旋或内外翻，再突然伸直或下蹲时，半月板与股骨髁及胫骨平台的活动不协调，造成撕裂。如篮球运动切入投篮时跳起或落地伴有身体旋转，足球运动中疾跑转向急行转身等都是损伤的常见动作。

膝关节半月板损伤是最常见的运动创伤之一。多见于足球、篮球、体操等项目运动员，在武术演员中也较多见。运动时小腿固定，股骨内外旋或内外翻位，再突然伸直或下蹲时半月板处于不协调的运动中，如果半月板受到挤压则会造成撕裂。

3. 诊断要点

（1）有膝扭转致伤史或无明显外伤史。伤膝功能有不同程度受限，部分患者有关节弹响绞锁症状，少数患者在关节间隙可观察到或触及肿块（半月板囊肿）。

（2）伤膝不同程度肿胀，内和/或外胫股关节间隙固定压痛。

（3）大部分患者可有股四头肌萎缩。

（4）不到一半的患者麦氏试验阳性，一半以上的患者伤膝过伸和/或过屈挤压试验性。麦氏试验方法为：患者仰卧放松，检查者一只手握持膝内、外侧胫股关节间隙，另一只手握持足踝部，在保持胫骨内或外旋、施加膝内或外翻应力的同时，从最大屈膝位逐步伸膝。若检查者在一侧关节间隙扪及弹动和/或闻及弹响，并伴随患者疼痛主诉为阳性，提示该侧半月板可能损伤。近最大屈膝位阳性提示后角损伤；90°位阳性提示体部损伤；近伸直位阳性提示前角损伤。

（5）若合并有交叉韧带或侧副韧带损伤，韧带的相关应力试验可为阳性。

（6）影像学检查：X线检查可显示合并的剥脱性骨软骨炎及骨性游离体。MRI对某些类型的半月板损伤（如小的纵裂或横裂）不能有效显示，故不应成为临床诊断半月板损伤的常规方法。因此，影像学检查应紧密结合临床症状、体征进行诊断。目前，关节镜检查是诊断半月板损伤切实可靠的依据。

4. 康复评定

（1）肌力评定：常用徒手肌力检查法进行大小腿肌力评定，使用特殊器械进行肌群的等张肌力测定及等速肌力评定，尤其是等速肌力的H/Q值，对于判断肌力的恢复具有重要意义。

（2）肢体围度测量：大腿围度测量髌骨上缘10cm的大腿周径，小腿围度测量髌骨下缘10cm的小腿周径，与对侧对比，判断有无肌肉萎缩。

（3）膝关节活动范围评定：用于判断伤后膝关节障碍程度以及康复治疗后关节功能的恢复情况。

（4）疼痛评定：通常用VAS法评定疼痛的程度。

5. 康复治疗　半月板切除及部分切除术后康复。

（1）术后第1阶段（术后0~1周），减轻疼痛，肿胀；早期肌力及活动度练习，以防止关节粘连、肌肉萎缩。

手术当天：开始活动足趾、踝关节。①踝泵练习：用力、缓慢、全范围屈伸踝关节，每小时一组，每组5min；②股四头肌、腘绳肌等长练习：在不增加疼痛的前提下尽可能多做，大于500次/d；③术后24h后可扶拐下地行走。

术后第1~2日：①开始直腿抬高练习，伸膝后直腿抬高至与床面30°处，保持5s为1次，30次/组，4组/d；②开始侧抬腿练习及后抬腿练习，保持5s为1次，30次/组，3~4组/d；③负重及平衡练习，在保护下双足分开同肩宽，在微痛范围内交替移动重心，5min/次，2次/d；如疼痛肿胀不明显，可扶单拐或不用拐下地，但不鼓励多行走。

术后第3日：①继续以上练习；②根据情况决定开始屈曲练习，微痛范围内，达到尽可能大的角度，10min/次，1次/d。

术后第4日：①开始单腿站立平衡练习，5min/次，2~3次/d。②开始俯卧位主动屈曲练习，30次/组，2~4组/d。可以沙袋为负荷，在0°~45°屈伸范围内进行，练习后如关节肿痛即刻冰敷。③主动屈膝达90°。

术后1周：①被动屈曲练习，被动屈曲角度至100°~110°；②可单足站立，可不用拐短距离行走；③开始立位主动屈曲大于90°，抗阻屈至无痛的最大角度保持10~15s，30次/组，4组/d。

（2）术后第1阶段（术后2~4周）：加强活动度及肌力练习，提高关节控制能力及稳定性，开始恢复日常活动。①被动屈曲练习至110°~120°。②开始前后、侧向跨步练习，动作缓慢、有控制、上身不晃动。力量增强后可双手提重物进行负荷训练，组间间隔30s，2~4组连续，2~3次/d。③开始靠墙静蹲练习，随力量增加逐渐增加下蹲的角度，2min/次，间隔5s，5~10次/组，2~3组/d。

术后3周：①被动屈曲练习角度达120°~130°；②开始单膝蹲起练习，在0°~45°范围蹲起，要求动作缓慢、有控制、上身不晃动。必要时可双手提重物以增加练习难度。20次/组，间隔30s，重复2~4组，每日练习1~2次。

术后4周：①被动屈曲角度逐渐至与健侧相同；②坐位抗阻伸膝，使用沙袋等负荷练习，30次/组，组间休息30s，重复4~6组，每日练习2~3次。

（3）术后第2阶段（术后1~2个月）：关节活动度至正常，强化肌力，改善关节稳定性恢复日常生活各项活动能力及轻微运动。①台阶前向下练习；②保护下全蹲，双腿平均分配体重，尽可能使臀部接触足跟，3~5min/次，1~2次/d；③开始游泳、跳绳及慢跑；④运动员开始专项运动中基本动作的练习，运动时戴护膝保护。

（4）术后第3阶段（术后3个月）：开始专项运动训练。

半月板修复术后康复：半月板前、后角损伤缝合术后可早期部分负重；半月板体部损伤缝合术后4周内患肢完全不负重。并且术后1~2周内不进行屈曲练习，术后4周内不进行主动屈曲练习，被动屈曲每周进行练习2~3次。可参照以上方法进行康复治疗。

（宋振华）

第七节　下肢周围神经损伤康复

一、概述

详见第五章上肢神经损伤部分。

二、康复评定

详见第五章上肢神经损伤部分。

三、两种特殊的周围神经损伤的康复治疗

（一）坐骨神经损伤及康复

1. 解剖　坐骨神经是全身最粗大、最长的神经，由胫神经和腓总神经组成，分别起自

$L_{4\sim5}$ 和 $S_{1\sim3}$ 的前、后股，包围在一个结缔组织鞘中。坐骨神经穿梨状肌下孔至臀大肌深面，在坐骨结节与大转子之间下行至股后区，在股二头肌与半膜肌之间行走，沿途分支支配股后部的股二头肌、半腱肌和半膜肌，一般在腘窝上方分为胫神经和腓总神经两大终支。

2. 病因 常见原因为臀部或股部外伤、股骨干骨折、髋关节骨折或脱位、臀肌痉挛、手术伤、臀部肌内注射不当等，可分为完全性或部分性损伤。

3. 临床表现

（1）病史：有相应的外伤史。

（2）症状、体征

1）坐骨神经高位损伤：引起股后部肌肉及小腿和足部所有肌肉全部瘫痪，膝关节不能屈曲，踝关节与足趾运动完全丧失，足下垂，患者不能用足跟或足尖站立。小腿后外侧及足部麻木，感觉丧失，足部出现神经营养性改变。由于股四头肌健全，膝关节呈伸直状态，行走时呈跨越步态，步态较稳定。

2）股后中、下部损伤：因股二头肌及半腱肌支未受损，腘绳肌正常，膝关节屈曲功能正常，其余同高位损伤。

3）腱反射：跟腱反射和跖反射减弱或消失。

4. 康复评定

（1）运动功能评定：包括肌力评定、关节活动范围测定、反射检查、患肢周径的测量等。

（2）感觉功能评定：包括浅感觉、深感觉、复合感觉。评定可参考英国医学研究会的分级评定表。

（3）疼痛评定：通常采用 VAS、口述分级评分法、简化 McGill 疼痛问卷和压力测痛法等评定方法。

（4）自主神经功能评定。

（5）周围神经电生理学评定：电诊断、肌电图、神经传导速度、体感诱发电位等对判断周围神经损伤的范围、部位、性质与程度有重要价值。

（6）日常生活活动能力评定。

5. 康复治疗

（1）损伤早期：去除病因，消除炎症和水肿，减轻对神经的损害，预防关节挛缩畸形。

1）针对病因进行治疗。

2）应用神经营养药物促进神经再生、促进神经传导功能恢复。

3）关节保持功能位，预防关节挛缩变形：对损伤所致运动障碍、肌肉瘫痪者宜佩戴支具或穿矫形鞋，以防止膝、踝关节挛缩及足内、外翻畸形，维持踝足稳定等。

4）肢体按摩和主被动运动：可促进淋巴、血液循环，维持肌张力及关节活动范围。先以被动运动为主，当患肢出现主动运动时，应积极进行主动活动。

5）物理因子治疗：根据具体情况选择 2~3 种治疗方法。

电疗法：①超短波疗法：板状电极，损伤臀部或股部，对置法，无热量，每次 10~12min，1 次 /d，15~20 次为一疗程；②直流电碘离子导入疗法：对置法或并置法，15~20min/ 次，1 次 /d，15~20 次一疗程。

光疗法：①紫外线疗法：红斑量，于损伤部位隔 1~2d 照射一次，6~10 次为一疗程；②氦 - 氖激光或半导体激光沿神经走行的表浅部位选穴位照射，每次 3~5min，1 次 /d，5~10 次为一疗程。

超声波疗法：声头置于损伤部位或手术伤口周围，移动法，强度 0.5~1.5W/cm^2，每次 5~10min，1 次 /d，10~15 次为一疗程。

6）为防止肢体出现肿胀，一般采用抬高患肢、弹力绷带包扎、被固定的肢体作肌肉等长性收缩运动、患肢作轻柔的向心性按摩，受累肢体的被动活动、热疗等措施。

（2）恢复期：促进神经再生、保持肌肉质量、增强肌力和促进感觉功能恢复，防止肢体发生挛缩畸形，最大限度地恢复其功能。

1）运动疗法：每日需进行跟腱牵伸，足背屈或跖屈被动运动、主动 - 助力运动或主动运动，足趾伸展运动，足跟着地、足尖提起练习或足尖着地、足跟提起练习并进行穿矫形鞋的步态训练。

2）作业治疗：可进行蹬自行车、缝纫机等练习。

3）促进感觉功能的恢复：对于局部麻木、疼痛：①采用镇静、镇痛剂治疗，可服用非皮质类固醇类消炎镇痛药物；②可采用冷疗、热疗、超短波疗法、激光疗法、经皮神经电刺激疗法（TENS）、干扰电疗法、直流电药物离子导入疗法等物理因子治疗；③重者可采用交感神经节封闭治疗。

感觉过敏时采用脱敏疗法：感觉丧失时采用感觉重建的方法，进行感觉训练。

4）物理因子治疗：根据具体情况选择 2~3 种治疗方法。

电疗法：①神经肌肉电刺激疗法：首选输出指数曲线或三角波的低频脉冲电刺激疗法。一般以阴极为刺激电极，将点状刺激电极置于患肌或患肌的运动点上，另一个较大的辅极置于肢体近端或躯干；电流的强度以能引起肌肉明显可见收缩而无疼痛为度，避免波及邻近肌肉或引起过强的收缩；肌肉收缩的次数以不引起过度疲劳为宜，1 次 /d；②超短波疗法：板状电极，损伤下肢，对置法，微热量，每次 10~15min，1 次 /d，15~20 次为一疗程；③其他：音频电疗法、直流电碘离子导入疗法、调制中频电疗法等。

其他：光疗法（激光、红外线等）、超声波药物透入疗法、磁疗法、石蜡疗法、水疗法等。

5）神经吻合术后的患者，术后 2~3 周内避免进行牵拉神经的运动，必要时可采用夹板限制过度活动。

6）心理治疗：周围神经损伤患者常常伴有急躁、焦虑、抑郁等情绪。应让患者了解神经损伤的性质、程度和康复治疗方案，从而增强战胜疾病的信心，使其发挥主观能动性，积极地进行康复治疗。

（二）腓总神经损伤及康复

1. 解剖　腓总神经是坐骨神经在腘窝处两个终末分支之一。腓总神经自腘窝近侧部由坐骨神经分出后，沿腘窝上外侧界的股二头肌内缘斜向外上，继而弯曲绕过腓骨颈向前，穿过腓骨长肌，分为腓浅、腓深神经。腓浅神经于腓骨长、短肌间下行，小腿下 1/3 穿出深筋膜至足背内侧和中间。后者于趾长伸肌和胫前肌间，贴骨间膜下降，与胫前动、静脉伴行，于跗长伸肌、趾长伸肌之间至足背。支配小腿前外侧肌群和小腿前外侧和足背、趾背的皮肤。

2. 病因　因腓总神经绕行腓骨颈处位置表浅，故在下肢神经损伤中最多见。常见的原因为膝关节外侧脱位、腓骨头骨折、小腿石膏或夹板固定太紧、手术时膝带捆绑过紧等，持续跷二郎腿时间久也可导致腓总神经一过性损伤。

3. 临床表现

（1）病史：有相应外伤史。

（2）症状、体征：腓总神经损伤时，导致胫骨前肌、小腿前外侧肌麻痹，出现足背屈、外翻功能障碍、呈内翻下垂畸形，晚期形成马蹄内翻足，行走时呈“跨阈步态”。小腿前外侧与足背皮肤感觉障碍。

4. 康复评定　请参见本节“坐骨神经损伤及康复”部分。

5. 康复治疗　为保持关节功能位，预防踝关节挛缩，可穿戴足托或矫形鞋使踝关节保持在 90°位。每日进行跟腱牵伸、踝背屈被动运动、足趾伸展运动，当踝背屈出现后进行主动 - 助力运动、主动运动及穿矫形鞋的步态训练。

其余治疗请参见本节“坐骨神经损伤及康复”部分。

6. 康复治疗的注意事项

（1）运动疗法的原则是先做被动运动，然后由患者自己活动患侧肢体，待肌力有所恢复后再做辅助主动运动，以后进行主动运动，最后是抗阻力运动。

（2）作业疗法都会有抗阻力的作用。

（3）在等待肌肉功能恢复期间不要使用代偿性运动训练。

（4）恢复肌肉功能无望时再发展代偿运动，不过一定要注意不能促成肢体畸形。

（5）伴有感觉障碍时要努力防止皮肤损害。

（6）任何情况下都禁做过伸性动作。

（7）如果挛缩的肌肉和短缩的韧带有固定关节作用，以保持原状为好。

（刘宏亮　张继荣　李飞舟）

参 考 文 献

[1] 陈文华，余波 . 软组织贴扎技术基础与实践[M]. 上海：上海科学技术出版社，2016.

[2] 唐强，王玲姝 . 中医康复辨治思路与方法[M]. 北京：科学出版社，2018.

[3] 蔡斌，蔡永裕 . 骨科术后康复[M]. 3 版 . 北京：人民卫生出版社，2017.

[4] Zha G C，Liu J，Wang Y，et al.Cementless distal fixation modular stem without reconstruction of femoral calcar for unstable intertrochanteric fracture in patients aged 75 years or more[J].Orthopaedics & Traumatology Surgery & Research，2019，105(1)：35-39.

[5] 刘岩 . 关节镜术后玻璃酸钠关节内注射治疗半月板损伤伴骨关节炎的效果[J]. 中外医学研究，2016，14(35)：147-148.

[6] 马锐祥，孔荣，朱晨，等 . 关节镜配合玻璃酸钠注射液关节腔内注射治疗半月板损伤的临床观察[J]. 中华骨与关节外科杂志，2016，9(3)：209-212.

[7] 杨锴 . 关节镜配合玻璃酸钠注射液关节腔内注射治疗半月板损伤的临床分析[J]. 中国实用医药，2015，10(34)：69-70.

[8] 俞广，张树志，姜良德，等 . 伴有半月板损伤早期骨关节炎行关节镜治疗与注射玻璃酸钠保守的疗效对比[J]. 生物骨科材料与临床研究，2016，13(4)：55-56.

[9] Robbins CM，Murphy CP，Daney BT，et al.Provencher MT.Knotless suture anchor repair of anterolateral meniscus root after iatrogenic injury[J].Arthrosc Tech，2018，7(8)：e875-e879.

[10] Murphy CP，Sanchez A，Peebles LA，et al.incorporating ortho-biologics into your clinical practice[J].Clin Sports Med，2019，38(1)：163-168.

[11] 陈中银 .X 线、薄层 CT 及三维重建检查在急性膝关节损伤诊断中的应用比较[J]. 现代诊断与治疗，

2015，32（6）：1305-1306.
[12] 褚骋，强昂．新伤续断汤加减结合髁支持钢板治疗股骨远端复杂骨折的临床疗效[J].临床医学研究与实践，2018，3（17）：120-121.
[13] 张俊，卫琰，倪明，等．单侧与双侧钢板内固定治疗 A0-A3 型股骨远端骨折的试验研究[J].中国骨与关节损伤杂志，2017，32（6）：569-572.
[14] 陈步俊，刘影，金钢，等．外固定支架辅助复位锁定钢板固定治疗 Schatzker Ⅴ、Ⅵ型胫骨平台骨折[J].中华创伤骨科杂志，2014，16（11）：1007-1009.
[15] Ebied AM，Foda A.Combined anterior cruciate ligament reconstruction and high tibial osteotomy in anterior cruciate ligament-deficient varus knees[J].Journal of Orthopaedics，2017，23（C）：8-12.
[16] 熊其林，范跟东．补肾活血法联合股骨近端抗旋髓内钉治疗高龄股骨粗隆间骨折临床研究[J].现代中西医结合杂志，2017，26（16）：1799-1802.
[17] 黄武全，郭军，徐锦良，等．非跨关节外固定架治疗胫骨平台骨折临床应用研究[J].中国现代手术学杂志，2017，21（3）：214-216.
[18] 陈农，马易群，周凯华，等．临时跨关节外固定支架固定联合延期内固定治疗复杂胫骨平台骨折[J].中华创伤骨科杂志，2016，18（4）：312-317.
[19] 张长杰．肌肉骨骼康复学[M].北京：人民卫生出版社，2007.
[20] 舒彬，孙强三．骨骼肌肉康复学治疗方法[M].北京：人民卫生出版社，2015.
[21] 阮建洪．运动创伤学[M].北京：人民军医出版社，2008.
[22] 马超，伍少玲．软组织疼痛治疗与康复[M].广州：广东科技出版社，2012.

第八章 多发性损伤康复

第一节 多发性损伤的概念

一、概述

多发性损伤（以下简称“多发伤”）是同一致伤因子引起的两处及两处以上解剖部位或器官创伤，且至少有一处损伤是危及生命的。多发伤不是各部位创伤的简单叠加，而是伤情彼此掩盖、有互相作用的症候群。随着社会的发展，交通的发达及交通工具的增多等，严重创伤患者呈逐年增加趋势，其对人类的健康危害极大，给社会、家庭造成了极大负担。

多发伤伤势严重，应激反应剧烈，伤情变化快，多发伤的治疗往往是多学科的合作。现场的急救处理、手术的介入、骨折的处置等有急救、神经外科、普外科、骨科和重症医学科医师的介入，康复医师和治疗师在多发伤的处置过程中需要做的是如何减少并发症的发生，促进功能恢复和缩短病程。多发伤后的康复评估有助于全面了解患者病情严重程度和功能障碍水平，康复介入时机的选择和康复介入的方法则是康复医师和治疗师共同面临的难题。

二、流行病学

随着社会和经济发展变化，人类的疾病谱也在随之发生改变。创伤的发生率不仅明显提高，而且伤类更为复杂，伤情更加严重，治疗更加困难。国外研究报道，全世界每年大约有 580 万人死于创伤相关疾病，有专家预测到 2020 年全球每年因创伤死亡的人数可达 840 万，且主要为青壮年。在很多国家，创伤是 44 岁之前人群的首要死亡原因。在我国，随着人民健康水平的提高，创伤这种发达社会疾病也开始在我国蔓延开来。2007 年卫生部发布的《中国伤害预防报告》显示，我国每年发生伤害约 2 亿人次，死亡 70 多万人，占死亡总人数的 9%左右，成为第 5 位死亡原因。而创伤中的严重伤——多发伤（multiple injury），因为其所造成较高的过早死亡率和致残率，现已成为世界性的公共卫生问题。但是，目前关于多发伤方面的流行病学资料甚少。

国内多发伤的流行病学特征：①年龄：青壮年居多，占 2/3。②性别：男性多于女性。③已婚已育者占 2/3。④人群构成：以农业人口及城市工人居多，近期来自农村的流动人口的受伤比例有不断增加的趋势。⑤文化程度：文化程度普遍不高，少数人酒后驾车，蓄意违反交通规则或违章操作。⑥时间：每年的高温炎热季节是创伤的高发期。每天的 14：00—20：00，事故发生率稍高，这可能与疲倦困乏、精神涣散、情绪波动、生物钟紊乱等因素有关。⑦致伤性质：交通事故伤占 66.5%，其致伤能量巨大，致伤形式多为机械性损害。⑧伤情特点：闭合性损伤居多。各系统损伤发生率依次为运动系统、神经系统、呼吸系统、泌尿生殖系统和消化系统。多以撞击伤、挤压伤、坠落伤、压砸伤为主，而爆炸伤、切割伤、刺扎伤、绞轧伤较少见。⑨院前时间：平均院前时间相对较长。⑩治疗费用：大部分患者需进行生命支持、连续监护、加强治疗、手术干预、并发症处理或功能重建，因而使费用陡增。创伤导致全球约10%的死亡率和16%的致残率，严重多发伤[创伤严重度评分(ISS)≥16]的致残率达36.1%，病死率占疾病死亡谱的第3位。

（张　芳　李　群）

第二节　多发性损伤的临床诊断

一、概述

多发伤诊断作为独立的诊断，包括三方面。①损伤诊断：损伤部位和损伤性质；②损伤并发症诊断：包括失血性休克、感染、间室综合征、水电解质酸碱平衡紊乱和器官功能障碍等；③并存疾病诊断：包括心血管系统疾病、肺部疾病、代谢疾病和药物依赖等。

二、分类

（一）按损伤部位依创伤严重程度评分表（ISS）分6个部位罗列

1. 头颈部　包括头皮、脑、颅骨和颈椎。
2. 面部　包括五官和面部骨骼。
3. 胸部　包括胸腔脏器、胸椎、膈肌和胸廓等。
4. 腹部　包括腹腔及盆腔脏器、腰椎。
5. 四肢　包括四肢、骨盆及肩胛骨。
6. 体表　包括机械损伤、烧伤、冷伤和电击损伤等导致的皮肤损伤。

（二）按损伤性质分10类

1. 浅表损伤　包括擦伤、水疱、挫伤（包括血肿）、浅表异物和无毒昆虫咬伤。
2. 开放性伤口　包括动物咬伤、切割伤、撕裂伤、穿刺伤（伴或不伴异物存留）。
3. 骨折　包括各种闭合性、脱位、移位和开放性的骨折。
4. 脱位、扭伤和劳损　包括关节囊和韧带的撕脱、撕裂、扭伤、疲劳损伤，以及创伤性关节积血、破裂、不全脱位和撕裂等。
5. 神经和脊髓损伤　包括脊髓的完全性或不完全性损害、神经和脊髓连续性的损害，创伤性神经切断、脊髓出血、短暂性麻痹、截瘫和四肢瘫等。
6. 血管损伤　包括血管的撕脱、切割、撕裂伤，以及创伤性动脉瘤或瘘、动脉血肿和破裂等。
7. 肌肉和肌腱损伤　包括肌肉和肌腱的撕脱、切割、撕裂和创伤性破裂损伤等。
8. 挤压伤　指肌肉丰富的肢体或躯干在受到外部重物（如倒塌的工事或房屋）一定时间的挤压或固定体位的自身重量压迫（如全麻手术患者）而造成的以肌肉伤为主的软组织损伤等。
9. 创伤性切断。
10. 内部脏器损伤　包括各种脏器的冲击伤、震荡伤、挤压伤、撕裂伤，以及创伤性血肿、穿刺、破裂和撕裂等，根据壁层胸膜、腹膜有无破裂将胸部和腹部伤分为穿透伤和钝性伤。

（张　芳　李　群）

第三节 多发性损伤的评估

一、多发性损伤伤情严重程度评估

整体创伤程度评估多采用意外受害者的简明创伤分级标准(AIS)中的创伤严重度评分。AIS以解剖损伤为依据,将人体划分为9个部位,分段记录头、面、颈、胸、腹(盆腔)、脊柱脊髓、上肢、下肢骨盆、体表各部位的损伤情况,按损伤程度分为6级,1级为轻度,6级为极重度。

二、意识状态评估

指患者对自身和周围环境刺激的觉醒感知能力不同程度降低或丧失。意识障碍根据觉醒障碍程度分为:嗜睡(somnolence)、昏睡(stupor)、昏迷(coma),根据意识内容障碍分为:谵妄状态(delirium)、植物状态/无反应觉醒综合征(VS/UWS)、微意识状态(MCS)等。

(一)量表评估

1. 格拉斯哥昏迷评分量表(GCS) 对预后评定有重要价值,简便易行,应用广泛;但对植物状态和死亡的预后评估缺乏特异性。

2. 全面无反应评分量表(FOUR) 常作为意识障碍急性期的候选量表。用于因气管切开或呼吸机辅助呼吸无法进行言语能力评估的患者。可以弥补GCS的不足。

3. 修订昏迷恢复量表(CRS-R) 对各种感觉刺激(听觉、视觉、运动、言语、交流和觉醒水平)是否有特定行为反应进行评分,可以对意识水平作出判断,特别适用于对微小意识的鉴别,支持对预后的评估。

(二)神经电生理评估

1. 脑电图(EEG) EEG对脑的病理生理变化异常敏感,特别对大脑皮质病变的评估,有明确价值,但易受麻醉、镇静催眠药物影响。评估应考虑干扰因素,并定期动态观察。

2. 诱发电位(EP) 主要包括体感诱发电位(SEP)和脑干听觉诱发电位(BAEP)。推荐引用最具代表性的Hall(BAEP采用)和Judson(SEP采用)两种分级标准,对意识障碍预后进行预测。

3. 事件相关电位评定 事件相关性诱发电位(ERP)是与识别、比较、判断、记忆与决策等认知过程有关的神经电生理改变,是观察大脑认知功能活动的窗口;其失匹配负波(MMN)对意识的判断和评估最为重要。ERP有助于避免SEP和BAEP对意识判断的局限性。

(三)影像学评估

1. 脑MRI和CT 是了解损伤大脑形态学结构、判断预后的重要手段。有临床研究表明,严重脑萎缩、脑积水及相关损伤区异常信号的部位和范围大小等,与预后相关。

2. 功能性磁共振(fMRI)皮质含氧血红蛋白浓度的检测(BOLD) 可用于皮质水平的认知及意识活动观察。其他多模态脑成像技术,如弥散张量成像(DTI)等,单独或与fMRI配合有助于提高诊断准确率。磁共振波谱(MRS)是目前能够无创检测活体组织器官能量代谢、生化改变和特定化合物定量分析的唯一方法。研究结果揭示,MRS异常与解剖的MRI无关,联合运用MRI和MRS评价VS/MCS预后,有很强的互补性。

三、运动功能评定

多发性损伤患者运动功能评估是判断患者适合开展哪种运动功能干预的前提。常见功能问题的评定包括肌张力、肌力、关节活动度和活动能力、运动模式、协调性和平衡等。其中肌张力和关节活动度无论患者清醒与否均可评定，其他评估则须在意识清醒条件下实施。评定量表推荐采用常用的标准量表。量表的测定要考虑重症患者的意识、使用药物、诊疗措施等多种因素的影响。①肌张力评定：推荐采用改良 Ashworth 量表（MAS）；②肌力评定：推荐徒手肌力测试（MRC）；③关节活动度评定：推荐采用关节活动测量仪进行主动和/或被动关节活动度评定；④活动能力评定：包括转移、行走和体力活动消耗水平。转移和行走能力评定推荐采用 DeMorton 活动指数（DEMMI）评定；⑤体力活动消耗水平：推荐采用自觉疲劳程度量表（RPE）；⑥运动功能恢复评定：对于脑损伤患者推荐采用 Brunnstrom 运动功能恢复六阶段分级评定；对于脊髓损伤患者，采用美国脊髓损伤学会（ASCIA）制定的标准评定。对于存在意识障碍、严重认知障碍、严重情感障碍或生命体征不稳定等情况的患者不适用。

四、吞咽功能及营养评估

对于多发性损伤重症患者，机械通气时间 >24h、神经肌肉病变、气道或食管损伤等，无论有无意识障碍，都建议进行吞咽功能评估。多发性损伤患者是营养高风险和营养不良高发群体，但在许多情况下并未得到足够重视和恰当的营养支持，从而延长了病程。因此，对于多发伤重症患者，诊疗初始阶段即应进行营养筛查与营养评估，常用筛查工具有营养风险筛查 2002 量表、营养不良通用筛查工具（MUST）、主观全面评估（SGA）等。

（一）吞咽功能临床评定

意识障碍患者，可以通过吞咽器官或咽反射等检查间接了解吞咽功能状态。对于清醒患者，还需要进一步评估进食与吞咽能力。①洼田饮水测试：意识水平下降，不能听从指令的重症患者不适用；②量表法：推荐采用改良曼恩吞咽能力评估量表（MMASA）；③染料测试：主要用于意识障碍有气管切开患者的误吸风险评定；④摄食评估：经口喂半流质食物，观察评估口腔控制情况、进食前后咽部声音变化、吞咽动作的协调性等；⑤其他临床检查：反复唾液吞咽试验、分级饮水试验等。

（二）吞咽功能仪器评定

吞咽 X 线造影录像、内窥镜、食管动力学检查等常被选择性采用。软管内窥镜吞咽功能检查（FEES）是吞咽功能评估的首选仪器检查方法。有助于判断重症患者是否可以拔除气管套管。FEES 可以直接观察吞咽动作及有无误吸和残留，了解咽喉部感觉功能和结构有无异常，可明确异常的吞咽模式，评估吞咽动作的有效性和安全性。国外也推荐采用标准化 FEES 吞咽功能检查流程，有助于判断重症患者是否可以拔除气管套管。

五、肺功能评估

有意识障碍、呼吸困难、咳排痰能力下降、机械通气、ICU 滞留预期较长、存在 ICU 获得性肌病等多发伤重症患者，均是呼吸障碍的高危人群，应列为重点关注对象，予尽早评定，介入呼吸康复。①一般评定：呼吸频率及节律、呼吸运动模式、胸廓活动度、对称性、呼吸肌等评估，咳嗽及咳痰能力的评估，肺部听诊；②实验室评定：血生化、血气分析、血氧饱和度监测；③影像学评定：胸部 X 线检查、CT、超声检查等；④量表评定呼吸功能评定：如潮气量、肺活量及气道阻力等；生活质量评定、吞咽能力评定等。心肺运动负荷试验是对意识改善已逐渐下床活动的患者评估呼吸功能的重要手段；⑤机械通气相关指标：对于机械通气患者的评估至关重要。

六、脊柱、脊髓功能及四肢骨折评估

①疼痛评定：VAS 等；②感觉功能评定：包括浅感觉、深感觉及复合感觉评定；③关节活动度（ROM）评定：了解四肢关节及脊柱的活动范围；④各关节功能评定量表：常用的包括 Harris 髋关节评分、美国特种外科医院（HSS）膝关节量表、膝关节损伤转归评分等；⑤肌肉力量评定：徒手肌力检查，等速肌力测试等；⑥步态评定：徒手步态检查，步态分析系统；⑦日常生活活动能力评定（ADL）：ADL、工具性日常生活活动（IADL）、改良巴氏指数（MBI）；⑧生活质量评定：健康调查简表（SF-36）、世界卫生组织生存质量测定量表（WHOQOL-100）等；⑨肢体长度 / 围度测量；⑩平衡功能检查：Berg 平衡量表，平衡评定仪；⑪功能测定：计时起立步行试验、五次坐 - 起试验（FTSST）等；⑫皮肤功能评估；⑬下肢深静脉血栓形成（DVT）及肺栓塞（PTE）风险评估；⑭脊髓损伤残损分级：据美国脊髓损伤协会残损分级分为 A、B、C、D、E 五个等级，脊髓损伤后，神经系统检查及残损分级参考《脊髓损伤神经学分类国际标准》。

七、认知功能评定及管理

常采用量表评定：①简易精神状态检查量表（MMSE）；②蒙特利尔认知评定（MoCA）；③洛文斯顿作业认知评定成套试验（LOTCA）；④认知障碍分级量表（RLA 标准）。详见脑部创伤康复。

八、言语、构音功能评估及管理

详见第二章头面部创伤康复第五节内容。

九、精神异常评估

约 10%~27% 脑损伤患者会出现精神异常，尤其以额叶损伤为主的患者，常见的类型有谵妄、恐惧、抑郁、痴呆等。

（一）谵妄

最常见于急性弥漫性脑损害和中毒性脑病变，谵妄持续时间越长，其远期认知与社会功能恢复等预后越差。量表评定：监护室患者意识模糊评估法（CAM-ICU）是主要的评估工具。对于难以配合的患者也适用。谵妄筛查量表（ICDSC）也是一种有效的床旁评估工具，可以帮助临床医师判断患者在过去的 24h 内有无发生谵妄。

（二）恐惧

恐惧是脑损伤后常见的精神障碍之一，额叶内侧面和眶回损伤后出现概率较高。临床评定：表现为易激惹，攻击性增强，自我控制力下降，对死亡恐惧，具有反社会人格。

（三）抑郁

多发性损伤患者脑内五羟色胺（5-HT）、多巴胺（DA）神经介质减少；或意识、认知功能恢复后，因社会功能受损，生活质量的下降及社会偏见等带来的心理创伤，或某些防治癫痫的用药，均可导致患者不同程度的抑郁，严重影响康复治疗的配合度和效果。量表评定：推荐采用抑郁自评量表(SDS)、汉密尔顿抑郁量表(HAMD)评估抑郁严重程度。

(张 芳 李 群)

第四节 多发性损伤诊断及康复

多发伤包括所有但最起码有严重的创伤性脑损伤;多发性损伤至少涉及创伤性脑损伤外加至少一种严重躯体损伤(本章节主要介绍以下6种常见合并伤,其中部分内容可参考相关章节,在此不再做详细描述)。

一、创伤性脑损伤合并脊髓损伤的康复

(一)概念

创伤性颅脑损伤(traumatic brain injury,TBI)是指由于创伤导致脑部各种外伤,各种神经功能缺失、神经细胞及胶质细胞死亡等一系列严重后果甚至死亡,年轻人居多,多由交通事故、高空坠落、运动冲撞或战争伤害所致。也是青壮年致死、致残的主要原因之一。创伤性脊髓损伤(traumatic spinal cord injury,TSCI)指由各种外力导致脊柱脊髓复合损伤,出现损伤水平及以下脊髓功能(运动、感觉、反射等)障碍。颅内损伤合并脊髓损伤是一种导致终生严重残疾的灾难性多发伤,给患者、家庭及社会造成巨大负担。

据统计,40%~50%的脊髓损伤(SCI)患者合并TBI,研究表明TBI影响SCI患者损伤后的功能恢复,特别是中到重度TBI。与SCI患者相比,双重损伤患者在入院时认知损害程度较重,康复过程中功能恢复效果较差,康复时间较长,康复费用较高。

创伤性脊髓损伤的诊断,具备以下三个条件,即可诊断为创伤性脊柱脊髓损伤:存在脊柱创伤病史,伤后出现神经症状;影像检查显示脊柱损伤和/或脊髓异常改变(MRI检查);脊柱损伤水平与脊髓损伤水平定位相符合。

(二)康复评定

1. 病史及体格检查,辅助检查包括实验室、影像学检查。

(1)实验室检查:血常规、尿常规、生化指标、传染病等。

(2)影像学检查:X线检查、CT、MRI、超声检查、骨密度检查等。

(3)人体形态学测量:下肢周径、下肢长度、胸围。反射检查:深反射、病理反射。

2. 意识状态、认知、言语、吞咽、肺功能等评估可参考相关章节;颅脑损伤患者多伴有不同程度的意识障碍,同时可能伴有认知、言语、构音、吞咽、运动、情绪等一系列功能障碍等。

3. 脊髓损伤分类 分完全性脊髓损伤和不完全性脊髓损伤。

(1)不完全性脊髓损伤:神经损伤平面以下,包括最低骶髓节段($S_{4\sim5}$)保留任何感觉和/或运动功能(即存在骶残留)。

(2)完全性脊髓损伤:最低骶髓节段($S_{4\sim5}$)感觉和运动功能丧失(即没有骶残留)。完全性脊髓损伤应在脊髓休克结束后确定,脊髓损伤48h后仍表现为脊髓休克,检查确认鞍区无感觉和运动功能,按完全性脊髓损伤诊断。

4. 脊髓损伤残损分级 据美国脊髓损伤协会残损分级分为A、B、C、D、E五个等级。脊髓损伤后,神经系统检查及残损分级参考《脊髓损伤神经学分类国际标准》。

5. 运动功能　运动功能评定包括三个方面。肌力评定：徒手肌力检查；关节活动度评定：主、被动关节活动度；肌张力评定：改良 Ashworth 量表等。

6. 平衡功能检查　坐位、站立位的静态及动态平衡功能。

7. 日常生活自理能力评分　基础性日常生活活动评分：如改良 Barthel 指数或功能独立性测量（functional independence measurement，FIM）量表。工具性日常生活活动（instrumental activity of daily living，IADL）评分。

8. 姿势分析　主要是躯干及步行姿势评估，具体评估内容如下：翻身起坐动作分析；移乘动作分析：危险因素分析等；如厕动作分析，包括便器移动动作、排便管理、清洁管理等；步行动作分析，包括步幅、步距、步速，步行时身体对线等。

9. 膀胱功能障碍评估

（1）基础评估：①病史，管理方式、泌尿系并发症、治疗史、手术史等；②症状，泌尿生殖系统和其他系统如消化系统症状；③体格检查，泌尿生殖系统检查、会阴鞍区感觉检查等；④辅助检查，尿液分析、肾功能、泌尿系超声等。

（2）专科评估：①尿液细菌学检查；②泌尿系影像学检查，如 X 线检查、CT、MRI，膀胱尿道镜检查；③尿动力学检查；④神经电生理检查，如阴部神经体感诱发电位、运动诱发电位检查等。

10. 肠道功能障碍评估　①病史：发病前的状态，目前症状，目前的肠道管理，药物治疗，液体摄入，体育活动时间及活动规律，饮食类型等；②腹部检查：常规腹部检查，听诊肠鸣音，了解有无胃肠胀气、有无器官肿大、粪便嵌顿；③肛门直肠检查：包括肛门直肠感觉、括约肌自主活动、张力高低、肛门反射、球海绵体反射等；④辅助检查：粪便常规化验，普通腹部 X 线检查，盆底肌电图，纤维结肠镜，排便造影等；⑤认知：包括学习的能力、给予照顾者指令的能力、饮食方面的知识、对脊髓损伤肠道功能障碍的理解。

11. 疼痛评估　脊髓损伤患者的疼痛分三大类，伤害性疼痛（骨骼肌肉疼痛、内脏疼痛、其他）、病理性神经痛（损伤水平神经痛、损伤水平以下神经痛、损伤水平及以下水平神经痛、原因损伤水平以下神经痛、其他）、原因不明。对患者疼痛强度进行评估，并对多次评估进行平均值是临床上进行评定的常用方法，比较常用的工具有 VAS、数字评定量表（number rating scale，NRS）和简式 McGill 疼痛问卷。

（三）康复治疗及护理

1. 针对患者颅脑损伤所致的意识、认知、吞咽、言语、呼吸等功能障碍具体康复治疗可参考相关章节。既往研究发现，与 SCI 患者相比，双重损伤患者在入院时认知损害程度较重，康复过程中功能恢复效果较差，康复时间较长，康复费用较高。因此在颅脑损伤合并脊髓损伤患者康复治疗过程中，加强认知、言语等功能训练为改善患者预后有很重要意义。

2. 不同时期的康复目标根据康复时间，颅脑损伤合并脊髓损伤康复目标分为近期目标和远期目标。

（1）近期目标：最大限度地改善患者意识状态，提高患者认知、吞咽及言语功能；保持呼吸道清洁及畅通、维持关节活动度和瘫痪肌肉长度及紧张度、加强失神经瘫痪肌及膈肌的力量、预防并发症。

（2）远期目标：进一步改善患者整体认知水平，进一步增强肌力及关节活动度、提高功能性活动和日常生活能力。

3. 具体康复治疗

（1）运动疗法：维持并改善患者残存肌力，维持并扩大患者的关节活动度，改善患者二便、呼吸等身体功能障碍；预防并发症，提高患者日常生活能力及生活质量。

1）基础性训练：感觉刺激训练，维持扩大关节活动训练，残存肌力增强训练，改善异常肌张力训练，呼吸功能训练，平衡功能训练，自助具训练，步态训练，体力及耐力训练，排便排尿训练。

2）功能性训练包括：床上活动转移训练，如翻身训练；坐起训练，如躯干训练与无支撑坐立训练；转移训练，如平移训练（轮椅与床之间）与垂直转移训练（地面与轮椅之间）。

（2）轮椅活动训练：室内及户外移动、转弯、启动及刹车，上、下斜坡，抬轮椅前轮训练，跨越障碍物及路边石，跨越不平整及变化不定的路面。

（3）步行训练

1）步行训练原则：治疗师需要掌握的步行训练原则如下：训练量不宜过多，训练任务可完成，如果任务太难，宜分成亚任务进行，逐渐加大任务或亚任务难度，进行合理地指导和演示，合适地反馈。

2）步行训练方法：常用的步行训练方法包括：平行杠内步行训练，摆至步、四点步和摆过步；拐杖步行训练；减重步行训练；水中步行训练。

（4）日常生活能力训练。

（5）职业能力训练。

（6）神经源性膀胱康复治疗、神经源性肠康复治疗具体内容可参考第四章脊柱脊髓创伤康复部分。

（7）物理因子治疗可选择以下方法：①促进神经恢复，防止肌肉萎缩，使用低、中频电刺激，功能性电刺激，经颅磁刺激等；②脊髓损伤继发的肌痉挛，利用短波、超短波和微波疗法可对深部组织热疗；③采用石蜡疗法、湿热罨包疗法、太阳灯和红外疗法对浅部组织热疗；④通过水疗缓解肌肉痉挛；⑤脊髓损伤继发的关节挛缩：选择石蜡疗法、超声波疗法、碘离子导入疗法；⑥脊髓损伤神经痛，应用直流电导入麻醉类药，或应用低、中频电刺激，或经颅磁刺激和经皮电刺激；⑦改善膀胱功能，进行盆底电刺激，或盆底电刺激结合生物反馈治疗。

（8）康复护理

1）常规护理：护理评估，了解患者既往病史及其病情进展情况；评估患者生命体征等情况。护理措施：①环境护理：保持病房环境舒适，严格无菌操作。②饮食护理：及时与医生，治疗师沟通，评估患者吞咽能力，告知患者不同时期需要的饮食措施等。③基础护理。④病情监测：监测患者的生命体征、肺功能；观察有无呼吸困难的表现。⑤呼吸道管理：湿化气道，清除气道分泌物。对神志清楚患者，鼓励其咳嗽；对意识障碍者定时给予轴位翻身拍背。⑥氧疗护理：采取各种给氧方式。⑦防止继发感染：做好床旁隔离及宣教，防止多重耐药菌交叉感染等。⑧心理护理：减少患者心理负担；做好家属的心理安抚工作。

2）气管插管护理：①气囊管理：气囊压力维持在 25~30mmHg 为佳，持续监测气囊压力可降低呼吸机相关性肺炎（VAP）发生率；也能避免气道黏膜缺血性损伤。临床上手动测量情况下，间隔 4~6h 进行。②气道湿化：临床上气管插管患者推荐使用伺服型加热湿化器。③口腔护理：推荐 2 次 /d，口腔清理，可有效降低 VAP 发生率。

3)饮食和二便管理：①饮食护理：掌握吞咽障碍临床评估、进食管理和营养评定。②膀胱管理：掌握膀胱功能尤其神经源性膀胱的评估，掌握留置尿管，清洁导尿，间歇导尿等导尿技术。掌握尿路感染、泌尿系结石、膀胱输尿管反流等并发症的防治方法。③排便管理：掌握肠道功能评估方法，能够制订个体化的肠道护理方案，掌握排便失禁和便秘的常见原因及处理方法，能够帮助患者建立定时排便习惯，每日检查、清洁肛周皮肤。

4)排痰：①叩击：利用腕关节的力量进行叩击，由肺底自下而上、由外向内、有节律地叩击背部或胸部，频率为 120 次 /min；②体位引流：所采用体位应使病变部位处于高处，痰液向主支气管流动；③负压吸引：对于咳痰困难或者昏迷患者可选择口腔、鼻腔、气管插管、气管切开处进行负压吸痰。

（四）预后及转归

颅脑外伤合并脊髓损伤患者的预后受很多方面因素的影响，并且各个因素之间都有一定联系，在预后良好的患者中，后期的康复锻炼对颅脑损伤的患者起到了较为重要的作用，许多患者进行锻炼后患侧肢体功能障碍得到了较好的改善和提高，患者的自理能力也得到了提高。不仅减轻了患者家庭和社会的经济负担，还对患者自身工作学习有着重要意义。很多颅脑外伤合并脊髓损伤的患者由于长期卧病在床，诱发了一系列的并发症，比如便秘、压疮、肌肉萎缩等，出现这些并发症会严重影响患者的预后，医务人员要加强对患者及患者家属的指导和护理。护理人员在治疗护理颅脑外伤合并脊髓损伤的患者时，要针对患者的年龄、是否出现意识丧失、格拉斯哥评分、神经功能是否受损、是否患有高血压、是否使用过相关抗凝药物等影响预后的因素，给予患者制订相应的预防和护理措施，监督患者根据自身情况进行适当的康复锻炼，告知患者家属要对患者进行监督，尽量减少或规避影响预后的不利因素。这对促进患者健康、降低患者家庭和社会的经济负担，以及提高患者生活质量有重要意义。

二、创伤性脑外伤合并多发性骨折的康复

（一）概述

凡两个及两个以上部位发生骨折者，均称多发性骨折。其发生原因主要包括：交通事故伤、压砸损伤、高处坠落伤等，最常见的合并伤为颅脑和脊髓损伤。

随着对多发伤患者的抢救、复苏技术的提高和近年来 ICU 病房的建立，在处理威胁患者生命的主要问题后，即可对骨折进行手术内固定，或在脑部手术的同时由脑外科和骨科医生协作进行手术，患者的救治率较前明显提高，但颅脑损伤合并多处骨折一般会遗留较严重的认知障碍、肢体障碍等一系列功能障碍，因此，只要具备条件，颅脑损伤、骨折后及时、有效、正确的康复能有效改善患者意识、认知、言语、二便能力等，同时可预防肢体功能障碍的发生，提高生活质量。骨折康复，是在骨折整复和固定的基础上，针对骨关节功能障碍的因素，例如肿胀、粘连、关节僵硬、肌肉萎缩等采取相应的物理治疗、作业治疗以及矫形器等手段，使骨关节损伤部位恢复最大功能，以适应日常生活、工作和学习的需要。骨折后康复可以协调固定与运动之间的矛盾，预防或减少并发症，使其朝有利于骨折愈合的方向发展，同时又能达到功能恢复的目的。

（二）康复评定

1. 要点　详细了解病史，全面检查，包括基本生命体征评估、实验室检查、影像学检

查等。实验室检查：血常规、尿常规、生化指标、传染病等。影像学检查：X 线检查、CT、MRI、骨密度等。人体形态学测量：下肢周径、下肢长度、胸围。反射检查：深反射、病理反射。

2. 意识状态、认知、言语、吞咽、肺功能等评估可参考相关章节。颅脑损伤患者多伴有不同程度的意识障碍，同时可能伴有认知、言语、构音、吞咽、运动、情绪等一系列功能障碍等。

3. 评定内容　对骨折做出诊断时，要求正确全面：包括骨折的部位骨折的性质，移位程度，有无并发症等。①骨折愈合：骨折对位，骨痂形成，延迟愈合或未愈合，有无假关节，有无畸形愈合，有无感染和血管神经损伤，有无骨化性肌炎；②关节活动度（ROM）；③肌肉力量：可选徒手肌力、等速肌力评定等；④肌体长度及周径；⑤感觉功能；⑥日常生活能力评定；⑦疼痛：可选用 VAS 评分量表；⑧各关节功能评定量表：常用的包括 Harris 髋关节评分、美国特种外科医院（HSS）膝关节量表、膝关节损伤转归评分等。

（三）康复治疗及护理

1. 针对患者颅脑损伤所致的意识、认知、吞咽、言语、呼吸等功能障碍的具体康复治疗可参考相关章节。在颅脑损伤合并多发性骨折患者康复治疗过程中，除了加强认知、言语、肢体功能、呼吸功能等训练同时，针对骨折，早期康复敢于可促进肿胀消退、减少肌肉萎缩、预防关节僵硬、促进骨折愈合；可以提高功能障碍后期手术的效果，其为提高患者预后有很重要意义。

2. 不同时期的康复目标根据康复时间，颅脑损伤合并多发性骨折康复目标分为近期目标和远期目标。①近期目标：最大限度地改善患者意识状态，提高患者认知，吞咽及言语功能。保持呼吸道清洁及畅通、维持关节活动度和瘫痪肌肉长度及紧张度、加强失神经瘫痪肌及膈肌的力量，预防关节僵硬，促进骨折预后、预防并发症等。②远期目标：进一步改善患者整体认知水平，进一步增强肌力及关节活动度、提高功能性活动、提高 ADL 能力。

3. 康复原则　在针对颅内损伤所致功能障碍康复的基础上；针对骨折在确保固定的坚实可靠；肢体固定和训练要同步进行预防制动综合征；康复训练在骨折愈合的不同阶段有不同的重点。

4. 康复时机

（1）骨折后早期系统的运动康复训练可最大限度地防止肌肉萎缩、关节粘连，缩短疗程，有利于关节骨折后关节的功能恢复。

I_a 级证据表明：股骨粗隆间骨折后采用外科手术和给予早期综合康复训练能有效预防下肢深静脉血栓等并发症，促进髋关节功能恢复。早期康复包括术后立刻进行关节活动度训练以及负重练习。

（2）晚期康复同样重要，持续康复、保持功能效果。

I_a 级证据表明：髋骨折后延长康复训练的时间可保持康复治疗效果的延续，有利于提高日常生活能力。

5. 康复方法

（1）愈合期（固定期）：骨折经复位后固定或牵引 2~3d，损伤反应开始消退、肿胀与疼痛减轻时，即应开始康复治疗。此时伤肢肿胀，疼痛骨折断端不稳定，容易再移位，因此，此期训练的主要目的是利于消肿和稳定骨折。训练的主要形式是伤肢肌肉的等长收缩。目的：

①消除肿胀；②缓解疼痛；③预防并发症；④促进骨折愈合。在骨折复位时，必须保证骨折端固定牢靠，使软组织在复位固定后立即进行最大限度的活动。

1）等长收缩训练，即肌肉收缩应有节奏地缓慢进行尽最大力量的收缩，然后放松，每日训练3次，每次5~10min，以不引起肌肉疲劳为宜。

2）伤肢近端与远端未被固定的关节做各方向主动运动，上肢应肩外展、外旋、和掌指关节屈曲，下肢注意踝背屈的主动运动幅度。

3）不负重主动运动，在固定1~3周后如果可能应每日短时取下固定物，在保护下进行受损关节不负重的主动运动，并逐渐增加活动范围。

4）正常运动和呼吸训练，健侧肢体及躯干进行正常的活动训练，改善全身状况，预防卧位综合征。

5）抬高患肢有助于肿胀消退，肢体的远端必须高于近端，近端应高于心脏。

（2）恢复期（固定拆除后）目的：消除残存肿胀，软化和牵伸挛缩的纤维组织，增加关节活动范围和肌力，恢复肌肉的协调性和灵巧性。

1）恢复关节活动范围的方法：①主动运动：重点维持扩大关节活动范围受累关节各方向的主动运动，以不引起明显的疼痛为度。②助力运动和被动运动：助力运动多用于刚拆去石膏，肢体僵硬难以完成主动运动的患者，运作应平稳、柔和、缓慢。被动运动多用于组织粘连，挛缩严重的患者，训练时应注意手法、力量，尽量靠近受累关节，避免骨折线受力，造成再次骨折，动作应缓慢、均匀，不引起明显的疼痛和肌痉挛，切忌使用暴力，以免引起新的损伤和骨化性肌炎。③关节松动术：多用于僵硬关节，手法松动，固定受累关节近端、远端按正常的关节活动方向，以适当的力量进行牵引，使组成关节的骨端能在关节处和韧带等软组织的弹性范围内发生移动。对于中、重度关节挛缩者，可在牵伸后，配合使用夹板，以减少纤维组织的回缩，维持治疗效果。

2）肌力训练逐步增加肌肉训练强度，引起肌肉的适度疲劳。Ⅰ级证据表明：术后早期采取等速训练有利于功能恢复。

3）恢复ADL能力及工作能力可采用作业治疗和职业前训练，改善运动技能，增强体能，从而恢复ADL及工作能力。

（3）物理治疗在骨折康复中的应用：①科学地使用物理治疗可以有效控制感染、消除肿胀、促进创面修复、软化瘢痕；②视病情需要和治疗条件，可选用2~3种物理因子综合治疗；③应使用安全、有效、简便、价廉的物理因子治疗，必须在专业技术人员指导下规范进行，保证安全。

（4）矫形器、辅具：运动疗法结合可调式关节固定器治疗骨折后肘关节功能障碍的疗效观察疼痛、屈曲功能、肌肉力量及活动度等均较治疗前好转，运动疗法结合可调式关节固定器的应用对骨折后关节功能障碍患者的关节活动度及功能恢复具有显著作用。

（5）康复护理

1）了解患者既往病史及其病情进展情况，评估患者生命体征等情况。

2）护理措施：①环境护理：保持病房环境舒适，严格无菌操作。②饮食护理：及时与医生、治疗师沟通，评估患者吞咽能力，告知患者不同时期需要的饮食措施等。③基础护理。④病情监测：监测患者的生命体征、肺功能；观察有无呼吸困难的表现。⑤呼吸道管理：湿化气道，清除气道分泌物。对神志清楚患者，鼓励其咳嗽；对意识障碍者定时给予轴位翻身拍背，负压吸痰，排痰，体位引流等。⑥氧疗护理：采取各种给氧方式。⑦防止继发感染：

做好床旁隔离及宣教，防止多重耐药菌交叉感染等。⑧心理护理：减少患者心理负担；做好家属的心理安抚工作。⑨气管插管、切开管护理：气囊的管理，气道湿化，换药等。⑩二便护理：神经源性膀胱，神经源性肠的管理，膀胱冲洗，会阴擦洗，定期更换尿管，间歇导尿等。

（四）预后及转归

脑外伤合并多发骨折患者在接受治疗期间需要长时间的卧床休息，因此，在一定程度上延缓了患者整体功能的恢复进度，十分容易导致患者在接受治疗过程中并发肺不张、肺炎、肌萎缩、关节挛缩、压疮、泌尿系感染等严重并发症。在早期针对颅脑损伤康复的基础上，制订康复计划，进行训练，从而有效避免患者骨折部位肿胀的发生，有效的预防和控制患者骨折部位粘连或僵直。科学、合理的术后早期康复治疗是帮助脑外伤合并多处骨折患者早日恢复健康的关键。

三、创伤性脑损伤合并烧伤的康复

（一）概述

创伤性颅脑损伤多由交通事故、高空坠落、运动冲撞或战争伤害所致。烧伤一般指热力，包括热液（水、汤、油等）、蒸气、高温气体、火焰、炽热金属液体或固体（如钢水、钢锭）等所引起的组织损害，主要损害皮肤和 / 或黏膜，严重者也可伤及皮下或 / 和黏膜下组织，如肌肉、骨、关节甚至内脏。烫伤是由热液、蒸气等所引起的组织损伤，是热力烧伤的一种。中国九分法：由陆军军医大学（原中国人民解放军第三军医大学）提出，将成人体表面积分为 11 等份，其中头面颈部为 9%，双上肢为 2 个 9%，躯干前后（各占 13%）及会阴（占 1%）为 3 个 9%，双下肢包括臀部为 5 个 9%+1%（46%）。目前较普遍采用三度四分法，即根据烧伤的深度分为Ⅰ度、浅Ⅱ度、深Ⅱ度、Ⅲ度。无论平时还是战时，对烧伤伤员的严重程度应进行分类，现在国内平时通用的是 1970 年全国烧伤会议拟订的标准，根据烧伤深度和面积将烧伤分为轻度、中度、重度和特重度 4 类。

烧伤后会给患者带来严重的生理和心理创伤，特别是深Ⅱ度以上的大面积烧伤患者，后期发生功能障碍的比例较高。对于烧伤患者来说，在生命得到挽救的同时，更需要在创面愈合后提高日常生活质量，尽可能地恢复烧伤患者病前功能，预防或减少畸形，通过康复治疗能够有效地预防烧伤后功能障碍并促进功能康复。在进行一系列治疗之后，达到一定程度的功能恢复、容貌修复，从而减轻患者心理负担，使患者重拾信心，重新回归社会及家庭。应该强调的是，康复治疗应从患者受伤开始到回归社会，针对烧伤治疗的不同治疗阶段采取相应不同的康复方法，贯穿于烧伤治疗的整个过程，这就要求参与救治的所有医师包括康复科医师以及烧伤、整形外科医师都应该重视并互相配合，切实应用合理的康复治疗手段，达到让患者痊愈并康复的目的。烧伤治疗过程很复杂，不同时期特点和要求明显不同，因此不同时期采取的康复治疗种类、手段也不同，需要多样化，不可能单凭单一的康复手段解决所有问题，因此烧伤康复是一系列多样化、个体化、全面性、持续性的综合治疗。

（二）康复评定

通常采用体格检查、仪器检测、临床观察、问卷调查等手段对患者的功能状况及潜在能力进行分析判断。目前对烧伤患者尚无标准的康复评定指标和方法，应用较广泛的评定指标及方法如下：①采用角度尺测量关节 ROM；②徒手肌力检查及采用握力计评定肌肉力量；③采用Barthel指数、功能独立性评定量表评定ADL；④采用温哥华瘢痕量表评定瘢痕；⑤采用神经肌电图进行神经肌肉的电生理检测；⑥采用运动试验及肺功能测定评定心肺功能；⑦心理和精神障碍的评定。

（三）康复治疗及护理

针对患者颅脑损伤所致的意识、认知、吞咽、言语、呼吸等功能障碍具体康复治疗可参考相关章节；双重损伤患者在入院时认知损害程度较重，康复过程中功能恢复效果较差，康复时间较长，康复费用较高。本小节具体阐述在颅内损伤基础上烧伤康复的评定、治疗等。

1. 烧伤康复治疗的目标

（1）近期目标：维持并逐步增加未受伤及受伤部位关节的ROM，减轻水肿、疼痛，改善肌力、耐力，预防挛缩、减少瘢痕增生。

长期目标：改善关节肌肉力量以及ROM，提高运动能力、灵活性、协调性，逐步恢复身体转移、行走能力。

（2）可参照的离院标准：能独立完成站立、行走、就餐、如厕等日常生活活动，实现基本自理。

（3）最终目标：实现烧伤患者良好的家庭和社会回归。通过康复治疗，使患者尽可能回归到伤前的生活状态：①拥有独立完成日常生活的能力和相应的学习、工作能力；②更好的外观；③良好的创伤后心理适应。

2. 烧伤康复治疗的主要内容

（1）烧伤后康复知识的宣传教育。

（2）烧伤后康复评定。

（3）烧伤后正确的体位摆放。

（4）提高患者肌力、耐力、平衡能力、协调能力、心肺功能，预防深静脉血栓、压疮的运动治疗。

（5）维持和扩大关节ROM的主、被动运动治疗。

（6）提高患者ADL的作业治疗、职业指导及培训。

（7）预防、纠正关节畸形以及维持关节功能矫形器的应用。

（8）促进创面愈合、辅助感染控制的物理因子治疗。

（9）针对瘢痕增生挛缩、肢体肿胀、急慢性炎症、疼痛、瘙痒等问题的物理因子治疗。

（10）烧伤后瘢痕与愈合创面的综合治疗，包括压力治疗、瘢痕按摩、瘢痕牵伸、瘢痕内药物注射、皮肤护理（针对色素不均、色素沉着、充血等）、激光治疗、掩饰性化妆技术。

（11）烧伤后躯体不适症状如疼痛、瘙痒、睡眠障碍的药物治疗。

（12）烧伤后心理评估、心理咨询及治疗。

（13）烧伤后机体代谢紊乱的监测与治疗。

（14）烧伤后脏器功能异常的监测与治疗。

3. 各阶段的烧伤康复治疗　虽然临床上将烧伤患者的治疗过程分为休克期、感染期和创面修复期，但实际上除休克期有较明确的“伤后48h或伤后72h”概念外，这3个病理生理过程在时间上相互重叠、在过程中相互影响，难以截然分开。一个需要普及推广的理念是：烧伤康复治疗不是等待患者创面愈合之后再开始的后期补充治疗，此时可能已经错过治疗的最佳时期，治疗效果得不到保障，患者治疗的依从性难以提高，甚至对康复治疗产生抵触情绪。烧伤康复治疗应从患者受伤后就开始并贯穿治疗全程，需要持续数个月至数年。

（1）重症期康复治疗：此时患者存在可能危及生命的情况，生命体征不稳定。康复治疗应选择对患者扰动最小的手段。该阶段康复治疗主要包括：①通过体位摆放改善肢体、头面部肿胀；②维持关节 ROM；③使用矫形器和体位摆放保持关节在抗挛缩位或功能位；④与患者和家属长期保持联系，保证治疗的依从性并增强患者康复的信心。

如果肢体制动时间较长，会导致关节囊挛缩和跨关节的肌腱肌肉短缩。下列治疗可预防和延缓其发展：①未受伤关节与受伤关节行被动关节 ROM 训练，每天至少 2 次。治疗过程中康复治疗师应严密观察患者生命体征（心率、血压、呼吸）的变化，治疗持续时间、活动幅度、训练强度应个体化，以不引起生命体征明显变化为前提。②康复治疗如能在换药、清洁伤口的同时进行，可减少患者疼痛。③恰当的抗挛缩体位可最大限度地减少肌腱、侧副韧带、关节囊的挛缩，需通过被动关节 ROM 训练、体位摆放和使用矫形器来共同实现（表 8-4-1）。

表 8-4-1　烧伤后各部位常见挛缩及对抗策略

烧伤部位	常见挛缩	矫形器应用及体位摆放策略
颈部	屈曲	每日运动，后伸位矫形器，颈部置于轻度后伸体位
肩关节	内收	每日运动，腋下使用外展矫形器
肘部	屈曲或伸展	每日运动，交替使用屈曲和伸展矫形器
腕部	屈曲或背伸	每日运动，功能位矫形器（背伸 20°）
掌指关节	过伸	每日运动，功能位矫形器（掌指关节屈曲 70°~90°，指间关节伸直）
指间关节	屈曲	同掌指关节过伸位挛缩处理
髋关节	屈曲	每日运动，伸展位使用矫形器，可耐受情况下俯卧位
膝关节	屈曲	每日运动，膝关节矫形器
踝关节	趾屈	每日运动，中立位矫形器
跖趾关节	背伸	每日运动，功能位矫形器
口唇周围	小口畸形	每日运动，口唇扩张器及矫形器
鼻孔	鼻孔狭窄	鼻孔扩张管及矫形器

（2）稳定期康复治疗：此时患者生命体征相对平稳，可尝试逐渐增加治疗时间、运动幅度和强度，鼓励患者开始尝试力所能及的主动运动。该阶段康复内容如下：①继续被动关节 ROM 训练；②增加主动关节 ROM 及肌力训练；③采取各种措施减轻肢体水肿；④开始进行力所能及的 ADL 训练；⑤尽早开始抗瘢痕治疗；⑥开始为工作、学习、娱乐做准备。

（3）创面覆盖完成、离院前康复治疗：此时患者创面基本愈合，身体状况明显好转，改善躯体功能的意愿强烈，有能力承受一定强度的康复治疗。此期应将焦点放在 ADL 训练上，提高身体综合素质，考虑回归工作、学习、娱乐等问题，同时由于瘢痕问题开始变得突出，瘢痕的综合治疗也是此期的重要任务。该阶段康复内容如下：①抗阻的关节 ROM 训练、等长肌力训练、主动力量训练、步态训练；② ADL 训练；③对抗瘢痕增生与挛缩的综合治疗；④对于儿童，应使用适合其发育水平的玩具和游戏辅助康复治疗的开展。

（4）离院后康复治疗：一般来说，伤后 1~2 年是患者最艰难的时期，虽然已伤愈出院，仍需长期接受治疗和随访观察。该阶段的康复内容如下：①有条件的单位应开展烧伤患者的门诊康复治疗；②进一步加强关节 ROM 及力量训练，改善身体素质；③加强瘢痕处理；④为患者建立随访档案，制订随访计划并实施；⑤定期评估躯体功能状态及存在问题，及时调整治疗方案；⑥适时考虑重建手术及术后治疗。

（5）物理因子治疗：物理因子治疗是利用光、电、声波、磁场、水、蜡、温度、压力等所具有的独特物理特性，产生减轻炎症、缓解疼痛、改善肌肉挛缩、抑制痉挛、防止瘢痕增生以及促进局部血液循环等效果。烧伤患者可以充分利用这些物理因子治疗，达到帮助炎症消散、促进创面愈合、控制肿胀、软化瘢痕、改善肌肉软组织状态的疗效。常用于烧伤患者的物理因子治疗手段包括蜡疗、水疗、低频电、中频电、微波、短波、气压、激光、紫外线、超声、冷疗等，可根据患者的具体情况适当选用。

（6）心理治疗：患者的态度和动机是影响康复治疗效果的重要因素，有时这些心理因素甚至比烧伤给患者造成的创伤影响更为深远。烧伤治疗团队中的每位成员都应该重视患者的心理状态，并在每天与患者交流过程中关注这个问题。在烧伤治疗的不同阶段，患者存在不同的心理问题：①当生命体征不平稳、处于危重阶段时，患者出现的心理问题包括焦虑、恐惧、幻觉、睡眠障碍等。这些问题可由 ICU 团队和心理咨询师来关注。②当基本度过危险期，手术和监护逐渐减少，物理治疗和作业疗法逐渐增多，患者逐渐了解损伤程度和对未来可能产生的影响时，他们常表现为抑郁，存在 PTSD 的比例约有 30%，表现为恐惧、敏感、睡眠障碍等。进行药物治疗和个体的心理咨询可有改善。③在基本痊愈、出院后的 1~2 年，患者往往有情感上的问题，在身体受限的情况下需适应家庭、工作环境，同时还会受到 PTSD 的影响。许多患者会出现不同程度的情绪低落，在未得到及时有效治疗时这种情绪会进一步加重放大。这些心理康复需要在患者与心理治疗师之间建立长期的治疗关系，如有条件，建议参与心理的团体治疗。

4. 康复护理　现代康复医学认为，烧伤康复始于受伤之日，贯穿于住院治疗、出院及再次整复手术，直至心理和社会康复全过程；由于深Ⅱ度和Ⅲ度及以上烧伤在创面愈合后会形成瘢痕，表现为增生、挛缩甚至畸形，不仅影响外观和功能，更严重影响了患者的生活质量。

（1）护理评估：①了解患者既往病史及其病情进展情况；②评估患者生命体征等情况。

（2）护理措施：①环境护理：保持病房环境舒适，严格无菌操作；②饮食护理：及时与医生，治疗师沟通，评估患者吞咽能力，告知患者不同时期需要的饮食措施等；③基础护理；④病情监测：监测患者的生命体征、肺功能；观察有无呼吸困难的表现；⑤呼吸道管理：湿化气道，清除气道分泌物；对神志清楚的患者，鼓励其咳嗽；对意识障碍者定时进行轴位翻身、拍背、负压吸痰、排痰、体位引流等；⑥氧疗护理：采取各种给氧方式；⑦防止继发感染：做好床旁隔离及宣教，防止多重耐药菌交叉感染等；⑧心理护理：减少患者心理负担；做好家属的心理安抚工作；⑨气管插管、切开管护理：气囊的管理，气道湿化，换药等；⑩二便护理：神经源性膀胱、神经源性肠的管理，膀胱冲洗，会阴擦洗，定期更换尿管，间歇导尿等。

（3）烧伤专科护理：①早期正确的体位：根据烧伤的部位选取合适的功能体位，拮抗预防疤痕增生挛缩；具体摆放位置见表 8-4-1。②创面护理：创面是烧伤基本病理所在，创面处理是烧伤治疗的关键。良好的创面处理要能应保护创面、避免创面再次损伤、减轻疼痛；防治感染，尽快清除坏死物质，封闭创面；愈合后不留或少留瘢痕，最大限度地恢复功能等。患者入院后进行保护性隔离，使用无菌床单并且保持干燥，及时更换纱布和无菌棉垫；每天对创面周围皮肤清洗消毒，光子治疗仪照射 2~3 次，观察创面的颜色、渗出以及气味等是否异常，保证创面按时愈合。③心理指导：对患者各个时期生理、心理状况以及需求进行评估，有针对性地对患者存在的问题制订相应措施，为患者详细讲解病情的发展、治疗、护理和康复过程，针对不同的心理问题给予不同的护理措施。

（四）预后及转归

颅脑外伤合并烧伤患者致残比例较高，大面积烧伤患者经历过双重痛苦折磨，心理上也受到巨大打击，很容易出现各种不良情绪，有报道显示，烧伤产生后患者心理障碍发生率在 60% 左右，伤后 1 年仍有 30% 左右的患者存在创伤后应激障碍，伤后 2 年还有 50% 左右的患者存在抑郁症状，对患者的生存质量造成严重影响。我国的烧伤治疗处于世界领先水平，但在康复治疗、康复护理方面起步较晚，因此，对患者进行护理干预模式、康复干预时间及心理干预等方面是目前临床研究的热点和焦点。通过对大面积烧伤患者进行综合康复治疗，护理干预，对其进行不断的健康教育，纠正其错误认知，从而使治疗能够得以长久持续有效地进行；通过个性化心理干预，使患者积极配合治疗；进行用药饮食指导和功能康复训练，可使患者快速康复，回归社会。

四、创伤性颅脑损伤合并肺损伤及肋骨骨折的康复

（一）概述

肺损伤包括局部肺挫伤、肺实质撕裂、肺血肿及创伤性肺气腔。肋骨骨折多因外伤引起，胸部损伤中肋骨骨折最常见，可发生在单根或多根肋骨，同一根肋骨又可发生多处骨折，可合并有胸膜及肺损伤。

临床上遇见的重型颅脑损伤的患者，常常在受伤后合并全身多个脏器及部位的损伤，尤其是合并胸肋骨的骨折，往往也会出现肺挫伤、血气胸、肺不张等情况，肺部气体交换不足时易引起低氧血症，从而更进一步加重脑水肿及脑缺氧，严重影响患者的预后。临床上这一类多发伤是一种较为严重的疾病，具有伤情复杂、病情多变等特点，三种疾病联合相互影响易形成恶性循环，所以及早发现和治疗创伤性颅脑损伤合并肺损伤及肋骨骨折意义重大。

（二）病因与康复机制

1. 病因　创伤等外界压力直接导致颅脑、肋骨骨折及肺挫伤。造成创伤性脑损伤合并肺损伤及肋骨骨折主要由交通事故、高处坠落及运动损伤导致。随着经济的发展和社会进步，交通事故所占病因比重越来越高。

颅脑损伤后患者继发出现肺损伤主要由于以下原因：①患者出现昏迷，咳嗽及吞咽反射消失，气管分泌物增多，不能将呼吸道分泌物咯出，加之重型颅脑损伤患者有颅内压增高导致呕吐频繁，或者有颅脑的出血和脑脊液的溢出，均容易造成误吸形成吸入性肺炎；②中枢神经系统受损后引起的急性肺水肿，主要与脊髓损伤、颅内出血、癫痫持

续状态、脑膜炎和硬膜下出血相关。颅脑损伤后继发肺炎及肺水肿都会导致继发性肺损伤。

2. 康复机制

（1）降低脑耗氧，脑损伤合并肺损伤及肋骨骨折的患者根据损伤情况决定康复训练的运动量，总的来说患者的运动量较正常人明显下降，患者运动过程中耗氧量也明显下降，这对脑组织的氧消耗及组织修复带来了良好的休息时机。

（2）改善肺通气，脑损伤合并肺损伤及肋骨骨折的患者需要长期卧床，在卧床时增加患者的康复训练可以有效提高患者心肺功能，从而明显改善患者肺通气情况，从而促进组织修复及功能恢复。

（3）采取抗痉挛的姿势或者体位可以使异常增高的肌张力得到控制，从而改善肌痉挛或挛缩，促进肢体运动的恢复。

（4）患者的主被动肢体功能训练可改善患者的肌力、关节活动度及外周神经运动。同时可刺激中枢神经系统，促进患者中枢神经系统的功能恢复，从而促进患者的有效康复。

（5）患者在医院的康复训练过程在医师、治疗师、护士等医务人员的监护及指导下进行，康复训练整个过程都在有效安全的情况下进行，确保患者康复过程的安全性，避免不当操作带来的继发性损伤。

（三）评定标准与分级

1. 脑损伤严重程度的评定　昏迷的程度和持续时间是判断颅脑损伤严重程度的指标。临床上用 GCS 评定昏迷及其深度从而评定脑损伤的严重程度。总分 15 分，小于 8 分为昏迷，大于 9 分表示无昏迷，<8 分为重度脑损伤，9~12 分为中度脑损伤，13~15 分为轻度脑损伤。

2. 肺损伤分级标准　肺损伤分级标准见表 8-4-2。

表 8-4-2　肺损伤分级标准

级别	伤情	AIS
Ⅰ	挫伤单侧，<1 叶	3
Ⅱ	挫伤单侧，1 叶	3
	撕裂单纯气胸	3
Ⅲ	挫伤单侧，>1 叶	3
	撕裂肺撕裂远端漏气>72h	3~4
	血肿实质内，无扩展	
Ⅳ	撕裂大气道（段或叶支气管）漏气	4~5
	血肿实质内，扩展性	
	血管肺内血管一级分支	3~5
Ⅴ	血管肺门血管	4
Ⅵ	全肺门断裂	4

注：双侧损伤分级增加一级，血胸见胸腔血管

3. 言语功能评定　失语与构音障碍的评定参见有关章节。闭合性脑外伤后常见的言语障碍为言语错乱，其特点为：①没有明显的词汇和句法错误；②空间、时间、人物等定向功能障碍非常明显；③与检查者合作不佳；④意识不到自己回答不正确。

4. 情绪障碍评定　常表现为抑郁或焦虑。汉密尔顿抑郁量表可对抑郁进行评定，>17 分可肯定有抑郁，<2.5 分可除外。对于焦虑可采用焦虑自评量表进行评定，>46 分可肯定有焦虑情绪。

（四）康复治疗

一般来说，一旦患者的生命体征和病情稳定 48~72h，尤其是颅内压持续 24h 稳定在 2.7kPa 以内即可进行康复治疗。创伤性颅脑损伤合并肺损伤及肋骨骨折的康复是一个需要多学科交叉合作的过程，对于有肋骨骨折的患者应及时行外科外固定及止疼治疗，鼓励咳嗽及深呼吸；合并有胸腔积液、积血、气胸的患者应及时引流；对于存在呼吸困难及有误吸风险的尽早行气管切开插管；颅脑损伤合并有肺损伤的患者易导致低氧血症及急性呼吸窘迫综合征，应予以呼吸机高浓度正压给氧，监测血气分析。康复期间心理上的疏导、鼓励与营养支持也至关重要。

1. 第一阶段　促进苏醒和二级预防。具有神经保护及修复作用的药物治疗有助于促醒，深部脑电刺激（DBS）和脊髓电刺激（SCS）技术也具有一定的治疗效果。尽管低温治疗改善心肺复苏术后神经功能预后已被广泛接受，但在创伤性颅脑损伤中的效果仍存在争议。近期 POLAR 研究中，低温治疗组在早期将体温控制在 33~35℃至少 72h 后逐渐复温，在创伤后 6 个月由设盲评估者评估神经功能，发现低体温治疗组扩展格拉斯哥预后评分与常规治疗组无显著差异。提示对重型颅脑损伤患者，早期预防性低体温治疗不能改善神经功能预后。对遗留有不同程度语言功能障碍的患者早期进行康复训练。正确指导患者进行有效的呼吸运动。

2. 第二阶段　预防感染、痉挛和挛缩。被动活动，支具治疗，物理因子治疗，PT 手法治疗。抗痉挛体位、Bobath 促通技术、关节被动活动及手法牵伸技术、痉挛肌电刺激疗法、电动起立床训练。

3. 第三阶段　加强主动性康复训练，促进肢体功能的恢复。例如：减重步行训练，又称部分重量支撑步行训练，是指通过器械悬吊的方式将患者身体的重量部分向上吊起，使患者步行时下肢的负担减轻，以帮助患者进行步行训练，平衡训练，提高患者日常生活活动能力。

4. 第四阶段　培养生活自理能力，包括：穿衣、起居、进食、大小便等能力的训练，一部分严重功能障碍的患者可能需要配置一些辅助器具或支具。同时要进行家庭康复，家属必须对患者的异常情绪给予重视，避免康复过程中出现逃避或攻击行为。中华医学会神经外科学分会在《中国重型颅脑损伤早期康复管理专家共识》中从意识障碍的康复措施、肺康复措施、失语症的康复措施、构音障碍的康复措施、认知障碍的康复措施、吞咽障碍的康复措施、运动障碍的康复措施、痉挛状态的康复措施等方面进行了阐述。

（五）预防

尽早借助查体、胸腔穿刺、影像学辅助检查如床边 B 超、X 线等明确是否合并肺损伤及肋骨骨折。预防感染：合理使用抗生素，多吸痰，多拍背，对于存在误吸风险及昏迷的患者，尽早气管插管，吸出呼吸道分泌物；长期卧床的患者需预防血栓、压疮及坠积性肺炎，勤翻身，使用抗凝药物预防静脉血栓和肺栓塞。颅脑损伤、脑出血均有可能导致癫痫。《中国脑出血诊治指南(2014)》指出:对既往有癫痫、脑出血、脑梗死、大脑中动脉动脉瘤破裂的癫痫样发作的高风险人群,可考虑长期使用抗癫痫药物(Ⅱ级推荐,B 级证据)。《2016 年严重创伤性颅脑损伤的管理指南》(第 4 版)指出:当整体效益超过相关治疗并发症风险时,推荐苯妥英用于降低早发型创伤性癫痫发病率(伤后 7d)。

五、创伤性脑损伤合并截肢的康复

(一)概述

创伤性脑损伤(TBI)合并截肢(amputation),是各种致伤外力作用于头部、四肢,或其他部位,导致脑组织损伤引起的暂时性或永久性神经功能障碍,四肢骨或软组织严重损伤导致截肢后果,常见于交通事故、坠落伤、地震、军事战斗等。

TBI 短期影响主要包括头皮裂伤、头皮撕脱伤、头皮血肿、脑震荡、脑挫裂伤、颅内血肿等类型。患者伤后可能出现不同程度的意识状态和记忆力改变,表现为头痛、呕吐、视乳头水肿、思维、感觉和运动障碍等。TBI 患者还常面临着长期甚至终生的影响,表现为意识障碍、记忆障碍、认知障碍、运动障碍、感觉障碍、行为异常等,因此,TBI 已被越来越多地看成一种慢性疾病。

截肢是切除没有生命或功能的肢体。当损毁肢体严重程度评分≥ 7 分且出现下列情况时建议立即采取截肢措施:肢体毁损严重、感染坏死严重并不断进展、有急性肾功能衰竭征象者。截肢康复是指从截肢手术到术后处理、康复训练、临时与正式假肢的安装和使用,重建丧失的肢体功能,防止或减轻截肢对患者身心造成的不良影响,使其早日回归社会。

对于创伤性脑损伤合并截肢患者应积极进行康复治疗,早期康复能更好改善患者预后。

(二)康复治疗

该部分内容详细见第九章截肢创伤康复。

六、创伤性脑损伤合并血管损伤、深静脉血栓的康复

(一)概述

血管创伤主要是由于外伤、医源性损伤等造成的血管的损伤,外伤是创伤性脑损伤的血管损伤的主要原因,可分为穿透伤、钝器伤、血管减速伤等。根据不同的损伤部位和严重程度,可以造成出血、甚至失血性休克或死亡,也可以造成血管闭塞、肢体脏器缺血等,是外科急症。

深静脉血栓形成(DVT)是血液在深静脉内不正常凝结引起的静脉回流障碍性疾病,多发生于下肢。血栓脱落可引起肺动脉栓塞(pulmonary embolism, PE),两者合称为静脉血栓栓塞症(venous thrombo embolism, VTE)。VTE 的形成主要源自静脉损伤、静脉血流瘀滞以及血液高凝状态三要素,创伤性脑损伤患者中,卧床和长时间昏迷导致的静脉血流瘀滞是主要原因。此外,中枢神经系统病变也会导致凝血系统激活并促进血栓形成。

(二)康复评定

1. 临床表现

(1)血管损伤的临床表现:可分为明确表现和可疑表现(表 8-4-3),前者有手术探查指征,后者可进一步完善检查并密切观察。

表 8-4-3 临床表现

明确表现	可疑表现
活动性出血	有出血病史
不断增大的血肿	低血压
无脉搏	神经功能障碍
远端肢体缺血	脉搏减弱
偶可触及震颤,闻及血管杂音	可见小血肿
	损伤病情逐渐加重

(2)深静脉血栓形成的临床表现:创伤性脑损伤大多合并有意识障碍,以及深浅感觉减退,对于疼痛的反应不够灵敏,临床表现主要为患肢的突然肿胀、软组织张力增高,抬高患肢可减轻;发病 1~2 周后,患肢可出现浅静脉显露或扩张。严重的下肢 DVT 患者可出现股白肿甚至股青肿,皮肤发亮呈青紫色、皮温低伴有水疱,足背动脉搏动消失,全身反应强烈,体温升高。慢性期可发生血栓后综合征(post thrombotic syndrome,PTS),体征包括下肢水肿、色素沉着、湿疹、静脉曲张,严重者出现足靴区的脂性硬皮病和溃疡,PTS 发生率为 20%~50%。Greenfield 等提出的静脉血栓形成危险度评分(therisk assessment profilefor thromboembolism,RAPT)可以很好地评估创伤患者发生 VTE 的风险(表 8-4-4),RAPT≤5 分为低风险,DVT 发生率为 3.6%,5~14 分为中等风险,DVT 发生率为 16.1%,>14 分为高风险,DVT 发生率为 40.7%。

表 8-4-4 创伤患者 RAPT

项目	得分	项目	得分
病史		创伤程度	
肥胖	2	胸部 AIS>2	2
恶性肿瘤	2	腹部 AIS>2	2
凝血异常	2	头部 AIS>2	2
VTE 病史	3	脊柱骨折	3
医源性损伤		GCS<8 分持续 4h 以上	3
中心静脉导管>24h	2	下肢复杂骨折	4
24h 内输血>4 单位	2	骨盆骨折	4
手术时间>2h	2	脊髓损伤(截瘫、四肢瘫等)	4
修复或结扎大血管	3	年龄	
		40~60 岁	2
		61~75 岁	3
		>75 岁	4

注:RAPT:静脉血栓形成危险度评分,AIS:简明损伤定级

2. 辅助检查

(1)踝肱指数(ankle brachial index, ABI):又称踝臂指数(ankle arm index)、Winsor 指数(Winsor index)或踝肱压力指数(ankle brachial pressure index),是踝动脉(胫后动脉或足背动脉)与肱动脉收缩压的比值,ABI≤0.9 对于诊断下肢外周动脉疾病(peripheral arterial disease, PAD)的敏感性和特异性分别是 95% 和 99%,是最为便捷的无创评定指标。

(2)经皮氧分压测定法($tcPO_2$):反映了靶组织的代谢状态,非常有助于对严重缺血病例的评估,尤其是对最佳截肢平面的确定;由于不受动脉钙化的影响,因此对合并糖尿病的患者更为有用。

(3)血浆 D- 二聚体:反映凝血激活及继发性纤溶的特异性分子标志物,诊断急性 DVT 的灵敏度较高(>99%),超过 500μg/L(ELISA 法)有重要参考意义,可用于急性 VTE 的筛查、特殊情况下 DVT 的诊断、评估、VTE 复发的风险评估。

(4)X 线静脉造影:是诊断 DVT"金标准",可以显示静脉阻塞的部位、程度、范围和侧支循环建立的情况。

(5)多普勒超声检查:是灵敏度、准确率均较高的无创检查手段,广泛用于动、静脉病变的评估,也是 DVT 诊断和筛查的首选检查,对膝以上深 DVT 有良好的特异性和敏感性,可替代 X 线静脉造影法。

(6)磁共振静脉显像(MRV):MRV 对近端主干静脉(如下腔静脉、髂静脉、股静脉等)血栓有很高的准确率,但不能满意地显示小腿静脉血栓。无需使用造影剂。

(7)螺旋 CT 动静脉成像、放射性核素检查、体表描记法、皮肤温度测定、静脉压测量等也可进行辅助诊断。

(三)康复治疗及护理

1. 血管损伤的治疗

(1)控制出血,迅速补液。出血量大时可通过输血纠正凝血功能障碍;在颅脑损伤、生命体征稳定的前提下给予血管修复,尽可能保证肢体存活;根据情况给予抗感染、抗凝治疗。

(2)依据不同部位血管损伤的特点分别予以关注,如颈部血管损伤要预防气道梗阻,及时重建血管保证脑部供血,胸部血管损伤可及时行 CTA 或血管造影明确有无主动脉夹层,腹部血管损伤明确有无腹腔内大出血等。

2. 血管损伤的护理

(1)血管损伤后严密观察伤处的血供情况并进行全身的监测是术后护理的关键,做到及早发现、早预防,及时报告、处理,以挽救生命和降低致残率。

(2)严密观察全身情况及伤口出血情况,并对伤口渗血应有充分估计,全身低血压将直接影响血管吻合,导致手术失败。

(3)术后功能锻炼有助于伤肢功能的恢复。

3. 深静脉血栓的治疗

(1)创伤性脑损伤后 24h 内或在开颅手术完成后 24h 内使用间歇性充气加压装置(intermittent pneumatic compression devices, IPC)开始进行 VTE 预防;对于合并有颅内出血的患者,建议在 24~48h 内或开颅手术后 24h 内启用低分子肝素或普通肝素预防 VTE;可采用机械性装置如 IPC 预防创伤性脑损伤患者的 VTE。

(2)急性期 DVT 建议使用维生素 K 拮抗剂联合低分子肝素或普通肝素抗凝。也可选用

X_a 因子抑制剂。对于急性期中央型或混合型 DVT，在病情允许的条件下，首选导管接触性溶栓；出现股青肿时，应立即手术取栓；DVT 患者需长期行抗凝治疗，可根据脑损伤后的出血风险酌情调整。

4. 深静脉血栓的护理

（1）每日动态评估患者有无肢体忽然肿胀、疼痛、局部皮肤颜色改变等症状体征，一旦出现阳性体征，立即报告医生，遵医嘱完善检查。

（2）患者自主踝泵运动和股四头肌收缩运动是预防深静脉血栓简单有效的措施，当患者无法主动运动时，可在康复治疗师的指导下对患者进行肢体的被动运动，每日 2 次以上的足底静脉泵或间歇气动压力装置治疗有利于促进下肢静脉回流。

（3）避免在下肢进行输液等有创操作。

（四）预后及转归

VTE 可以急性发病，但可能发展为慢性，30% 的患者会在 10 年内复发，住院后患者中肺栓塞的发病率为 1%，死亡率为 0.36%，肺栓塞 7 日内的致死率明显高于 DVT。

（潘化平　张　芳　李　群）

参考文献

[1] 王正国.新世纪道路交通事故的发生趋势[J].中华创伤杂志，2002，18(6)：325-328.

[2] Krug EG，Sharma GK，Lozano R.The global burden of injuries[J].Am J Public Health，2000，90(4)：523-526.

[3] Murray CJ，Lopez AD.Alternative projections of mortality and disability by cause 1990—2020：global burden of disease study[J].Lancet，1997，349(9064)：1498.

[4] Vos T，Flaxman AD，Naghavi M，et al.Years lived with disability(YLDs)for 1160 sequelae of 289 diseases and injuries 1990—2010：a systematic analysis for the global burden of disease study 2010[J].Lancet，2012，380(9859)：2163-2196.

[5] 赵小纲.多发伤治疗进展[J].中华急诊医学杂志，2003，12(9)：642-643.

[6] 贾建，金鸿基，王基.多发伤的特征及其对策探讨[J].创伤外科杂志，2000.2(1)：23-26.

[7] Pais Hons C，Ponsford JL，Gould Clin Neuro KR，et al.Role of valued living and associations with functional outcome following traumatic brain injury[J].Neuropsychol Rehabil，2019，29(4)：625-637.

[8] 中华医学会神经外科学分会.中国重型颅脑损伤早期康复管理专家共识(2017)[J].中华医学杂志，2017，97(21)：1615.

[9] Clayton RP，Wurzer P，Andersen CR，et al.Effects of differentduration exercise programs in children with severe burns[J].Burns，2017，43(4)：796-803.

[10] Gottrand L，Devinck F，Martinot Duquennoy V，et al.Contribution of the physical and rehabilitation medicine inpediatric plastic surgery[J].Ann Chir Plast Esthet，2016，61(5)：589-597.

[11] Kumar V，Goyal R.Influence of sensorimotor adaptation and learning process for rehabilitation on the functional mobility of a patient with traumatic brain injury：a case report[J].Chinese Journal of Traumatology，2018，21(4)：246-248.

[12] Zamani A，Mychasiuk R，Semple BD.Determinants of social behavior deficits and recovery after pediatric traumatic brain injury[J].Experimental Neurology，2019，314：34-45.

[13] Rauh MJ, Aralis HJ, Melcer T, et al.Effect of traumatic brain injury among U.S.servicemembers with amputation[J].Journal of Rehabilitation Research & Development, 2013; 50(2): 161-172

[14] Jiang J Y, Gao G Y, Feng J F, et al.Traumatic brain injury in China[J].Lancet Neurol, 2019, 18(3): 286-295.

[15] Dang B, Chen W, He W, et al.Rehabilitation treatment and progress of traumatic brain injury dysfunction[J]. Neural Plasticity, 2017, 1582182: 1-6.

[16] Rodríguez-Rajo P, Leno Colorado D, Enseñat-Cantallops A, et al.Rehabilitation of social cognition impairment after traumatic brain injury: a systematic review[J].Neurologia(Engl Ed), 2018, S0213-4853(18): 30202.

第九章 截肢创伤康复

第一节 概 述

一、定义

截肢指肢体全部或部分切除，包括截骨和关节离断两种，即经过一个或多个骨将肢体的一部分切除或通过关节部位的肢体切除。截肢最常见的原因有恶性肿瘤截肢、外伤性截肢、血管病性截肢、糖尿病性截肢、感染性截肢、先天性畸形截肢、烧伤或冻伤后肢体坏死截肢等。截肢的目的是将失去生存能力、危害生命体、没有生理功能的肢体截除，以挽救患者的生命，并通过安装假肢和康复训练来代偿失去肢体的功能。截肢康复是指从截肢手术到术后处理、康复训练、临时和正式假肢的安装和使用，直到回归家庭和社会的全过程。

自人类建立现代外科以来就有了截肢手术。近年来，由于生物力学基础理论研究和生物工程学的发展，新材料、新工艺的应用，假肢制作技术水平的提高，截肢后康复的发展，尤其是假肢新型接受腔的应用，使得残肢承重合理、穿戴舒适、假肢悬吊能力强，且不影响残肢血液循环。

因为一部分患者截肢后没有得到合理的康复治疗和护理，或由于出现截肢并发症或其他原因而不能安装假肢，使他们不同程度地丧失了劳动能力和自理能力，给个人、家庭和社会造成了很大影响。因此，对截肢者进行积极的康复治疗和护理，及时安装理想假肢，最大限度地发挥残肢的代偿功能，防止或减轻截肢对患者身心造成的不良影响，使其能生活自理，回归社会，从事力所能及的工作具有重要的意义，也是截肢康复的最终目标。

截肢康复是一个复杂的系统工程，是应用医学和工程相结合的产物。截肢康复需要许多医学专业人士参与，并以截肢康复协作组的形式进行工作。协作组组成人员包括医师、康复护士、物理治疗师、作业治疗师、假肢技师、心理医师、职业顾问和社会工作者。从对患者全身情况及残肢的评定，术后护理，运动治疗，声、光、磁等物理治疗，对不适合假肢穿戴的非理想残肢的处理，临时与正式假肢的训练，心理康复和职业前训练，一直到回归家庭和社会，贯穿康复的全过程。截肢后的康复已受到越来越多的重视，人们已经认识到，只有对截肢患者尽早进行全面康复，才能在配戴假肢后获得更佳的代偿功能，从而实现截肢康复的最终目标。

截肢康复的整个流程是由截肢康复协作组来完成的，从决定进行截肢手术或已截肢残肢的评估开始，经过多个环节工作，直到患者回归社会。其主要流程如下：制订截肢手术方案或对非理想残肢的矫治方案→截肢手术或非理想残肢修整手术→手术后护理→安装假肢前的康复训练→安装临时假肢→穿戴临时假肢后的康复训练→安装正式假肢→穿戴正式假肢后的康复训练→职业前训练→回归家庭和社会。

二、流行病学

目前在我国有关肢体缺损发生率没有确切的统计数字，1987 年我国进行的残疾人抽样调查数字表明，全国有肢体残疾者 755 万人，其中肢体缺损者约 80 万人。上肢截肢者，男女比例为 3.5 ∶ 1；下肢截肢者，男女比例为 4.9 ∶ 1。截肢年龄高峰为 18~24 岁。2006 年进行的残疾人口抽样调查数字表明，全国肢体残疾人数为 2 412 万人，其中，截肢者人数为 226 万人，迫切需要安装假肢的有 63 万人。

就截肢原因而论，病肢体或伤肢不可逆的供血丧失是其绝对指征，对无法控制的感染，为保全生命，截肢也是其必要的选择，对于某些肢体恶性肿瘤，截肢也是最佳治疗方案。在我国，截肢仍然以外伤为主，但因血管疾病而截肢的患者逐渐增加。每年的截肢发生率有增高的趋势，主要原因是人的平均寿命明显提高，老年人群患有糖尿病和周围血管疾病的比例在增加。美国一些文章中报道的截肢统计数字差别很大，每年新的截肢者约 2 万 ~3 万。1988—1992 年的统计数字表明，美国每年约有 13 万下肢截肢患者，其中伴有糖尿病者占 51%。2010 年我国对糖尿病患者的流行病学调查显示，我国现有糖尿病患者 9 200 万，2002 年政府报告提到我国目前每年新增糖尿病患者 200 万，而糖尿病足在糖尿病患者中的发生率占到 5%，且 1 型糖尿病与 2 型糖尿病患者的糖尿病足发生率之间无显著差异。所以从截肢年龄也有增高的趋势，一般年轻人或成年人截肢的主要原因是外伤和其后遗症，儿童的截肢原因是外伤、恶性肿瘤和先天性畸形。

截肢者的性别分布男性多于女性，这可能由于男性发生外伤的机会远远超过女性。就截肢部位来讲，下肢截肢大约占 85%，左右肢体的截肢比例大约是相等的。

三、截肢的分类

截肢平面选择的总体原则：在基础疾病允许的情况下，充分考虑患者年龄、性别、职业、生活习惯、环境，尽量保留肢体长度，保证残肢有足够的杠杆以更好地控制假肢，同时应考虑到原有疾病有无二次甚至多次截肢的风险。既要达到截肢目的，也要尽可能保留残肢长度。不同原发病的截肢原则在细节上也不尽相同。假肢平面的要求：①有良好的残肢承重；②适宜的残余肢体长度；③良好的软组织条件，耐摩擦，缝合处应偏离负重摩擦部位；④残肢肌力在 3 级以上；⑤避免神经瘤和骨刺的形成：神经应锐刀切断，外膜缝合，滋养血管结扎，骨端应锉平。

截肢根据部位和平面不同可大致分为：

（一）上肢截肢

1. 肩部截肢　多用于骨或软组织恶性肿瘤，极少用于创伤、感染性疾病。

2. 上臂截肢　上臂截肢是指从肱骨髁上至腋窝皱襞顶端平面的截肢。

3. 肘关节离断　肘关节离断保留了肩关节的功能，同时肱骨远端膨大的内外侧髁利于假肢的装配、控制，并能够有效传递肱骨的旋转功能，肘关节以上部位的截肢，肱骨的旋转不能直接传递到假肢，需通过假肢肘关节旋转盘来完成，因此肘关节离断是相对理想的截肢部位。

4. 前臂截肢　相较于肘关节离断，前臂截肢对于残肢功能的保留更多，因此在治疗原发病的同时，尽量保留残肢长度，越长的残肢保留可以提供越多的前臂旋转功能。

5. 腕关节离断、腕骨截骨　由于保留了下尺桡关节，前臂的旋转功能得以全部保留，传递到假肢的旋转功能也达到 50%，因此残肢功能优于前臂截肢，同时保留了相对更长的力臂，装配后的假肢应用更为方便、有力。

6. 手部截肢　手部截肢常见于急性创伤，目的为最大限度保存手部功能，而若保留严重损伤结构可导致延迟愈合及严重的功能障碍、疼痛。

（二）下肢截肢

下肢截肢最为常见，占所有截肢的 76%~80%，与上肢截肢不同，其多见于糖尿病、外周性血管疾病引起的肢体缺血坏死，因此手术的平面的选择在考虑残肢功能的同时，应考虑尽量避免二次甚至多次手术的风险，因此截肢平面的选择更为慎重且困难。对于血管病变所致肢体坏死，截肢平面的选择有多种客观量化指标进行判断，包括：经皮氧分压测定、营养状况、动脉造影等，其中最为简易准确的检查方法为经皮氧分压测定，对比患者吸氧前后经皮氧分压值可提高该检查的准确性，但各项指标仍需结合临床选择截肢平面。

下肢截肢根据截肢平面的不同，可以大致分为：膝上截肢、膝关节离断、膝下截肢。其中膝上截肢又可进一步分为半骨盆切除、髋关节离断、大腿截肢，膝下截肢可进一步分为足踝部截肢、小腿截肢。除小腿截肢外，尽量保留较长残肢亦是下肢截肢的总体原则。对于缺血性肢体的残肢由于血供及全身性疾病等原因，术后应注意伤口愈合情况，尽量避免术后即刻的硬性包扎。

第二节　截肢术后康复

一、康复问题

（一）功能

截肢术后，恢复功能性运动和提高运动水平是主要的康复目标。

步行能力：步态和运动是复杂的任务，通过高级认知过程进行调节。有研究表明使用假体进行训练后 4 个月左右，截肢的行走能力有所改善。其他可能影响个人使用假体行走能力的因素包括年龄、截肢后时间、截肢程度和合并症数量。尽管有详细的康复计划，但仍有很多截肢的患者行走困难，可能是因为行走效率降低和增加了机体所需的能量。

（二）心理

1. 抑郁　抑郁与失去有着密切的关系。截肢患者由于失去部分肢体，造成身体上的缺陷，有些患者会表现沉默寡言，忧郁寡欢，不愿与人交往，但因需要依赖身边人之照顾，而更感矛盾悲观。有部分患者截肢后感到前途一片漆黑，沉浸在悲伤的情绪中不能自拔。严重者甚至自暴自弃、拒绝治疗和护理，有的拒绝见人、心情烦躁、破坏物品甚至想自杀。抑郁者对自己、对环境、对未来的看法都是负面的。他们认为自己没有价值、没有希望，这些负面认知带来更多的负面情绪，形成恶性循环，进一步阻碍患者康复的参与，影响患者的饮食或睡眠，更甚者令患者产生自杀的念头，严重影响康复的进度。所以抑郁情绪是一种最值得关注的心理疾患。

2. 焦虑恐惧　焦虑恐惧与危机威胁有着密切的关系，患者在不同的阶段有不同的焦虑担忧。①手术前期：由于无法保留肢体而必须接受截肢手术，此期患者表现一系列的心理变化。有的由于角色的转换及周围环境的变化，病情的进展，还有截肢的可能，亦有的由于经济压力等引起患者焦虑不安、沉默少语、情绪烦躁、易怒等表现；如合并高血压、糖尿病等情绪障碍更严重。抵触绝望心理：部分患者认为截肢后从此变成一个不健全的人，应激反应变强，心里充满恐惧与绝望，甚至拒绝接受手术，不肯配合治疗；当患者已经认识到手术是必然的选择，对手术恢复没有信心，对治疗持怀疑态度，认为即使得到治疗，将来也会降低生活质量等。②手术后期：当患者看到自己残缺的肢体发生巨大变化，可能会悲伤，甚至会厌恶自己，有时会情绪波动，脾气暴躁；也会有着各种的担忧，担忧其他人的看法，担忧成为家人的负累，担忧将来的生活及适应，担忧处处要依赖别人，失去自我的尊严及价值等。术后比较常见的症状如疼痛及幻肢痛不仅与身体病变的因素有关，更可能与心理因素有关。

3. 自我概念的改变　①自我形象紊乱：患者截肢后必然带来不同程度的躯体残疾和缺陷，影响形象，术后恢复期往往更加关注自己的外表，尤其是女性，她们最难适应失去肢体所带来一系列的变化；②自尊受挫：截肢后日常工作受到影响，女性患者较注重家庭对自己的态度；男性患者则更注重病后的社会角色，如：地位下降，工作能力、劳动力下降，与别人相比没有任何优势可言。

4. 强迫的敏感性增高　截肢患者经历了痛苦的病程，往往更加关注自己的身体。大部分人对自己的身体敏感性有所增高，在术后相当长的一段时间内对已经切除部分肢体存在着一种虚幻的疼痛感觉，多为持续性疼痛，且以夜间为甚，有时夜间忘记自己已截肢，常出现跌伤。

5. 社会适应力改变　害怕与人交往，截肢后生活习惯会有所改变，以前喜欢热闹的人，术后沉默寡言，受不了亲戚朋友们怜悯而怪异的眼光，不想出去散步，不想见任何人。

（三）疼痛

1. 残肢痛　造成残肢痛的原因很多，归结起来有两大方面：一个是残肢本身的原因，一个是假肢的原因，就肢体本身而言，常见有以下几方面：

（1）炎症：最常见的是残肢软组织蜂窝织炎，常伴有发热、疼痛、肿胀等。

（2）粘连：残肢瘢痕粘连以及皮下软组织瘢痕粘连，神经粘连。

（3）骨端过长及骨刺压迫残肢皮肤，造成血运不良引起疼痛。

（4）血液循环障碍：因血管疾病、糖尿病肢体坏死造成血液循环障碍，肢体供血差，缺血引起疼痛便是残肢痛的原因。

2. 幻肢痛　截肢患者在术后几乎都有失肢依然存在的幻觉，以远端肢体部分更为清晰，这种现象称为患肢觉，通常在截肢一年后，幻肢觉消失。部分患者发生非常剧烈的幻肢痛，多为“闪电样”痛，少数为烧灼样痛。膝以上截肢后发生幻肢痛较膝以下截肢后发生幻肢痛更为常见，而上肢截肢后发生幻肢痛的概率较下肢截肢更为显著。6岁以下儿童截肢后基本不出现幻肢痛。

二、康复评估

目的是判断患者能否装配假肢，能否承受配戴假肢后的康复功能训练和有无今后终生利用假肢活动的能力。

（一）心理评估

1. 焦虑和抑郁评估　常用量表有医院焦虑和抑郁量表（the hospital anxiety and depression

scale，HADS），贝克抑郁量表（the Beck depression inventory），一般健康问卷（general health questionnaire，GHQ），流行病学研究中心抑郁量表（the Center for Epidemiological Studies depression scale，CES-D），罗夏测试（Rorschach tests）。焦虑和抑郁心理多发生于截肢后2年内。

2. 身体形象自我意识评估　身体形象质量表（body image quality of life inventory）。认知功能下降将降低康复治疗效果。常用可预测截肢康复效果的心理评估量表，包括：①学习能力评估：肯德里克对象学习测试（the Kendrick object learning test，KOLT）；②平衡信心评估：16项特定活动平衡信息量表（the 16-item activity-specific balance confidence scale，ABC）；③感知社会支持评估：感知社会支持的多维量表（the multidimensional scale of perceived social support，MSPSS）；④疾病感知评估：疾病感知问卷-修订版（the illness perception questionnaire-revised，IPQ-R）。

（二）肢体功能评估

1. 残肢外形　为了适应现代假肢接受腔的穿戴，残肢形状以圆柱形为佳，而不是圆锥形，因圆锥形的残肢残端不能负重，故不符合现代假肢接受腔全面接触和全面负重的要求。

2. 关节活动度　髋或膝关节活动受限，对于下肢假肢的代偿功能将产生不良影响。

3. 残肢畸形　如膝上截肢伴有髋关节的严重屈曲外展畸形，膝下截肢伴有膝关节严重屈曲畸形，假肢穿戴就很困难。当小腿假肢伴有同侧股骨干骨折向侧方成角畸形愈合，这将对假肢的动力对线造成影响。

4. 皮肤情况　皮肤瘢痕、溃疡、游离植皮、皮肤松弛、臃肿、褶皱等都影响假肢的穿戴。

5. 残肢长度　它对假肢的种类选择、残肢对假肢的控制能力、对残肢的悬吊能力、稳定性和代偿功能等有着直接的影响。

6. 肌力　前臂假肢，如果肩和肘部肌力弱，则对假肢的控制能力明显减弱。大腿假肢如果臀大肌或臀中肌无力，则步态明显异常。

7. 残端承受能力测试　使用“重心测试仪”进行残端的承受能力测试，同时可以进行单腿或双腿的静态负重训练。通过训练提高残端承受能力，为恢复平衡及行走功能建立良好的功能基础。

8. 平衡功能　可以根据重心的转移进行动态的平衡功能检查和评价，并可以在监视下进行身体重心移动及迈步的生物反馈训练，从而提高训练效果，为恢复平衡及行走功能建立良好的功能基础。

9. 步态分析　应用步态分析将左右步态时相对比测定，检查步态对称性及其程度，指导装配下肢假肢的康复训练及假肢的代偿功能评估。

（三）疼痛评估

疼痛的评估手段：通过望、闻、叩、听的手段评估患者疼痛程度，包括评估患者疼痛的部位、时间、范围等。根据患者个体不同，选择不同的疼痛评分工具，主要的疼痛评估工具有以下几种：

1. 视觉模拟评分法（VAS）　也称直观类比标度法，有线性图和脸谱图两类，是最常见的疼痛评估工具。国内临床上通常采用中华医学会疼痛医学会监制的VAS卡，是一种线形图，分为10个等级，数字越大，表示疼痛程度越大，疼痛评估时用直尺量出疼痛强度数值即为疼痛强度评分。另一类是脸谱图，以VAS标尺为基础，在标尺旁边有易于小儿理解的笑或哭的脸谱，主要适合用于7岁以上、意识正常小儿的各种性质疼痛的评估。

2. 文字描述评估分类量表（verbal descniptors scale，VDS） 此法由一系列描述疼痛的形容词组成，最轻的疼痛为0分，以后每级增加1分，每个形容词都有相应的评分。患者总的疼痛程度就是最适合该患者使用的疼痛形容词所代表的数字。

3. 数字评估定量表（numerical rating scale，NRS） 用0~10数字的刻度标示出不同程度的疼痛强度等级，“0”为无痛，“10”为最剧烈疼痛，1~3为轻度疼痛（疼痛不影响睡眠），4~6为中度疼痛（疼痛影响睡眠），7以上为重度疼痛（疼痛导致不能睡眠或从睡眠中痛醒）。适用于文化程度相对较高的患者。

4. Wong-Barker面部表情量表 通过观察患者的行为改变，用6个不同的面部表情（从微笑至悲伤哭泣）来表达疼痛的程度。从左到右分别标为0~5分，表示无痛、极轻微疼痛、较显著疼痛、重度疼痛和剧痛。因其直观理解，较适用于交流困难者，如儿童（3~5岁）、老年人、意识不清或不能用言语准确表达的患者。

5. McGill疼痛分级 用问答法将疼痛分为5级，即0级无痛；1级有疼痛感但不严重；2级轻度疼痛，不舒适；3级疼痛，痛苦；4级疼痛较剧，恐惧感；5级剧痛。根据患者的具体情况选择最合适的一种评估方法，对老年人和文化程度低的人采用面部表情评估量表，文化程度高的人采用数字评估量表和文字描述评估量表进行评估。

6. 疼痛评估的时间 入院时建立患者信息表，并进行首次疼痛评估，记录在疼痛评估表上，对新患者、手术后患者的疼痛评分每日3次，3日后每日1次，连续10日，根据患者实际情况，必要时进行再评估。对疼痛强度<5分者采用非药物镇痛方法；对疼痛强度≥5分患者提醒医师予以药物治疗；对于急诊创伤或术后患者，每半小时评估1次，直至疼痛评分<5分后改为1次/4h；每天上午9时对所有住院患者进行疼痛评估。

三、康复治疗

截肢是将已失去生存能力、危害健康、丧失生理功能的肢体切除。外伤、感染是截肢最常见的原因。截肢使肢体失去了正常的形态，属于严重创伤，对患者身心均产生巨大伤害，因此截肢的术后康复就显得尤为重要。通过有效的康复训练，有利于帮助患者克服身心各种障碍，提高截肢患者的自信心，帮助患者顺利装上假肢，使患者日常生活能够自理，早日回归社会。

（一）术后早期康复

1. 并发症防治

（1）残端血肿和出血：多由于术中止血不彻底、血管断端结扎线或血栓脱落等因素所致。术后应严密观察患肢残端有无血肿和出血，注意保持引流通畅，防止引流管扭曲受压，观察引流液量及性质。残肢部位及时冷敷也可以减少伤口渗血。

（2）残端感染：由于肢体严重损伤性创伤，术后伤口有时会出现不同程度的感染，表现为高热、寒战及周围皮肤和组织坏死，感染不仅造成伤口难以愈合，严重者可导致全身中毒，诱发多脏器功能衰竭。大面积伤口感染应做细菌培养和药物敏感实验，密切观察伤口、及时换药。换药时严格按照无菌操作原则，仔细观察伤口的颜色及张力，注意避免伤口感染，动作轻柔。经久不愈者应及时清除病灶及抗感染治疗。

（3）幻肢痛：截肢患者常常会觉得截除肢体仍然存在并伴有疼痛，疼痛多为持续性，夜间较甚。对幻肢痛患者不主张使用镇痛药物治疗，这种幻肢痛的出现可通过医护人员的耐心疏导进行克服，使患者逐步接受肢体缺失的事实。也可以采取局部热敷、理疗及针灸镇痛。术后即可直视患肢，待伤口许可后并可开始轻拍患肢，每日 1~2 次，每次 10~15 分，并逐渐增加拍打次数和力量，另外弹性绷带的正确使用，可缓解幻肢感与幻肢痛情形。

（4）关节挛缩：残肢关节挛缩发生是由于截肢后残肢肌力不平衡、残肢摆放位置长时间不正确、没有进行早期功能训练等因素所致。截肢术后残肢未完全愈合时，应注意保持残肢正确的位置，一般要求各关节保持中立位，残端下面不可放置过高的衬垫或用下肢支架抬高患肢。术后患肢长时间放置未进行早期锻炼可导致关节挛缩。因此伤口拆线后应及时进行残肢肌肉的主动运动、抗阻力运动、截肢侧关节活动练习。为了预防关节屈曲、变形而延迟义肢装置时间，应随时维持正确姿势。

2. 术后康复方案　手术后 24h 内可于患肢下方垫枕头，减轻肿胀；24h 后即应移去枕头，以预防关节挛缩变形。由于手术切口组织尚未完全愈合，注意维持残端于伸展位，防止关节挛缩畸形，适当使用弹性绷带包扎残肢，以预防肿胀并促进残端收缩定型。上肢术后 1~2d 可离床活动，下肢术后 2~3d 练习坐起，5~6d 可扶拐离床活动。组织基本愈合（术后 7~14d）应早期开始被动运动和助力运动，以改善残肢关节活动度。截肢术患者术前卧床体能活动减少，外科手术后也经历约 1~2 周休息。卧床导致肌萎缩，心输出量降低，细胞摄取氧能力降低，血红蛋白下降，而截肢者在康复期训练、步行时都耗费较多的能量，肺功能训练有助于恢复。增强肌力与耐力训练以肌肉的等长运动为主的抗阻运动可以增强肌力与耐力。让患者单纯做肌肉的等长收缩，容易产生厌烦心理，不易坚持。可为患者制订以下训练计划。伸髋肌训练：仰卧，残肢下垫一软枕，嘱患者用力将残肢向下尽量将枕头压扁并坚持 5~6s。屈髋肌训练：仰卧，健肢屈髋屈膝，双手抱住健侧膝，将残肢尽量屈曲坚持 5~6s。髋内收肌训练：仰卧或俯卧，双腿间夹一软枕，嘱患者用力将残肢尽量内收将枕头压扁并坚持 5~6s。髋外展肌训练：仰卧或俯卧，嘱患者用力将残肢尽量外展并坚持 5~6s。

手术后当日，大腿截肢者戴石膏或弹性绷带，包扎时松紧应适宜，压力要平均，且要使末端压力大于近心端压力，以免阻碍血液循环。每天松开至少 2 次，以便清洁及观察皮肤状况是否有改变。绷带应持续使用半年或直到患肢成型，达到适合装义肢的形状。截肢残端塑形给予患肢残端弹力绷带包扎，可促使残肢肿胀消退，残端周围软组织收缩，早日定型。熟练残肢部位弹力绷带的包扎方法，保持截肢残端部位的皮肤完整性，减少瘢痕的生长以满足装配假肢所需的良好的残肢条件。予弹力绷带包扎后，患肢残端外表美观，患者相对容易接受，能经常去注视、抚摸患肢残端，缩短幻肢痛的时间。

下肢截肢者训练：仰卧将身体向内旋转，仰卧将患肢尽可能下压，仰卧将患肢尽可能由外往内移动，俯卧将患肢尽可能上举，卧向患侧将患肢尽可能往内移动，侧卧将患肢尽可能向后移动。

上肢截肢者训练：两臂自然下垂于体侧，再侧举并尽量举高；两臂自然下垂，自前面往上抬举至头顶上；两臂自然下垂，向后甩并尽可能甩高。

残端脱敏塑形：在缠绕绷带时应该采用斜行缠绕，切忌在残端一个方向进行缠绕，防止皮肤褶皱，应用采用内外侧的交替，呈“8”字形缠绕，在至大腿末端应该适当的减少压力。术后一般采用以软包扎法的弹力绷带固定残端，保持残肢均匀受压，同时防止肢体位置不佳引起挛缩、浮肿、血肿形成，促进淋巴组织液回流，帮助残端消肿塑形。残肢有疼痛麻木者用手拍打或以较粗糙的布料摩擦，每次持续约 5min，直至疼痛麻木感完全消失，残端角质化，为后期安装假肢做准备。

（二）心理评估

截肢患者的术后康复治疗不仅要注重患者身体的功能性康复，还应注重患者心理的疏导，帮助患者及时克服创伤后的心理压力，积极投入到术后康复训练中去。

截肢患者的心理评估包括全面的心理、行为、社会资源的评估内容。①人格测量：不同人格类型的人在气质、能力、性格等方面均不相同，因此在面对危机事件时的反应也各不相同，针对不同人格类型的患者，截肢与假肢治疗方案和康复计划要有针对性，才能取得更好的治疗效果。②焦虑、抑郁情绪测量：当面临截肢这样的危机事件时，由各种压力导致的焦虑抑郁情绪往往较严重，超出了患者的自我调节能力，就会导致各种心理问题的出现。通过焦虑抑郁情绪的测量，可以及时掌握患者的情绪变化，及时给予心理干预，防止严重心理问题的出现，为截肢治疗成功打好基础。③认知观念测量，行为测量。④社会家庭环境及生活质量测量。

在患者术后病情稳定后、实行生命教育干预前由专人发放调查表，调查表由 3 部分组成。①焦虑自评量表（self-rating anxiety scale，SAS）：主要用于评定焦虑患者的主观感受及焦虑程度；②抑郁自评量表（self-rating depression scale，SDS）：通过量表得分判断抑郁的轻重程度；③WHO 生存质量测定量表（WHOQOL）：评价患者生存质量，包括生理功能、心理、独立性、社会关系及环境 5 个维度，评分越高生存质量越高。

截肢患者心理问题的干预对策：包括心理康复、职业前训练，一直到回归家庭和社会的各个环节。康复教育：通过康复教育，使患者在心理上得到医护等专业人员的心理支持和对于截肢与假肢治疗的客观心理评价，患者对手术及术后康复训练越了解，便越能减少手术后的疑虑。

（三）残肢训练

假肢的装配及训练上肢和下肢假肢的主要功能有很大不同，上肢主要以灵活性为主，下肢主要以负重为主，所以选用假肢应遵循以功能为主的原则。具体适应性功能锻炼主要包括站立位平衡锻炼、应用动作锻炼、平地功能锻炼、陡坡功能锻炼、登楼梯功能锻炼、骑车功能锻炼、复杂地形功能锻炼等。

上肢假肢的训练主要包括假肢的操纵和使用训练，操纵训练包括穿脱假肢、各关节运动、前臂旋转和机械手的开合，使用训练是指在操纵训练的基础上练习日常生活活动动作。下肢假肢的训练包括穿脱假肢、逐步掌握站立、平衡、行走、起坐等功能，使用训练有迈进后退、行走节律、上下阶梯、过障碍物、搬运重物等动作。

1. 残肢肌力训练　大腿截肢患者易出现残肢髋屈曲外展畸形，应进行残肢后伸、内收、屈曲、外展等训练，应特别加强内收和后伸的力量，一般采用徒手抗阻肌力训练，可采取大腿残肢与健侧大腿用力向中线并拢夹持物体等自主运动的方式。小腿截肢患者除进行髋关节功能锻炼外，应加强伸膝训练，徒手抗阻训练伸膝，根据患者的耐受程度每天酌情增减活动强度，由于截肢患者穿戴假肢后能量消耗明显高于正常人，所以肌力训练的强度可不设上限。

残肢肌力的训练对日后熟练控制假肢尤为重要，因此截肢术后应尽快增加肌力的训练。增强残肢肌力的锻炼在术后一周就可逐步进行。训练方法：在石膏或弹力绷带固定下，取正确体位进行残肢肌肉的等长收缩运动。上臂及前臂截肢分别完成屈曲、伸直、外展、内收方向的全力肌肉收缩；膝上截肢分别完成股四头肌、臀大肌收缩和髋后伸、内收活动；膝下截肢训练原则上与膝上截肢相同，膝下截肢者以训练股四头肌和预防膝关节畸形为主，可做膝关节主动或被动练习，加强伸膝训练，徒手抗阻肌力训练伸膝。伤口愈合后可逐渐加大训练量做肌肉抗阻训练。

2. 残肢关节活动训练　关节松动术：患者采取坐位或卧位，手法宜从小角度开始，逐渐接近关节运动痛、运动受限的角度，一般采用Ⅲ级、Ⅳ级手法，手法强度以患者无明显疼痛或次日疼痛消失为宜，以达到最大 ROM 为目标。

3. 站立平衡训练及步行训练　下肢截肢术后患者还需进行站立平衡训练及步行训练。患者需在助行器的保护下在垫子上进行站立训练和站立平衡训练，可通过使患者传递物品或者前后两侧轻推患者以促使患者建立单足站立的平衡和稳定。使用腋拐进行步行训练，除了平地走外还要训练上下台阶，转换方向及灵活性，要训练跌倒后如何站起来等。平行杠内步行训练时注意双脚迈进步幅应一致，原则上假肢侧步幅稍短。为防止足跟触地时引起腿软，股四头肌要用力抗衡。在使用静踝软跟假脚的情况下，应当有后跟下陷的感觉。

4. 平行杠内的步行训练　用下肢假肢单腿站立的训练在平行杠内进行，要注意使骨盆保持水平，当上身有倒向健肢侧的感觉为好。开始时双手扶杠，最后双手离开平行杠。

5. 平行杠以外的步行训练　如果在平行杠内双手不扶杠可以行走的话，那么在训练室内行走就能比较容易。为得到好的步态，要努力缩小双脚间隔。行走时注意不要低头，眼睛平视远方，这样身体自然就会挺直。当可以在平地上行走之后，再到不平整路面、阶梯、坡路上行走。

6. 作业疗法　在患者进行作业活动前评定其功能状态，找出患者功能存在的问题，选择出适合患者功能状态并能促进其恢复的作业活动和治疗。教会患者床椅转移，以及单腿站立、跳跃等平衡活动。

7. 物理因子治疗　采用石蜡、半导体激光、超短波、中频脉冲电等治疗伤口、关节和幻肢痛。石蜡疗法：将 50~60℃的蜡敷于残肢端部位，每次 30min，每日 1 次，疗程 1 个月。石蜡疗法有利于肢体毛细血管扩张，促进血液循环，加强细胞通透性，改善残肢皮肤营养，促进组织再生和修复，因而对残端综合征如冷、胀、痛、麻、关节强直等均有满意疗效。

（四）假肢处方

假肢处方一般由康复医生评定和开具，制作由假肢治疗师完成，训练由康复治疗师完成。

1. 处方的制定　制定处方所需要的资料包括：

（1）一般性资料：姓名、性别、年龄、职业、爱好、居住地、身高、体重、截肢时间。

（2）一般性医疗资料：全身状态、其他肢体状况与功能、截肢原因、截肢部位。

（3）残肢情况：残肢外形、关节活动度、残肢畸形、皮肤情况、残肢长度、肌力、残肢血运、皮肤感觉、残肢痛与幻肢痛。

（4）社会方面资料：经济来源及状况、交通意外、工伤、社会或医疗保险。

（5）每天活动程度。

2. 处方内容

（1）假肢名称、部位、临时或正式假肢、种类。

（2）接受腔（形、材料、悬吊方法）。

（3）假肢构成方法（壳式或骨骼式结构）。

（4）假肢功能部件（需要的关节型号、假手、假足、特殊功能部件）。

（5）假肢材料（铝合金、不锈钢、钛合金、碳素纤维等）和外装饰材料。

（6）特殊需要是根据患者的具体情况和要求特别是残肢的条件而制作的特殊假肢，尤其是对接受腔和关节的特殊要求。

上肢和下肢假肢的主要功能有很大不同，上肢主要以灵活性为主，下肢主要以负重为主，所以选用假肢应遵循以功能为主的原则。具体适应性功能锻炼主要包括站立位平衡锻炼、应用动作锻炼、平地功能锻炼、陡坡功能锻炼、登楼梯功能锻炼、骑车功能锻炼、复杂地形功能锻炼等。假肢的应用可根据 Medicare 行走功能分级（表 9-2-1），具体如下：

表 9-2-1 根据 Medicare 行走功能分级

功能分级	定义	允许使用假肢组件
K_0	不可行走（卧床）	不能使用假肢
K_1	转移受限或受限的家中行走	手动锁定或支撑控制膝，SACH 假足或单轴假足
K_2	家中行走不受限，社区行走受限	气动或多中心膝，多轴假足
K_3	社区内行走受限	液压膝、储能足
K_4	高强度活动（运动、工作）	

（五）临时假肢装配与管理

1. 临时假肢的应用　临时假肢一般在截肢术后两周，伤口愈合良好、拆线后即可安装。充气式临时假肢在术后 24h 即可配戴，即装临时下肢假肢直接在手术台上就已完成。早期装配临时假肢主要具有减轻残肢水肿，在残肢体积稳定前提高假肢适配；有助于残肢的收敛和塑形；允许早期假肢训练，随着步态改善逐步微调。

2. 正式假肢的装配和使用　正式假肢的装配一般在术后 3~6 个月，装配假肢后，需在假肢师的指导下进行假肢的使用训练和日常活动训练，才能达到最佳的功能代偿，实现生活自理和回归社会的目标。

（1）传统型小腿假肢：传统型小腿假肢采用插入式接受腔，假肢为外壳式结构，穿戴时依靠大腿上勒勒紧固定，因此对血液循环有影响，而且接受腔的适配也不够合理，不能与残肢全面接触；但有小腿铰链稳固膝关节，负重能力强，假肢的适用范围较宽，生产成本也较低。

（2）髌韧带承重小腿假肢：髌韧带承重小腿假肢是现代假肢的最早产品，它以髌韧带为主要承重部位（接受腔前壁开有凹槽），采用树脂复合材料层积抽真空成型接受腔，去掉了金属膝关节铰链和大腿上勒。因此，较传统小腿假肢，不仅变插入式接受腔为口型与残肢服贴、重点部位承重的接受腔，更符合人体的生理解剖要求，而且除去了大腿上勒的束缚，减少了对血液循环的影响，穿戴也较舒适方便。

（3）全接触式小腿假肢（TSB）：主要特点是在专门的承重取型架上残肢承重状态下取型，因此其接受腔具有全表面接触，承重合理的特点。TSB 全接触式小腿假肢接受腔的两侧面适当向上延伸，可不用髌上环带悬吊，能适用于各部位小腿截肢的患者。

（4）小腿假肢（PTK）：是近年来综合了髌韧带承重小腿假肢和全接触式小腿假肢的特点发展而成的。在进行接受腔取石膏型时要用专门的压块紧紧地压住股骨内髁。PTK 接受腔的形式类似 KBM，前壁向上延伸到髌骨上缘，但在髌骨处开槽；两侧壁向上延伸到股骨内髁且具有一定弹性，在股骨内上髁上缘有一向内凸起楔状突起，起悬吊作用；接受腔的内衬套似 PTES，做成整体包膝式。这种小腿肢承重合理，悬吊力强，活塞作用小，穿脱方便，适用于各部位小腿截肢（包括残肢过短）的患者。

（六）假肢佩戴

随着康复工程技术的发展与普及，安装假肢是截肢患者恢复行走和外观的主要康复手段。每位截肢者安装上理想的假肢后能否发挥其最大的功能，假肢安装前后的康复训练是很重要的。适配假肢前的训练有：

1. 上肢　装配假肢前的训练包括针对残肢收敛、肌力、关节活动度范围、姿势问题、感觉减退、瘢痕活动性的练习，同时进行 ADL 的评估和布置家庭锻炼计划。

2. 肘关节离断和经肱骨截肢后患者的训练　此水平的截肢患肢进行控制训练较难，当肘部解锁时，肱骨屈曲引起假肢上前臂构件的屈曲，可以通过肩关节缓慢回到初始位置来完成伸肘。

3. 下肢假肢佩戴　截肢者坐在椅子上（或站着），在残肢上涂上并均匀分布滑石粉或爽身粉。用光滑的薄的丝绸将残肢包住或易拉宝（假肢专用套）套在残肢上。注意所包的布、袜套要平整，没有皱褶，其上缘应包住大腿根部，其后面应包上坐骨结节，拿掉接受腔上的负压阀门，将包布或袜套的远端放入接受腔，将包布或袜套的远端从阀门孔的孔内穿出，将残肢插入接受腔内。

4. 假肢穿脱和使用训练　站立平衡训练、上下台阶步行训练、下坡道步行训练、跨越障碍物训练。

（七）残端护理

注意截肢部位的清洁，可用湿毛巾擦拭、拍打痒处，但应避免自行擦药膏或用手抓，以减少感染的机会。如超过 24h 不穿义肢时，应绑弹性绷带，以促进血液循环。适度控制体重，避免增加身体负荷。义肢有损坏或不合适需随时修护。义肢可用中性肥皂和水清洁，并保持干燥。需定期检查义肢的所有机械部分有无松脱或移位。当义肢鞋子磨损时，需要更换相同高度和形状的新鞋，以利维持正确行走姿势。

截肢残端伤口护理：大腿和小腿截肢术后伤口不愈合率为 54.7% 和 17.3%，主要表现为骨端压迫皮肤坏死形成骨外露，术后骨残端压迫皮肤并出现破溃。大部分截肢患者损伤严重，外科手术中需彻底清创，特别是切除失活的肌肉组织，但残肢保留长度必须以安装假肢为前提，以防残端创面大，不易恢复。

下肢截肢患肢常见问题和并发症：①皮肤问题：包括毛囊炎、过敏性皮炎、多汗症、真菌感染、Choke 综合征、疣状增生。②骨骼问题：骨赘施加压力在皮肤上导致疼痛；术后腓骨比胫骨长可导致腓骨过度活动造成骨痛。骨过度生长和异位骨化常见于儿童和年轻人。③疼痛问题：残肢切口痛、幻肢感（无痛）和幻肢痛。幻肢痛表现为，在截肢伤口局部疼痛减轻后的数日内，逐渐出现肢体的幻觉；部位大多数集中在脚底、足跟、足趾；疼痛性质多为痒、针刺状、火灼感、冰冷感、蚂蚁匍行感；同时伴有同侧感觉过敏、出汗异常。

疼痛康复：残肢痛种类很多，神经断端形成神经瘤在软组织内与周围组织粘连时刺激引起明显疼痛；残端因血管屈曲、分布减少、皮温变化、循环障碍引起疼痛；残端肌肉异常收缩与痉挛所致的疼痛；中枢性疼痛等。幻肢是指截肢手术后发生已截除肢体尚存在的幻觉。幻肢痛是发生在该幻肢部位的疼痛。幻肢痛是运动知觉、视觉、触觉牵涉在内的一种心理学、生理学现象，大部分学者认为是截肢后肢体两侧的末梢神经冲动失平衡而引起的。采取以下措施减轻疼痛：音乐疗法，放松疗法、温水浴、物理干预、针灸、经皮电刺激（TENS）、振动、超声、药物治疗。

（八）回归家庭或社会训练

假肢康复在截肢者回归家庭、回归社会、回归职业的过程中，发挥着不可替代的作用。对单侧截肢者，假肢的主要功能是协助健肢恢复部分缺失的功能，必须有针对性地指导患者了解每个部件的功能和正确的术语以及假肢一般维护的宣教。截肢康复的最终目标是帮助截肢者发挥残肢最佳的代偿功能，回归社会，从事力所能及的工作。为了达到此目的，必须有专业人员自始至终地承担此项工作对康复的不同时期，每一个环节都要认真地评定和处理，通过各种手段，解决患者存在的各种不利因素，以发挥假肢的最佳代偿功能。故对截肢与假肢治疗康复必须是全面的：以心理疏导、居家环境条件重建改造，树立生存信念，培养假肢佩戴、生活环境适应能力，社工介入可以为假肢康复中心的身体康复、心理康复、职业康复、家庭康复、社会康复等方面提供专业化的理论支持和科学的方法，从医疗、心理、社会、职业、家庭等多个层面为康复者提供全方位的康复服务，协助康复者克服困难，更好地挖掘其自身的优势和潜能，推动其重返岗位和回归社会。

四、其他（康复工程等）

（一）小腿假肢使用训练

1. 平行杠内的站立训练　①躯干挺直，稍向前倾，双腿均匀承重地站在平行杠内练习站立（可在双足底分别放置体重计，或使用平衡仪用于了解双腿承重的情况）；②重心侧方交替移动，挺胸抬头；③假肢单腿站立承重，保持骨盆水平位，将健侧脚稍抬起，维持3s。

2. 平行杠内步行训练　①健侧腿向前迈一步，重心转移到健侧腿；②假肢腿膝关节屈曲，瞬间膝关节用力向前摆动伸展，足跟触地；③交替地在平行杠内步行，后期不需双手扶杠。

3. 平行杠以外的步行训练　小腿截肢者残肢比较理想，无并发症，接受腔也很合适，经一段时间步行训练，会练出很好的步态。后期尽量能到室外，公共场所，不平的路面，台阶、坡道上行走。治疗师要与截肢者进行适应社会环境方面的交流，使截肢者充满信心。

（二）单侧大腿假肢使用训练

1. 平行杠内的站立训练　①平行杠内站立训练。双手扶平双杠双腿同等负重，挺胸抬头，体会假肢负重的感觉。②重心侧方移动训练。双腿分开20cm站立在平行杠内，手扶杠，将双下肢交替负重。③重心前后移动训练。健侧腿向前迈一步，挺胸抬头，双目平视前方，躯干向前移动时假肢足跟抬起为止，躯干向后移动，时断时续健侧脚尖抬起为止。注意身体左右平衡。④假肢侧单独站立训练。平行杠内站立，重心移向假肢侧负重，健侧膝关节屈曲抬起，以每次站立5~10s为标准。注意躯干不能侧屈。还可将健侧下肢抬起放在假肢前方，进行增加臀中肌肌力和骨盆水平移动的训练。⑤平行杠内假肢迈步动作训练。平行杠内站立，健侧腿向前迈一步，重心移向健侧，假肢腿迈一大步，足跟在健侧足尖前面。⑥假肢负重健侧迈步训练。平行杠内站立，重心移向假肢侧，健侧腿向前迈一大步，假肢足跟抬起，足尖负重，假肢膝关节进行屈曲伸展训练。

2. 平行杠内的步行训练　①健侧向前迈一步，重心向前移到健腿上；②假肢膝关节屈曲，同时摆动小腿向前使膝关节伸展；③假肢膝部充分伸直的同时，健肢的重心从足跟移到足尖。

3. 平行杠外的步行训练　平行杠内基本的步行训练已掌握后，患者可到平行杠外独立练习步行。最初可借助于手杖练习步行（高龄患者和短残肢患者可借助于腋杖）。①步行时重心移向假肢侧，治疗师可采用对骨盆和肩抵抗的方法使重心移向假肢侧。健侧下肢迈步要大，带动假肢侧髋关节充分伸展。②为了更好地控制假肢的使用，加强髋关节内收、外展肌群的力量，可在地面上画一直线，让患者沿着直线走。③为了更好地掌握步行的速度，可携带节拍器控制步速，也可在地面上画出间隔相同的脚印进行步幅的训练。④以上步行能力基本掌握的同时，可以进行健侧和假肢侧的交叉步行训练，在地上放置障碍物。

4. 上下台阶的步行训练　上台阶的步行训练：①健侧腿先上一层，假肢腿轻度外展迈上一层台阶，患侧腿瞬间负重时健侧腿迈上一层台阶。早期可扶扶手，逐渐过渡到独立上台阶。②下台阶的步行训练：假肢腿先下一层台阶，躯干稍向前弯曲，重心前移，接着健足下台阶。

5. 上下坡道的步行训练　上下坡道分直行和侧行，基本方法相似，侧行比较安全。①上坡道的步行训练：健腿迈出一步，步幅稍大一些，假肢侧向前跟一步，身体稍向前倾。为了防止足尖触地面，假肢膝关节屈曲角度稍大。假肢的步幅要比健肢小，防止膝部突然折屈，残端应压向接受腔后壁。②下坡道的步行训练：假肢侧先迈一步，防止假肢膝部突然折屈，注意残端后伸。假肢迈步时步幅要小。迈出健侧肢体时，下肢残端压向接受腔后方，健肢在前尚未触地时，不能将上体的重心从假肢移向前方。

6. 跨越障碍物的步行训练　①横跨：健侧靠近障碍物侧方，假肢腿负重，健侧腿越过障碍物；健侧负重，假肢侧向前方抬高并跨越障碍物；②前跨：面对障碍物站立，假肢侧负重，健侧跨越障碍物；健侧负重身体充分向前弯曲，假肢髋部后伸，然后向前摆动跨越障碍物。

7. 摔倒后站起的训练　①患者坐在地面上，下肢假肢腿放在下方，双手触地变成侧坐位；②屈曲健肢，双手支撑上半身旋转躯干；③用力支起双上肢和健侧，假肢移向前方并站起。

8. 拾物动作训练　①健侧下肢向前屈曲迈一步；②假肢伸直膝关节。

（三）双大腿假肢使用训练

截肢术后为了预防挛缩和残端肥胖应尽早加强肌力以及平衡感觉训练，尽早地穿临时短假肢训练。

1. 临时短假肢训练　在一个较低的平行杠内，双腿穿上用于训练用的可调节长度和对线的短桩假肢进行前后移动训练。治疗师在患者后面，轻轻将患者向前向后移动，让患者适应在这种移动状态下站立。训练中患者身体保持直立。患者也可以自己手扶平行杠从一侧移向另一侧，为步行做准备。

2. 平行杠内的站立训练　①负重站立训练。平行杠内双手扶杠站立，双腿同时负重，挺胸抬头体会假肢负重感觉。②重心侧方移动训练。双腿分开 20cm 站立在杠内，双手扶杠，骨盆水平位左右移动。③重心前后移动训练。平行杠内双手扶杠站立，一侧假肢向前迈一步，躯干前后移动，移动的标准为躯干向前移动时后面假肢足跟部抬起，躯干向后移动时前面的假肢足尖部抬起，注意左右平衡。④一侧假肢独立站立负重训练。平行杠内站立，双手扶杠，重心移向一侧假肢腿上，另一侧假肢抬起，以每次训练单腿站立 5~10s 为标准，还可将一侧下肢假腿抬放在另一侧假腿前方交替进行。

3. 平行杠内的步行训练　平行杠内站立，双手扶杠，一侧假肢向前迈一步，重心向前移动，对侧假肢膝关节屈曲，然后充分向前迈一步。

4. 平行杠外步行训练　有了在平行杠内步行基础后，可进行室外四点步行训练(伸出右拐杖，迈出左腿，伸出左拐杖，迈出右腿)。初期可用步行器，逐渐可过渡到用双侧腋拐杖或手杖步行。

5. 上台阶训练　双大腿截肢的患者，上台阶一般使用一侧肘拐一侧扶扶手的方法。平行站在台阶前，一侧肘拐向上一个台阶一侧手扶扶手，身体重心移向扶手侧，对侧假腿迈上一层台阶，同时双手支撑将身体引上，另一侧假腿迈上一层台阶。

6. 下台阶训练　双大腿截肢的患者下台阶一般采用侧向方法。患者面对楼梯扶手，双手扶扶手站立，重心移向台阶上方，在台阶下方一侧下肢外展迈下一层台阶，身体随之移动向下方，躯干屈曲，双上肢扶扶手伸展，下移另一侧假肢，从身体前迈下一层台阶。

7. 摔倒站起的训练　①患者俯卧位，双上肢和假肢用力把身体支撑起来；②双上肢逐渐向假肢足的方向移动；③双上肢移动到与双假肢接近能平身站起的位置的地面上；④一只手扶地面，另一只手斜拄拐杖，最后双手拄拐杖站立。

(四) 髋离断假肢使用训练

髋离断假肢步行训练与大腿假肢步行训练有些内容相同，不同之处是利用骨盆的动作将假肢摆出，画弧步态比较常见，膝关节的屈曲少，稳定性好。

(五) 上肢假肢控制、使用训练

1. 索控上肢假肢的控制训练　上肢假肢控制训练的目的是使截肢者能准确、熟练地控制假肢的使用。各类上肢假肢的控制牵引装置有所不同，但是其控制的基本方法相近。截肢者为了控制好上肢假肢必须先学会几个基本控制动作和这些动作的组合。

五种基本控制动作的训练：①肩胛骨外移控制动作：是双侧肩胛骨围绕胸廓外移的动作，常与双侧肩关节前屈动作联合用于控制假手的开手动作。②升肩控制动作：上臂假肢的三重控制系统中常以残肢一侧肩部升高运动作为肘关节锁的开锁动力源。在残肢侧肩部升高时，健侧肩部必须保持静止，作为牵引索一端的稳定的支点，当残肢侧提肩时才能产生相对位移。③肩关节屈曲控制动作：残肢侧肩关节的前屈运动是控制上臂假肢的主要动力源，残肢侧肩关节前屈时，健侧肩部应该保持相对静止，这样才能形成可控制假肢所必需的牵引位移。④肩关节后伸控制动作：肩关节后伸运动实际上是一个组合动作，它是由残肢侧肩关节的后伸与同侧肩胛骨围绕胸廓的前移组合的动作。⑤前臂旋前、旋后控制动作：前臂残肢的旋前、旋后控制动作，常用于腕离断假肢或长残肢前臂假肢的控制。

2. 前臂假肢的控制训练

(1)前臂假肢的屈肘训练：前臂截肢者的肘关节还是具有较强的屈曲能力，因此可由残肢做屈肘动作，通过肘关节铰链带动假肢的前臂屈曲。

(2)开手训练：根据日常生活活动和工作的需要，截肢者的开手动作分为两种：一种是无需屈肘的开手，适于远体工作；另一种是屈肘开手，适于近体工作。

(3)无需屈肘的开手：健侧肩静止不动，作为支点，截肢侧做肩胛骨前移、肩关节前屈和沉肩运动，肘关节伸展，用“8”字形肩带拉动开手牵引索，假手便可张开。

(4)屈肘开手：先屈肘，然后再按上述方法开手，此时主要是依靠肩胛骨前移、肩关节前屈和沉肩动作开手。

(5)腕关节的屈伸和旋转：索控前臂假肢腕关节的屈伸和旋转都是被动运动的，需要借助于另一只手或外界的帮助才能实现。

3. 上臂假肢的控制训练 上臂假肢分三重控制系统和两重控制系统。治疗师首先需要了解训练对象的上臂假肢的控制方法，然后根据控制系统的特点、训练要求制定相应训练计划。下面介绍国内常用方法。

三重控制系统的使用：①屈肘：上臂残肢用力做后伸动作，拉动屈肘牵引索，假肢肘关节即可屈曲；②锁肘：当肘关节屈曲到所需要的角度时，放松屈肘牵引索，肘关节自锁机构便自动锁住，定位；③松肘锁：使上臂假肢从屈肘位恢复到伸展位，需通过残端肩胛带的升高动作（可配合以内收）拉动松锁牵引索，打开肘关节锁，肘关节依靠前臂和手的重力恢复到伸展位；④开手：先做肩关节后伸动作，屈曲肘关节，待屈肘到一定角度，自锁定位后，再进行肩关节屈曲牵拉开手牵引索达到开手；⑤闭手：放松开手牵引索，依靠假手内的弹簧闭手、取物、持物。

二重控制系统的使用：①屈肘：双侧肩胛骨围绕胸廓前移，肩肱关节前屈牵拉背部的牵引线进行屈肘。为了屈肘时能够省力，可以适当地外展肩肱关节。②锁肘：当屈肘达到所需要的角度时，下降肩胛带可以锁住肘关节。③开手：当肘关节被锁住后，再一次重复屈肘的动作则转换为开手。④闭手：当放松背部牵引线时假手依靠手内弹簧的弹力闭手。⑤开肘锁：再一次下降肩胛带可以打开肘锁。

4. 肌电假手的训练 残肢状况的好坏直接影响假手功能的发挥。对于肌电假手的功能，截肢者的残肢情况、关节活动度、肌力条件、肌电信号的状态都是十分重要的影响因素，特别是肌电信号的状态更是至关紧要。因此，在装配肌电假手前，要对截肢者进行充分的残肢训练，训练主要有两方面内容。

（1）增大残肢肌力和活动范围的训练：前臂截肢者的训练内容主要是增大肩、肘关节及前臂旋转活动范围的训练和强化肌力的训练。

（2）肌电信号源的训练：是以生物反馈法为依据进行的，通过训练，反复启发、诱导和鼓励，不断增强截肢者的信心，使他们从仪表指针的摆动或指示灯的变化上，感觉到肌电发放水平在随着意识控制幻肢动作而发生相应的变化，从中悟出要领，建立联系。

装配肌电假手后进行自我意识训练：闭目进行自我训练，模拟开手或闭手时幻肢的动作，进行桡侧腕长伸肌或尺侧腕屈肌的收缩运动，反复进行，直到感觉累了为止。为了有客观指标，可将皮肤表面电极与信号放大器的指示灯相连，利用指示灯的亮、灭来定性地鉴定肌电是否引出。将皮肤表面电极与肌电信号测试仪相连，可以定量地测定肌电信号发放水平。用皮肤表面电极直接控制假手，能提高截肢者的训练兴趣。

肌电假手的使用训练：假手使用的一般性训练方法，请参阅有关索控假手的训练。肌电假手使用训练的不同在于：①肌电假手由于去除了控制索，截肢者不再依靠自身关节运动牵拉牵引索开手，使得手的应用空间增大了很多，需要注意加强截肢者在尽可能大的空间范围应用假手的训练。②由于肌电假手控制随意性好，应注意训练快速闭手、取物与开手、放物功能。某些带有手指感觉的肌电假手应当注意训练捏取软的物体。③减少使用中误动作的训练：某些假手的动作可能引起电极的接触不良而不能引出正确的信号，不能开手或由于干扰信号过大而引起错误动作。如果反复出现某种固定的错误的动作，则需要从接受腔的装配上检查原因或注意回避某种动作。

（冯 慧 潘化平 谈雪梅 许 涛 王文春）

参考文献

[1] Bibbo C, Ehrlich D, Levin LS, et al.Maintaining levels of lower extremity amputations[J].Journal of Surgical Orthopaedic Advances, 2016, 25(3): 137.

[2] Meier RH, Melton D.Ideal functional outcomes for amputation levels[J].Phys Med Rehabil Clin N Am, 2014, 25(1): 199-212.

[3] Gottschalk F.The importance of soft tissue stabilization in trans-femoral amputation.German versio[J].Der Orthopäde, 2015, 44(6): 1-4.

[4] Matthes I, Beirau M, Ekkernkamp A, et al.Amputation and prosthesis attachment of the lower extremities[J]. Unfallchirurg, 2015, 118(6): 535-546.

[5] Amanatullah DF, Trousdale RT, Sierra RJ.Total hip arthroplasty after lower extremity amputation[J]. Orthopedics, 2015, 38(5): e394-e400.

[6] Latlief G, Elnitsky C, Kent R.Lower extremity amputation[M].New York: Demos Medical Pub-lishing, 2014.

[7] Starostina EG, Volodina MN.Cerebral is chemiaasa marker of depression and cognitive abnormal ities in type 2 diabetes mellitus[J].Sakharny diabet(DiabetesMellitus), 2010, 13: 117-118.

[8] Starostina EG, Moshnyaga EN, Bobrov A E.Efficacy and safety of medical treatment of anxiety disorders in diabetes mellitus[J].Sakharny diabet(DiabetesMellitus), 2010, 13: 52-55.

[9] Gonzalez JS, Vileikyte L, Ulbrecht JS, et al.Depression predicts first but not recurrent diabetic foot ulcers[J]. Diabetologia, 2010, 53(10): 2241-2248.

[10] Woods L, Hevey D, Ryall N, et al.Sex after amputation: the relationships between sexual functioning, body image, mood and anxiety in persons with a lower limb amputation[J].Disabil Rehabil, 2018, 40(14): 1663-1670.

[11] 朱图陵.残疾人辅助器具基础与应用[M].北京：求真出版社，2010.

[12] Geertzen J, vanderLinde H, Rosenbrand K, et al.Dutch evidence-based guidelines for amputation and prosthetics of the lower extremity: rehabilitation process and prosthetics.Part 2[J].Prosthet Orthot Int, 2015, 39(5): 361-371.